新世纪高等学校本科教材
首都师范大学资助出版

儿童生理与卫生学基础

主编　杨培禾
编著者　杨培禾　孙铭明　上官芳芳

首都师范大学出版社
CAPITAL NORMAL UNIVERSITY PRESS

图书在版编目（CIP）数据

儿童生理与卫生学基础/杨培禾主编. —北京：首都师范大学出版社，2011.1（2021.10重印）

ISBN 978-7-5656-0270-2

Ⅰ. ①儿… Ⅱ. ①杨… Ⅲ. ①儿童－生理卫生－师范大学－教材 Ⅳ. ①R179

中国版本图书馆 CIP 数据核字（2011）第 005053 号

ERTONG SHENGLI YU WEISHENGXUE JICHU

儿童生理与卫生学基础

杨培禾　主编

责任编辑　吴群英

首都师范大学出版社出版发行

地　址　北京西三环北路 105 号

邮　编　100048

电　话　68418523（总编室）　68982468（发行部）

网　址　http：//cnupn. cnu. edu. cn

印　刷　三河市博文印刷有限公司

经　销　全国新华书店

版　次　2011 年 1 月第 1 版

印　次　2021 年10月第 14 次印刷

开　本　787mm×1092mm　1/16

印　张　17. 25

字　数　267 千

定　价　39. 00 元

目　录

第一篇　儿童的解剖生理

第二篇　儿童生长发育及卫生保健

第三篇 儿童常见疾病预防及安全教育

第四篇 儿童性健康教育

附 录

前　言

我国高等师范院校培养本科层次的小学教师已跨越十二个春秋，随着教育改革的不断深入和素质教育的全面推进，对教师的要求也在不断提高：教师不仅要具有深厚的学科知识功底，还要了解教育的对象——儿童的机体生理特点和生长发育规律，掌握儿童的学习、生活和营养卫生等方面的卫生学基础知识，懂得有关学校健康教育(包括性健康教育)及日常管理中的卫生学知识和理论。这些知识和理论是高等师范院校学生学习教育学及心理学等教师教育专业知识的基础，也是现代教育对小学教师知识结构的要求，有助于教师在教育管理及各学科教学中做到以儿童为本，科学育人。

课程设置、教材编写及教学内容都是为培养目标服务的。在小学教育专业培养目标的指导下，我们编写了这本供高等院校小学教育专业使用的《儿童生理与卫生学基础》教材。本教材以儿童的解剖生理为主线，以儿童的生长发育为中心，以保证儿童身心健康为目的，在传统生理卫生、儿童少年卫生学教材的基础上，充分考虑到小学教师专业发展对学科知识结构和教师教育的需要，综合了人体解剖学(系统解剖学、成长解剖学)、人体生理学及儿童少年卫生学的一些基础知识，共编著四篇内容：儿童的解剖生理、儿童生长发育及卫生保健、儿童常见疾病预防及安全教育、儿童性健康教育。

一、教材的内容

1. 儿童的解剖生理基础

儿童不是成人的缩小，儿童身体的形态结构及生理与成人不同，在生长发育过程中，儿童身体各部分结构、生理功能有其自身的特点和发育规律。

儿童的解剖生理主要研究儿童机体的器官结构发育及各种功能活动规律，阐明儿童机体生理功能发生的原理以及人体内外环境中各种变化对儿童机体形态结构及生理功能的影响。这部分知识可以帮助小学教师深入理解教育教学行为及教育管理措施背后蕴含的科学道理，从而自觉对教学行为及教学管理方法进行剖析，加强自然科学理论对教育教学管理及教学行为等实践活动的指导作用，从儿童的生理发育特点角度认识教师日常教学管理行为的科学性和重要性，做到科学育人，育健康人。

2. 儿童的生长发育及卫生保健

儿童身体各部分发育次序不同、快慢不同、早晚不同，有其自己的发育时间和内容“量表”。儿童在生长发育时期，新陈代谢旺盛，在同化作用与异化作用过程中，同化作用占优势，保证这种优势是生长发育的基本条件。儿童的生长发育受遗传和环境两方面因素的影响。环境因素中，生活和学习卫生、饮食和营养卫生对儿童的生长发育尤其重要。儿童一天的绝大多数活动时间是在学校中度过，他们的健康成长与教师的教育管理方法有着密切的关系，如果学校或教师的管理违背儿童生活及学习卫生要求，会给儿童健康造成不良影响。

3. 儿童常见疾病预防及安全教育

学校是儿童集中的场所，处于发育期的儿童抗病能力差，易发生群体性传染疾病。为此这部分编写了传染病及预防接种的概念，讲述了小学生常见的传染病和非传染性躯体疾病的病因、病症、预防等知识。

儿童刚刚开始离开父母的呵护逐渐走向独立，他们缺乏生活经验，安全常识不足，对安危的分辨判断能力不强，容易在好奇、模仿及侥幸等心理支配下，出现一些不安全的行为，因此，儿童是意外伤害的高发人群。针对这一问题，本篇介绍了儿童少年安全教育的内容和意外伤害的临时处理方法，旨在使教师加强对儿童进行安全意识的教育，初步掌握意外伤害的临时处理方法。

4. 儿童性健康教育

目前儿童生理发育普遍提前，他们所接触的社会环境开始充斥着大量有关性的信息，在发育过程中，天真的儿童会遇到各种各样的性问题，产生性困惑，对儿童进行性健康教育是小学教师面临的新问题。儿童性健康教育这部分内容汇集了当前最新的性教育研究成果，从儿童的性生理、性心理、儿童性的社会性和性审美等方面帮助教师了解性及性教育理论。

二、教材的特点

1. 编写体例较生动，理论与实践紧密结合。本教材在每一章节前有一个“学生的故事”，这些故事都是直接或间接从小学课堂中采集而来，在“编者点评”的指导下，学习者可以带着问题学习，将理论和教学实践相结合；在每一章后面附有“探索与实践”栏目，这一栏目使学习者结合本章理论进一步思考分析教育实践过程中会遇到的问题及科学的解决方法，强化理论对实践的指导作用。

2. 教材编写尽量系统，注重各篇及章节之间的知识联系。儿童机体的形态解剖和生理发育知识是学习儿童少年卫生学的理论基础，掌握了解剖生理知识，能更好地理解儿童少年卫生学的有关内容，在理解儿童生理发育特点的基础上综合认识影响儿童生长发育的各种因素，如：儿童生活和学习卫生、饮食和营养卫生等；帮助学习者进一步认识教师日常教学及管理行为与方法的科学内涵。

3. 鲜明的小学性健康教育内容是本教材的亮点。性健康教育是素质教育的组成部分，教材加入了小学生性健康教育内容，体现时代发展对小学教师素质结构新的要求。

4.“小”中见“大”，专业性较强。本教材系统地阐述了儿童发展中具有的不同于成人的独特的生理及卫生学基础知识，突出了高等师范小学教育专业面向小学、培养小学师资的“小”的特点；小学教育专业虽然是培养小学师资，但要达到高等教育的总目标，其培养的小学师资，属“高等专门人才”，因而教材的编写在高等教育总目标的指导下，内容的深度和广度上还体现“大”的特点，反映目前相应领域研究的前沿问题。

参与本书编写的人员主要是首都师范大学初等教育学院的一线教师，他们对儿童少年生理卫生课程进行了十年的教学实践探索。各章节具体分工如下：杨培禾第一篇、第二篇、第四篇第一章、第四篇第二章第四节、第四篇第三章，孙铭明第三篇，上官芳芳第四篇第二章一至三节。本教材插图及文字校对工作由研究生赵阳完成。

《儿童生理与卫生学基础》是目前我国高等师范院校小学教育专业唯一的一本研究儿童生理与卫生基础理论的教材，具有一定的开创性，由于我们的认识水平有限，书中难免有疏漏之处，恳请同仁批评指正，不吝赐教，以便不断改进。

鸣谢：在本教材审定过程中，吴群英教授对初稿提出了一些宝贵意见，在此表示衷心的感谢。

杨培禾

2010.5

第一篇　儿童的解剖生理

第一章　人体概述

本章提要

人体的基本形态

人体的基本结构

人体的基本生理特征

孩子的故事

调皮的张海对什么都好奇，一次排队时，张海用膝盖顶了一下前面同学的膝盖后方，前面同学两膝关节一弯差点摔倒，逗得其他同学哈哈乐。老师问张海为什么这样做，张海认真地说，老师这个位置叫什么呀？为什么一顶就向前弯？本想批评张海的老师不由一愣。

编者点评

我们对身体部位的名称虽然大多数很熟悉，但往往一些细节会被忽视，如：股与小腿连接后面部位名称不被人注意，而孩子对一切未知都充满好奇，教师要能理解孩子，并具备一些人体基本知识，才能满足孩子的好奇。

第一节　人体的基本形态

人体由头、颈、躯干、四肢四部分构成。头部有眼、耳、口、鼻等器官；颈部为头部与躯干的连接部分；躯干又分为胸、腹、盆、会阴和背等部分；四肢分为上肢和下肢。上肢分为肩、臂、前臂和手等部分；肩与臂连接的下方为腋，臂与前臂连接部位为肘，前臂与手连接部位称腕；下肢又分为臀、股、小腿和足等部分；股与臀连接的前方为腹股沟，股与小腿连接部位前面叫膝，后面叫腘，小腿和足连接部位称踝。

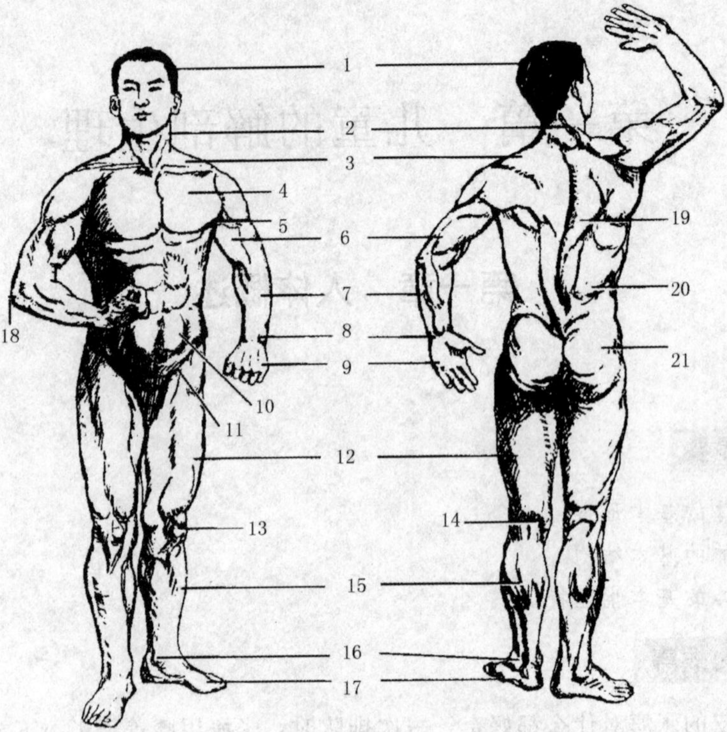

图 1-1-1 人体的形态

1. 头部 2. 颈部 3. 肩部 4. 胸部 5. 腋 6. 上臂 7. 前臂 8. 腕 9. 手
10. 腹部 11. 腹股沟 12. 大腿 13. 膝 14. 腘 15. 小腿 16. 踝 17. 足
18. 肘 19. 背部 20. 腰部 21. 臀部

第二节 人体的基本结构

1. 细胞

细胞是人体形态结构和生理功能的基本结构单位。细胞之间存在一些不具细胞形态的物质，称细胞间质。

2. 组织

由许多形态功能相似的细胞与细胞间质组成组织，如上皮组织、结缔组织、肌肉组织和神经组织。上述四种组织是构成人体器官和系统的基础，因此称为基本组织。（图 1-1-2 至图 1-1-5）

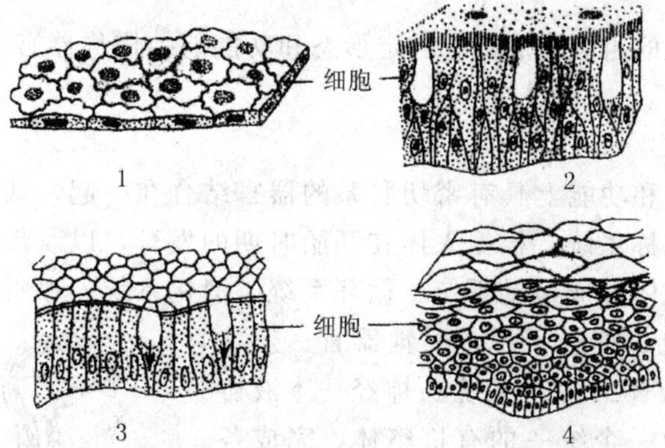

图 1-1-2 上皮组织

1. 单层扁平上皮　2. 纤毛上皮　3. 单层柱状上皮　4. 复层扁平上皮

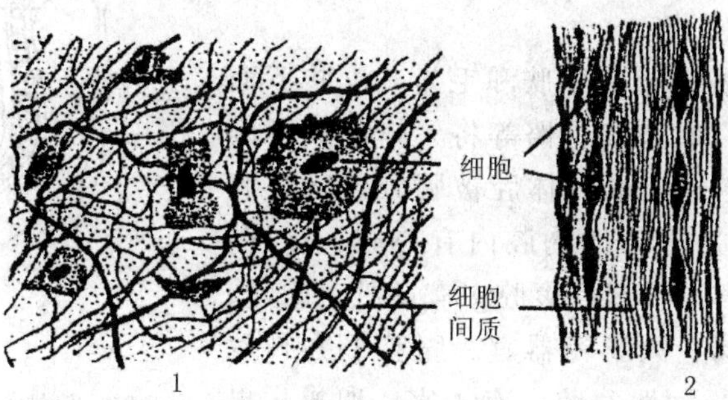

图 1-1-3　结缔组织

1. 疏松结缔组织　2. 腱

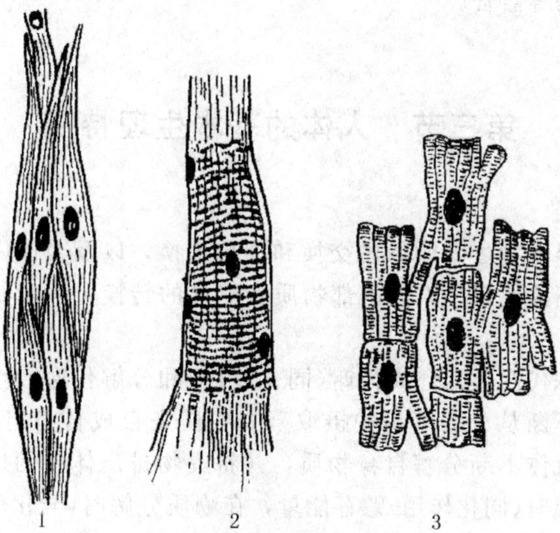

图 1-1-4　肌肉组织

1. 平滑肌　2. 骨骼肌　3. 心肌

2. 器官

由几种不同的组织构成具有一定形态和功能的结构称器官，如：胃、肺、肾等。

3. 系统

许多在结构和功能上具有密切联系的器官结合在一起，共同执行某种特定的生理活动，称系统。根据人体在胚胎时期的发育，以及形态、功能等内在联系，可将人体分成运动系统、循环系统、消化系统、呼吸系统、泌尿系统、内分泌系统、神经系统、感觉器官、生殖等九个系统。人体的各个系统在神经—体液协调作用下，成为一个统一的有机整体，完成各种生理活动，这样人体才能生长、发育、繁衍后代。

4. 人体的腔

人体的体表覆盖着皮肤和毛发，皮肤下面有肌肉和骨骼。肌肉和骨骼等将人体围成了颅腔和体腔。颅腔内有脑，体腔被膈分成胸腔和腹腔(图 1-1-5)。上部的胸腔内有心脏、食管、气管、肺等器官。下部的腹腔中有肝脏、胆囊、脾脏、胃、小肠、大肠等器官。腹腔下方骨盆内部位叫盆腔。女性盆腔内有子宫、卵巢；男性有精囊、前列腺等生殖器官。此外，盆腔内还有膀胱、直肠等器官。

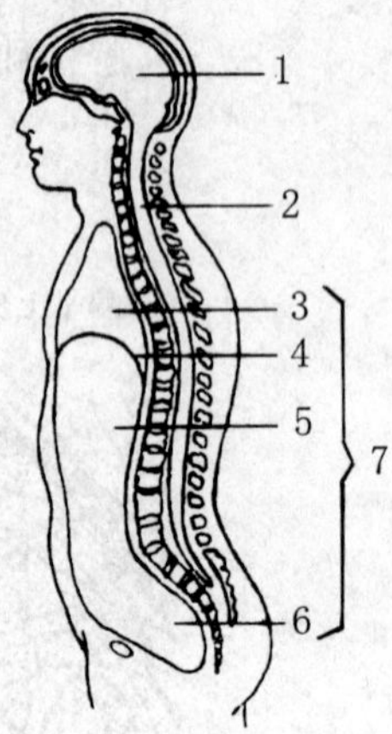

图 1-1-5　人体的腔

1. 颅腔　2. 椎管　3. 胸腔　4. 膈　5. 腹腔　6. 盆腔　7. 体腔

第三节　人体的基本生理特征

1. 新陈代谢

人体与外界环境之间的物质交换和能量交换，以及人体内部物质和能量的转换过程为新陈代谢。人体内部物质和能量的转换过程就是人体的自我更新过程。

人体的新陈代谢包括合成代谢(同化作用)和分解代谢(异化作用)。合成代谢是指人体不断从外界环境中摄取营养物质来合成自身组成成分的过程。分解代谢是指机体不断分解自身物质，并将废物排出体外的过程。一般情况下，在物质合成时(同化作用)贮存能量，在物质分解时(异化作用)释放能量。在新陈代谢中，分解代谢所释放的能量是合成代谢所提供的。新陈代谢是生命活动的基本特征，在生长发育过程中，机体同化作用(合成代谢)大于异化作用(分解代谢)，机体表现生长。

由于在新陈代谢过程中包含着物质和能量的两种变化，因此，也可以说新陈代谢由物质代谢和能量代谢构成，物质代谢的过程中伴随着能量代谢。物质交换的过程就伴随能量交换，任何能量的转变都伴随着物质的合成和分解。新陈代谢一旦停止，生命即告结束。

新陈代谢过程中的一切反应都是化学反应，这些化学反应的催化剂即为酶。酶是由活细胞产生的一类特殊蛋白，其催化作用有专一性和高效性，在人体适宜的条件下(温度、pH 值等)发挥作用。

2. 兴奋性

环境是不断变化的，当环境变化时，机体内部的代谢和外部的活动都会随其变化发生相应的改变，因此，引起机体发生反应的各种环境变化称为刺激。一切具有生命活动的细胞、组织、器官或机体对刺激都具有发生反应的特性，这种特性即为兴奋性。换言之，兴奋性是生物体具有的接受刺激产生兴奋的能力。

机体对刺激的反应有两种，一种是由静止状态(或活动弱的状态)变为活动状态(或活动强的状态)，这种反应形式为兴奋性反应；另一种反应，是由活动状态(或活动强的状态)变为静止状态(或活动弱的状态)，这种反应形式为抑制性反应。兴奋与抑制两种反应是矛盾对立的两个方面，是对立统一的生理过程，这个过程不同的组织器官表现不同。如手被烫缩回时，肱二头肌兴奋即表现为收缩，肱三头肌抑制即表现为舒张。由此可见，兴奋和抑制同时存在，相辅相成。

有些书中对于生物体对环境刺激的一切反应，统称为应激性，从某种意义上讲，比兴奋性概念更广泛，二者往往可以混用。

3. 生殖

生殖是生物体发育成熟后，具有繁殖新个体，使种族繁衍下去的功能。生殖是生命的基本特征之一。

本章小结

1. 细胞是构成人体最基本的结构和功能单位，由细胞构成不同组织进而构成器官、系统乃至机体。

2. 人体最基本的生命活动为新陈代谢，同化作用和异化作用是新陈代谢的两个方面，对立统一，使生命活动协调进行。在新陈代谢过程中，酶起着重要的催化作用。在生命活动中，机体不断接受环境刺激，对刺激发生反应，表现出兴奋性。

探究与实践

1. 在生活中，寻找并观察不同的细胞和组织。
2. 举出一个人体兴奋性的例子。

第二章 儿童运动系统结构功能及发育

本章提要

儿童骨骼结构功能及发育特点

儿童骨骼肌结构功能及发育特点

孩子的故事

李新是小学六年级的学生，一天妈妈和李新散步时走在了李新的后面，偶然发现李新的两肩一边高一边低，妈妈赶紧让李新靠墙站好，细看一下还真是一肩高一肩低，孩子的肩膀为什么不一样高，这让李新妈妈百思不解。

编者点评

李新两肩不一样高是脊柱发生不良侧弯造成的，在儿童骨骼发育过程中，不良的坐姿和习惯都有可能造成儿童脊柱侧弯。6～12 岁是脊柱侧弯的高发时期。学龄儿童除睡眠外大部分时间都在学校，因此，教师要承担起培养孩子良好的坐、立、行等卫生习惯的责任。

人体的运动系统是由骨、骨连结及骨骼肌构成的。运动时，在神经系统的调节作用下，骨骼肌收缩产生动力，骨骼肌牵拉骨，骨起着杠杆作用，而骨连结起着枢纽——轴的作用。

第一节 儿童骨骼结构功能及发育特点

骨是生活的器官。刚出生的婴儿有 275 块骨，在生长发育过程中，有些骨愈合，又有些骨生长出来，到成年人体拥有 206 块骨，全身的骨连结起来，就构成了人体的骨骼(图 1-2-1)。人体的骨骼主要功能为：支撑躯体、塑造体型、保护内脏、制造血细胞、贮存身体某些有用的物质，如钙。

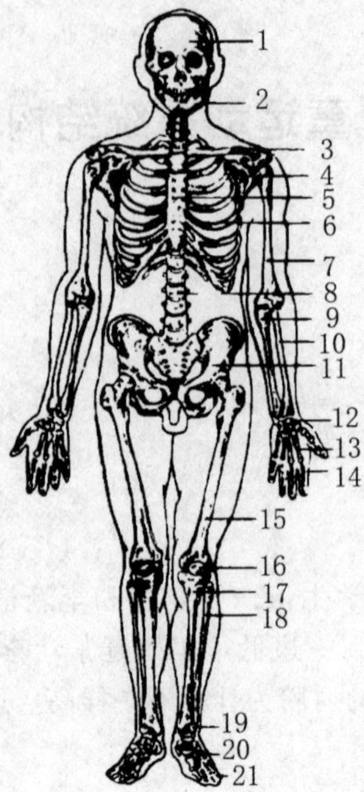

图 1-2-1 人体的骨骼

1. 颅骨 2. 下颌骨 3. 锁骨 4. 肩胛骨 5. 胸骨 6. 肋骨 7. 肱骨 8. 椎骨 9. 尺骨 10. 桡骨 11. 髋骨 12. 腕骨 13. 掌骨 14. 指骨 15. 股骨 16. 髌骨 17. 胫骨 18. 腓骨 19. 跗骨 20. 跖骨 21. 趾骨

一、儿童骨的形态、结构及成分

1. 骨的形态

骨按形态可分为长骨，如：股骨、短骨，如：腕骨、扁骨，如：颅顶骨、不规则骨，如：椎骨(图 1-2-2)。

2. 骨的结构

一块新鲜骨是由骨膜、骨质、骨髓等构成的(图 1-2-3)。

骨膜附贴在骨的表面，是一层致密结缔组织薄膜，含有丰富的血管和神经，对骨的生长、发育，以及损伤后骨的修复起着重要作用。儿童的骨膜上含有丰富的小血管，数量是成人的几倍，因此，对骨的血液供应比成年人充足，当骨受到损伤后，恢复速度比成年人快。

骨质分为骨松质和骨密质。锯开长骨的两端或短骨，会看到蜂窝状的结构，这就是骨松质。它是由很多交叉排列的骨的小结构——骨小梁构成的。这些看似无序排列的骨小梁，是完全符合人体的重力和相关肌肉牵引方向的，有助于骨承受最大限度的压力。骨密质主要分布在骨的表面，长骨的骨干部

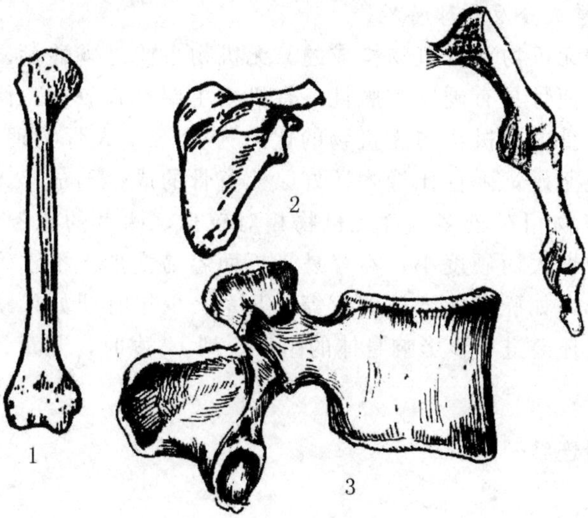

图 1-2-2　骨的形态

1. 长骨　2. 扁骨　3. 不规则骨　4. 短骨

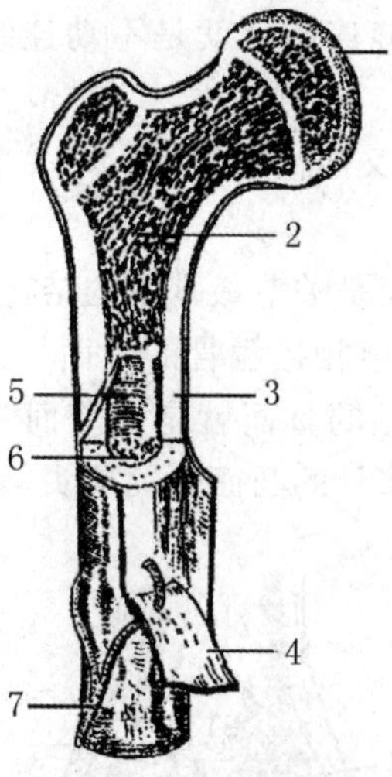

图 1-2-3　骨的结构

1. 关节软骨　2. 骨松质　3. 骨密质　4. 骨膜

5. 骨髓腔　6. 骨髓　7. 血管

位最厚，所以长骨的骨干结实坚硬。

骨髓充满在长骨的骨髓腔和骨松质的间隙内，分红骨髓和黄骨髓两种。幼儿长骨的纵切面有富含红骨髓的红色小梁，4～7 岁脂肪逐渐积蓄成小滴，约 7 岁时小梁中才形成真正的骨髓腔，脂肪从骨干中间向两端扩展，到 19～20 岁红骨髓逐渐被脂肪细胞所代替成为黄骨髓，黄骨髓无造血功能。人的扁骨、短骨以及长骨骨松质中的红骨髓终生保持着造血功能。

3. 骨的化学成分及物理特性

骨是由多种无机物和有机物构成的。无机物主要是磷酸钙、碳酸钙等含钙的盐类和水，使骨具有硬度和脆性。有机物主要是骨胶原，使骨具有弹性和韧性。成年人骨中有机物与无机物的比约为1∶2，人骨物理性能非常好，硬度比花岗岩还坚硬，弹性比橡木还好。儿童骨的成分与成年人的不同，儿童的骨中含有机物相对较多，含无机物相对较少，两者的比例约为1∶1。所以，儿童骨的弹性大而硬度小，不容易骨折而容易变形。不正确的姿势很容易造成骨的畸形，如驼背、脊柱侧弯等。儿童、少年时期如果缺钙，不仅会影响骨的生长，还会进一步影响身体的生长。到12岁时，儿童骨的成分与成年人基本相同。

二、儿童骨连结

1. 骨连结类型

骨与骨之间的连结叫做骨连结。骨连结有直接连结和间接连结两种形式。

(1)直接连结：直接连结又可分为不动连结和微动连结(半活动连结)。如颅顶骨依靠致密结缔组织的缝连结，就是不动连结。椎骨之间通过软骨—椎间盘的连结则是微动连结。

(2)间接连结：间接连结又叫活动连结，即关节。

2. 关节的构造

关节面、关节囊、关节腔是关节最基本的结构(图1-2-4)。

(1)关节面：关节面是关节相接触骨的骨面，如膝关节上为股骨，下为胫骨，前面是髌骨。这些相接触的骨面就是关节面。每个接触的骨面都有光滑的软骨—关节软骨。关节相邻骨的凸面叫关节头，凹面叫关节窝。

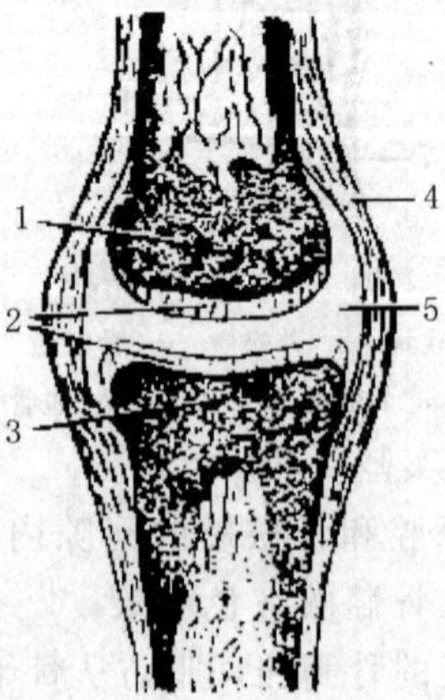

图1-2-4 关节的构造模式图

1. 关节头 2. 关节软骨 3. 关节窝 4. 关节囊 5. 关节腔

(2)关节囊：关节囊是包绕整个关节的囊状构造。囊的外层是纤维层，由结缔组织构成，有丰富的血管和神经。纤维层的薄厚和紧张度，因关节所在部位不同而有差别。下肢关节负重大而活动相对较少，所以关节囊纤维层厚而紧张，上肢关节运动灵活，纤维层薄而松弛。

(3)关节腔：关节腔是由关节囊和关节面所构成的密闭的腔隙，腔内充满滑液。

此外，关节因功能不同，还有很多辅助构造。如韧带、半月板(半月软骨)、滑液囊等。

人体有很多关节，其中膝关节构造最复杂，肩关节最灵活，髋关节最牢固。

儿童关节的间隙较大，关节面软骨较厚，而关节囊较薄，囊周围的韧带伸展性较大，关节周围的肌肉较细长，不太发达，因此，儿童关节的伸展性和活动范围都大于成年人，但关节的牢固性相对较差，有时在用力过猛或不慎摔倒等情况下可能会使关节头从关节窝中脱出来，而造成脱位(脱臼)。如：在运动时摔倒，用手撑地，肘关节又过度伸直，会造成肘关节向后脱位。

三、儿童骨的生长

儿童身体各部分有许多继发性骨化中心，这些骨化中心，从出生到青春期，按一定的时间、一定的顺序出现并发生形状变化和愈合，一般到22～25岁完成，身高、坐高不再增长。

1. 长骨

长骨的生长属软骨内成骨。长骨骨干和骨骺之间有骺软骨，该软骨增殖能力较强，在成年以前，骨干与骨骺交界处的软骨细胞不断分裂增生，同时又不断有钙盐在此沉积，使增生的组织骨化，长骨就这样靠软骨层的不断增殖和钙化逐渐加长，青春期以后，随着年龄的增长，骺软骨的增殖速度逐渐减慢，男性到25岁左右，女性受雌性激素影响，到20岁左右，骺软骨层骨化，骨干和骨骺联在一起，形成一整体，长骨就停止生长，原骺软骨处留有遗痕，此后，身高不再增长。不同的长骨骨干和骨骺长合时间不同，同一长骨的两端长合时间也不同，如股骨上端的长合时间17～18岁，股骨下端的长合时间19～24岁；尺骨上端长合时间16～19岁，下端长合时间20岁。

在儿童长骨增长的同时，骨干也在不断地加粗，骨干的加粗是骨膜内的成骨细胞不断增生，形成新的骨组织，使骨加粗，同时骨髓腔内还有一种破骨细胞，破坏骨髓腔周围的组织，使骨髓腔也逐渐扩大，使骨的外部形态和内部结构不断地重建，以适应骨本身对支持和负荷等机能要求的变化。

儿童如果长期担重物，会引起骺软骨提前骨化，影响长骨生长，从而影响身高。

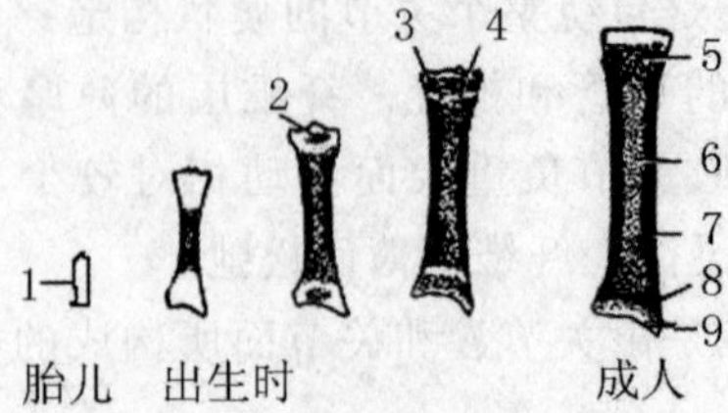

图 1-2-5 儿童骨的生长

1. 软骨雏形　2. 钙化点　3. 已钙化　4. 软骨层　5. 骨松质

6. 骨髓腔　7. 骨密质　8. 骺线　9. 关节软骨

2. 腕骨、掌骨和指(趾)骨

成人的腕骨共八块，分别为：头状骨、钩骨、三角骨、大多角骨、小多角骨、月骨、豌豆骨和舟状骨。手部和足部的骨生长属软骨内成骨。腕骨是在关节处肌腱里长出的小骨头。新生儿无腕骨，在婴幼儿阶段，腕骨大约每岁出现一个骨化中心，3 岁以后骨骼发育与人体发育一样。腕骨发育还存在着性别差异，女孩 5～6 岁长出 7 块骨化中心，男孩约 6～8 岁左右出现 7 块骨化中心(图 1-2-6)。

刘宝林等对哈尔滨市儿童腕骨调查结果(按半数以上出现率计算)为：男女孩头状骨、钩骨均在一岁内长出骨化中心，三角骨在三岁长出(女比男早一年)，月骨、大多角骨、小多角骨可先后在 4～6 岁长出骨化中心(女比男早两年)，舟状骨通常在 6～7 岁出现骨化中心，豌豆骨是八块腕骨出现最晚的骨，女孩 11～12 岁，男孩 13～14 岁才出现。

儿童掌骨和指(趾)骨在 9～11 岁时完成骨化。根据以上特点，对于小学生的书写和劳动，应该适当安排，在骨化过程中，不要让他们长时间地书写和劳动，不要提过重东西，对 6～7 岁的儿童尤其要注意这一点。

3. 趾骨、跖骨和跟骨

人的足弓(1-2-7)由趾骨、跖骨和跟骨组成。足韧带的强度、足底的肌肉、肌腱和筋膜的拉力维持着足弓。由于韧带富于弹性，使人站立行走时保持平衡，减少震动，保护足以上关节和脑等。婴儿的足是扁平的，足底全部与地面接触而无足弓，能行走后，足弓就逐渐形成，2 岁以后可以看出足弓。趾骨、跖骨和跟骨一般也要到 14—16 岁时才能发育成熟。因此，如果儿童穿的鞋过紧、过窄都会影响足骨的生长发育，并会导致畸形。

4. 胸骨

胸骨由胸骨的胸骨体、胸骨柄和剑突三块骨构成(图 1-2-8)，儿童这三块骨还没有愈合，依靠软骨连接在一起，不太牢固，一般要到 20～25 岁时才牢固地骨化成一个整体。儿童在生长发育期，如果坐姿不正确，或长期患气管炎、支气管哮喘等慢性呼吸系统疾病，以及维生素 D 缺乏等，都会影响胸骨

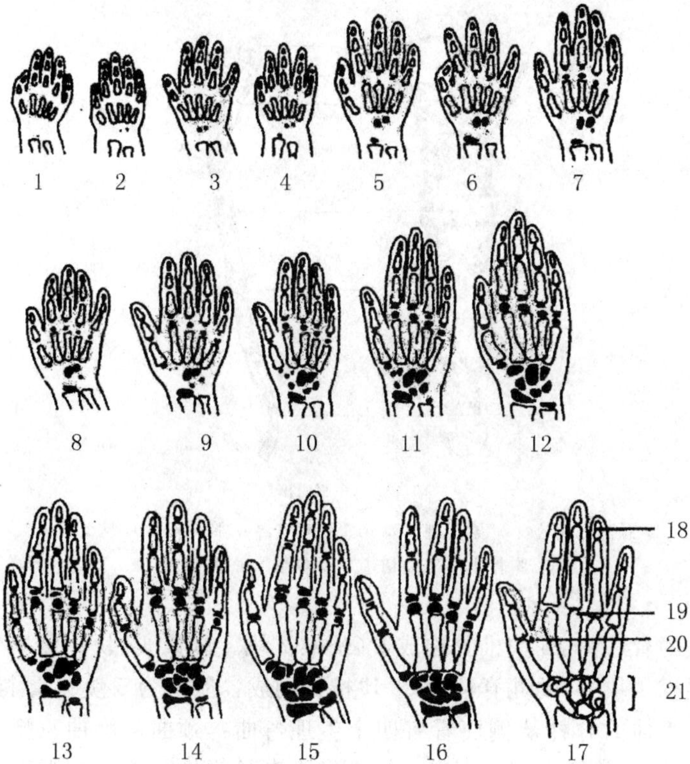

图 1-2-6　儿童腕骨

1. 新生儿　2. 三月　3. 六月　4. 一岁　5. 一岁半　6. 两岁
7. 三岁　8. 四岁　9. 五岁　10. 六岁　11. 七岁　12. 九岁
13. 十岁　14. 十二岁　15. 十三岁　16. 十四岁　17. 十九岁
18. 指骨　19. 掌骨　20. 种籽骨　21. 腕骨

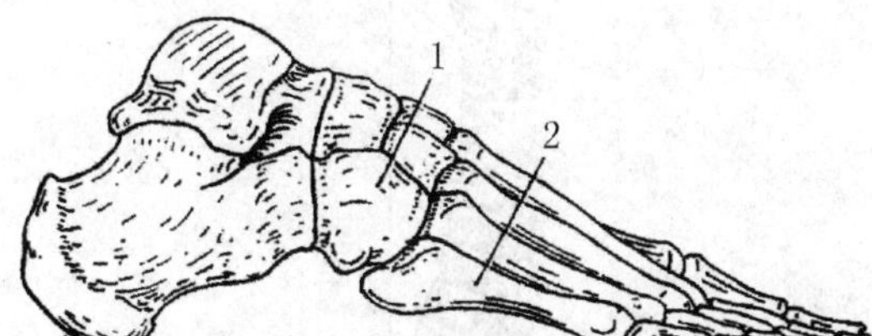

图 1-2-7　足弓

1. 骰骨　2. 第Ⅴ跖骨

的发育，并引起胸骨的畸形。这不仅影响了体型的美观，而且还会影响心、肺等内脏器官的正常发育和生理功能。

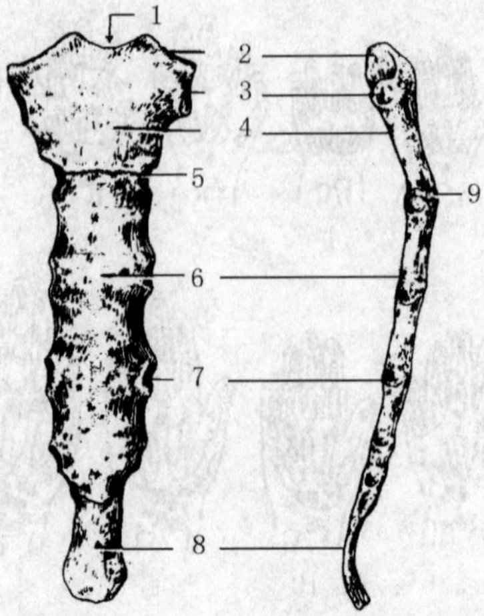

图 1-2-8　胸骨

1. 颈静脉切迹　2. 索切迹　3. 第 1 肋切迹　4. 胸骨柄　5. 胸骨角
6. 胸骨体　7. 肋切迹　8. 剑突　9. 胸骨角

5. 脊柱

成年人的脊柱由 26 块椎骨构成，(颈椎 7 块、胸椎 12 块、腰椎 5 块、骶椎 1 块、尾椎 1 块)，幼儿脊柱由 33 块椎骨构成，骶椎为 5 块，尾椎为 4 块，还没愈合。人体的脊柱从侧面看有四个生理弯曲：颈曲、胸曲、腰曲、骶曲(图 1-2-9)。脊柱的这些弯曲可以增加脊柱本身的弹性，缓冲剧烈运动时对脑的震荡，有利于保持身体的平衡。

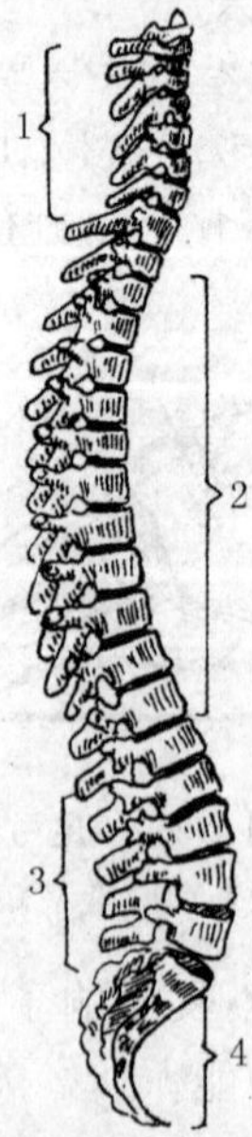

图 1-2-9　脊柱

1. 颈曲　2. 胸曲　3. 腰曲　4. 骶曲

在新生儿时期脊柱没有颈曲、胸曲和腰曲，随着机体运动能力的发展，这三个弯曲才逐步形成和巩固。婴儿出生后 3 个月能够支撑自己的头部时，形成颈曲，6 个月会坐时形成胸曲，约 1 岁能走路时形成腰曲，一般在 7 岁时颈曲和胸曲才能固定，而腰曲要到 14 岁以后才能固定。在 14 岁以前，各椎骨之间充满软骨。约 15 岁，椎骨体上下两面出现板状的骨骺，21 岁左右才愈合。因此，儿童体位不正或长时间一侧紧张，坐、立、行的姿势不正确，一侧长时间负重都会引起脊柱变形造成驼背(脊柱胸曲过大)或脊柱侧弯。例如，在学校里学生使用的课桌过低，容易使脊柱呈后突状态；课桌过高，学生就会经常把右臂架在桌面上，脊柱容易发生侧弯。由于脊柱变形，会影响内脏器官的正常活动和发育。

6. 骨盆

骨盆包括左、右髋骨、骶骨和尾骨，儿童的髋骨还不是一块，由髂骨、耻骨、坐骨依靠软骨连接而成，19～24 岁愈合成一块(图 1-2-10)。骨盆是人体骨骼中骨化最迟的部位。因此，在体育锻炼和各种活动中，要尽量避免让儿童从高处向坚硬的地面跳，跳高和跳远也应该在松软的沙坑或厚软的垫子上进行，以防骨盆的骨发生不易察觉的移位，而导致以后骨盆发育不正常。如果女孩子因骨移位而导致骨盆发育不正常，将会直接影响到她成年后的正常生理功能，这一点应该引起教师的特别注意。另外，骨盆承受着身体上半部的重量，儿童如果穿高跟鞋，走路时身体重心改变，为保持平衡，身体前倾，臀部后突，也会使骨盆变形。男女骨盆在形态上有差异，女性骨盆宽短，男性骨盆窄长，这一差异大约 10 岁开始出现。

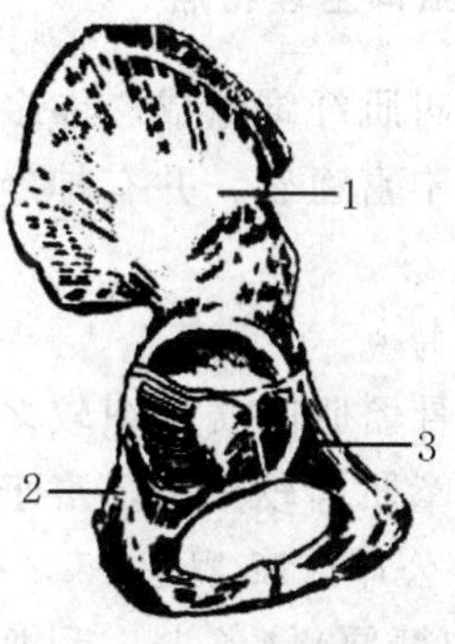

图 1-2-10　儿童的髋骨

1. 髂骨　2. 坐骨　3. 耻骨

四、儿童骨骼生长过程中的问题

腿疼是童年和少年时期(约 6～14 岁)常发生的一种现象，如果经医生检查不是器质性损害的一些病变，则属于功能性腿疼。功能性腿疼常常是骨的生长发育与周围软组织不相适应的结果，这是运动系统各部分生长发育不平衡而产生的疼痛，也称为生长痛。生长痛无外伤史，也无任何其他异常症状，过一段时间疼痛可不治自愈。因为儿童少年 6～14 岁左右，是骨快速增长阶段，周围软组织(皮肤、肌肉、神经、血管)弹性好，适应性强，而关节囊、韧带、肌腱等致密结缔组织，由于弹性差、对牵张等活动适应性较差，尤其是关节囊的外层与软骨膜和骨膜相连，并分布有很多神经末梢，对痛觉非常敏感。当骨的生长与这些致密结缔组织不相适应时，就可能产生疼痛感。这种疼痛多位于关节附近，特别是膝关节附近，有时伴有关节部分功能障碍和活动痛。这种疼痛不需治疗，当骨的生长发育与周围软组织生长相适应后，疼痛自然消失。

第二节　儿童骨骼肌结构功能及发育特点

人体和运动有关的肌肉有 600 多块。这些肌肉附着于骨，所以叫骨骼肌。每块骨骼肌都由肌性部分和腱性部分构成。肌性部分是收缩部分，主要由肌纤维构成。腱性部分即腱，由规则的致密结缔组织构成，不能收缩，是力的传导部分。一般每个骨骼肌两端都与不同骨相连，跨越一个或几个关节，在神经系统的协调下，肌肉收缩时，相关的骨便会以关节为枢纽而产生运动。所以骨骼肌的收缩是运动的动力。

一、儿童骨骼肌的形态结构生理特点

肌肉组织由肌肉细胞也叫肌纤维组成。许多肌肉细胞聚在一起被结缔组织包围形成肌束，肌束间有丰富血管，并有神经末梢分布其内。可以说每块肌肉就是一个器官。

1. 肌肉化学成分及生理特点

与成年人相比，儿童的骨骼肌间质组织较多，肌肉内含水分较多，蛋白质和无机物较少，因此，儿童肌肉较柔嫩，富于弹性，肌纤维较细，肌力较弱。如 8 岁儿童握力约 17.5 公斤、12 岁达 25.2 公斤、15 岁为 36.4 公斤。此外，儿童肌肉中能源物质(如糖原)储备少，毛细血管数量也较成人年少，肌肉颜色浅，加之神经调节方面的原因，所以儿童肌肉的耐力差，肌肉容易疲劳。但是，由于儿童的新陈代谢作用旺盛，供氧充足，因此疲劳后恢复得很快。随着年龄的增长，肌肉中的水分逐渐减少，有机物和无机物的含量逐渐增多，肌肉的重量和肌力也不断增加。

2. 肌肉的特性

(1)肌肉的物理特性：肌肉具有伸展性、黏滞性和弹性。

在外力作用下，肌肉被拉长，这是肌肉的伸展性。当外力消失肌肉又恢复原来的状态，这是肌肉的弹性。黏滞性是指当肌肉收缩或舒张时，肌细胞间相互摩擦产生的特性，对肌肉的收缩舒张产生阻力。例如，肌肉在拉长时，随外力的增加，长度的增加则减少，当外力消失后，肌肉不能马上恢复到原来的长度，这是由于肌肉黏滞性作用的结果。温度对黏滞性有一定的影响，温度升高，黏滞性降低，运动前做准备活动的目的之一就是降低肌肉的黏滞性。

(2)肌肉具有兴奋收缩特性：当肌肉受到一定强度，一定作用时间的刺激，会产生兴奋。肌肉某一点产生兴奋，在肌肉中可以传播，肌肉兴奋后产生收缩。使肌肉兴奋并产生收缩的信号，都是来自支配肌肉运动的神经。

二、儿童肌肉生长发育的特点

儿童肌肉的重量与体重的比例比成年人低，肌肉的重量占体重之比随着年龄的增长而增加(表 1-2-1)。

表 1-2-1　儿童肌肉的重量与体重的比例

年龄	8 岁	12 岁	15 岁	18 岁	成人
比例	约 27.2%	约 29.4%	约 32.6%	约 44.2%	44%～45%

(引自参考文献 4)

由此表可以看到，15～18 岁肌肉增长速度加快，18 岁已接近成年人水平。由于儿童人体比重小，在水中浮力大，因此，儿童阶段是学习游泳较好的时期。

儿童肌肉的生长速度总是落后于骨骼的生长，在青春期(身高增长期)，骨骼迅速生长，肌肉以增加长度为主，结果导致肌纤维细长但无力。17 岁以后身高增长减缓，肌肉逐渐增粗，肌肉变得结实有力。

儿童身体各部分肌肉的发展是不平衡的，一般身体浅层的粗大肌肉发育得较早，如肱二头肌、肱三头肌、胸大肌、背阔肌、斜方肌等等；深层一些细小肌群发育得较迟，如手部肌肉。总之，大肌肉发展早于小肌肉；躯干肌肉的发展早于四肢肌肉；上肢肌的发展比下肢肌快；屈肌比伸肌发展快。大约 15 岁左右，小肌肉群才迅速发展。如 6 岁儿童上臂和前臂的粗大肌肉已经能够运用自如，但是手部的细小肌肉还不能做准确的动作，8～12 岁的时候，动作逐渐地准确、灵巧和多样化。到 15 岁以后，细小肌肉迅速地发达起来，细小动作(如编织、塑造等)也随着准确起来。

因此，在体育锻炼以及教育教学过程中，应注意儿童肌肉的这些发育特点。不适宜让他们长时间吃力地练习一种动作，对 6～8 岁的儿童来说，长时间的写字是不利于其细小肌群发育的。另外，教师在要求学生保持良好的坐姿时，一定注意不能要求学生长时间背手正坐，一节课让学生几种姿势轮换，否则学生肌肉易疲劳，影响听课效果。

本章小结

1. 骨是由骨膜、骨质、骨髓构成。儿童的骨中含有机物相对较多，含无机物相对较少，两者的比例约为 1∶1。所以，儿童的骨的弹性大而硬度小，不容易骨折而容易变形。

2. 关节面、关节囊、关节腔是关节最基本的结构。儿童关节的间隙较大，关节面软骨较厚，而关节囊较薄，囊周围的韧带伸展性较大，关节周围的肌肉较细长，不太发达，因此，儿童关节的伸展性和活动范围都大于成年人，但关节的牢固性相对较差，有时在用力过猛或不慎摔倒等情况下可能会使关节头从关节窝中脱出来，而造成脱位(脱臼)。

3. 儿童长骨的生长包括增长和加粗两个过程，并且同时进行。骨干与骨骺交界处的软骨细胞不断分裂增生，同时又不断有钙盐在此沉积，使增生的组织骨化，长骨就这样靠软骨层的不断增殖和钙化逐渐加长。在儿童长骨增长的同时，骨干也在不断地加粗，骨干的加粗是骨膜内的成骨细胞不断增生，形成新的骨组织，使骨加粗，同时骨髓腔内还有一种破骨细胞，破坏骨髓腔周围的组织，使骨髓腔逐渐扩大，骨的外部形态和内部结构不断地重建。

4. 儿童的骨骼肌间质组织较多，肌肉内含水分较多，蛋白质和无机物较少，因此，儿童肌肉较柔嫩，富于弹性，肌纤维较细，肌力较弱。儿童肌肉中能源物质(如糖原)储备少，肌肉的耐力差，肌肉容易疲劳。儿童身体各部分肌肉的发展是不平衡的，一般身体浅层的粗大肌肉发育得较早，深层一些细小肌群发育得较迟。

探究与实践

1. 小学低年级儿童为什么不能长时间书写？
2. 调查同学中扁平足情况(方法参见附录)。
3. 观察统计班中同学脊柱异常弯曲情况(方法参见附录)。
4. 观察猪长骨(棒骨)的结构。观察后，将骨炖煮注意寻找骺线。
5. 设计并实施一个鉴定骨成分的简易实验。

第三章　儿童循环系统结构功能及发育

本章提要

儿童血液循环系统结构及功能发育特点

儿童淋巴系统结构及功能特点

孩子的故事

田浩的表哥是初中生，周末在姥姥家田浩哥哥兴奋的给田浩讲学校刚结束运动会上的事情，田浩听完后突然问：为什么我们小学开运动会没有100米、800米运动项目？

编者点评

田浩的问题是很多小学高年级孩子不解的问题，我们知道小学生大肌群发育较好，能够灵活自如的跑跳，但儿童的运动能力不仅和肌肉发育有关，还和很多内脏的发育程度有关，如循环系统器官的发育水平就制约着儿童的运动能力。

循环系统主要包括血液循环、组织液循环、淋巴循环和脑脊液循环。其中血液循环起主导作用。血液循环系统的功能是不断将O_2、营养物质和激素等运送到全身各组织器官，并将各器官、组织产生的CO_2和其他代谢产物带到排泄器官排出体外，以保证机体物质代谢和生理功能的正常进行。

第一节　儿童血液循环系统结构功能及发育特点

血液循环是指血液在心血管闭合的管道系统内按一定的方向，周而复始不停地流动。心血管系统由心脏、动脉、毛细血管及静脉组成。心脏是血液循环的动力器官；动脉将心脏输出的血液运送到全身器官；静脉则把全身各器官的血液带回心脏。毛细血管是位于动脉与静脉之间的微小血管，是进行物质交换的场所。

根据血液在心血管系统中的循环途径和功能不同，可将血液循环分为体循环(大循环)与肺循环(小循环)两部分。

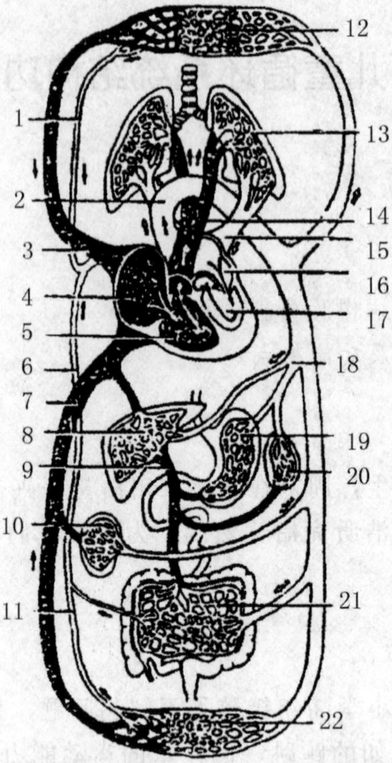

图 1-3-1　全身血液循环模式图

1. 淋巴管　2. 主动脉　3. 上腔静脉　4. 右心房　5. 右心室　6. 胸导管　7. 下腔静脉　8. 肝毛细血管　9. 门静脉　10. 肾毛细血管　11. 淋巴管　12. 头颈上肢毛细血管　13. 肺毛细血管　14. 肺动脉　15. 肺静脉　16. 左心房　17. 左心室　18. 腹腔动脉　19. 胃毛细血管　20. 脾毛细血管　21. 肠毛细血管　22. 下肢毛细血管

体循环：血液由左心室射出，经主动脉及其各级分支流向全身毛细血管网，然后流经小静脉、大静脉、汇集成上、下腔静脉，最后回流到右心房。血液在体循环中，把 O_2 和营养物质运送到全身各部组织，同时又把各部组织在新陈代谢中所产生的 CO_2 和代谢产物运送到肺和排泄器官。血液在体循环的过程中，由含 O_2 较多的动脉血变成含 O_2 较少而含 CO_2 较多的静脉血。冠状循环属体循环。

肺循环：血液由右心室射出，经肺动脉及其各级分支，再经肺泡壁毛细血管网，最后经肺静脉回流到左心房。在肺循环中，血液中的 CO_2 经肺泡排出体外，而吸入肺内的 O_2 则经肺泡进入血液，因此，血液由静脉血变为动脉血。

一、心脏的结构及发育

1．心脏的位置与形态结构

心脏位于胸腔内，两肺之间，大约 2/3 居正中线的左侧。心尖向左前下方，为游离端；心底朝右后上方，与大血管(主动脉、肺动脉、腔静脉、肺静脉)相连，将心脏固定在胸腔中。

心脏是一个肌性器官，有较强的收缩能力。心肌层是心壁最厚的一层，主要由多层排列的心肌细胞(心肌纤维)组成，心室肌比心房肌厚，两者互不连续。心脏由中隔分为互不相通的左右两半，每半各分为心房和心室。心房与心室之间有致密胶原纤维构成的纤维环相连接，而无心肌连接，故心房与心室可在不同时间内收缩。心脏共有四个腔，即左、右心房与左、右心室。每侧心房和心室借房室口相通。左心房、左心室分别与肺静脉、主动脉相连；右心房及右心室分别与上、下腔静脉及肺动脉相连。在心房与心室交界处的房室口突入心腔折叠成的房室瓣。右房室瓣共有三个瓣膜称三尖瓣，左房室瓣有两个瓣膜，称二尖瓣。房室瓣开向心室，其边缘有许多纤细而坚韧结缔组织的腱索。腱索的另一端附着于心室内壁的乳头肌上。腱索、乳头肌的生理意义在于防止房室瓣在心室肌收缩时倒翻入心房，使瓣膜关闭严密，防止血液逆流，从而保证了血液的定向流动(图 1-3-2)。心室与动脉之间有三个半月形的瓣膜构成的动脉瓣(图 1-3-3)，在右心室与肺动脉之间为肺动脉瓣，左心室与主动脉之间为主动脉瓣，瓣膜呈口袋状，袋口开向动脉方向。血液自心室流向动脉时半月瓣开放；血液由动脉回流时，半月瓣被血液充盈而相互靠紧使动脉和心室之间的口关闭，防止血液倒流回心室。

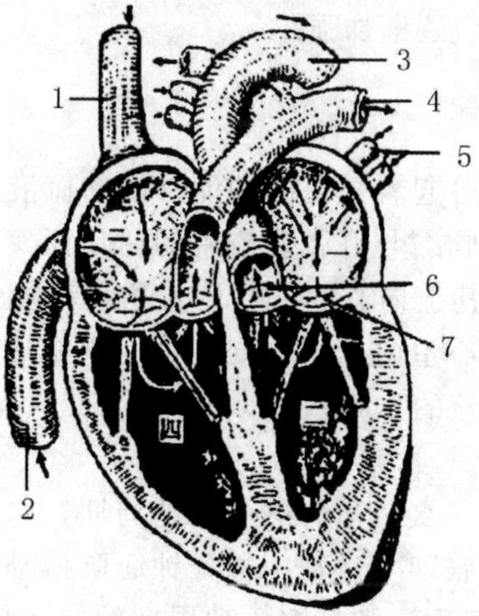

图 1-3-2　心脏示意图

1. 上腔静脉　2. 下腔静脉　3. 主动脉　4. 肺动脉
5. 肺静脉　6. 动脉瓣　7. 房室瓣

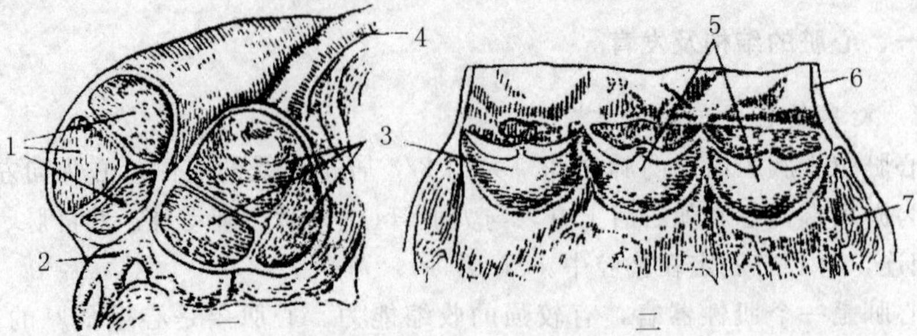

图 1-3-3　动脉瓣

一、由上面看　二、由侧面看

1. 肺动脉瓣　2. 冠状动脉　3. 主动脉瓣　4. 冠状动脉

5. 主动脉瓣　6. 主动脉壁　7. 左心室壁

2. 心脏的发育

儿童的心脏发育有两个快速增长阶段，一个是在两岁以前，另一个是在青春期。与成年人相比，儿童心肌纤维短而细，肌纤维之间的间质少，因此，心脏的重量和容积比成年人小。幼儿的心脏重量占体重的百分比大于成年人，新生儿心脏约 24g，约占体重 0.8%，成年人心脏约 300g，占体重的 0.5%。从心脏的容积看，新生儿的约为 20～22mL，2 岁半时就增至 3 倍，7 岁时约为 100～120mL，以后增长速度减慢。12 岁左右心脏再次迅速增长，到 18 岁时心脏的容积增至 240～250mL，并且接近成年人水平。

在幼儿期，心脏左、右心室壁的厚度几乎是相等的，儿童 6～7 岁以后，由于左心室的工作负担大于右心室，左心室的壁就逐渐比右心室的壁厚，心脏的功能增强。随着年龄的增长和心脏活动的加强，儿童的心肌纤维增多、增粗，心脏的收缩功能也逐渐加强。

二、心脏的泵血功能

在循环系统中，心脏起着泵血的功能，推动血液循环。心脏的这种功能是由心肌进行节律性的收缩与舒张及瓣膜的活动而实现的。血液在心脏中是按单方向流动的，经心房流向心室，由心室射入动脉。在心脏的射血过程中，心室舒缩活动所引起的心室内压力的变化是促进血液流动的动力，而瓣膜的开放和关闭则决定着血流的方向。

1. 心动周期与心输出量

心脏每收缩和舒张一次，称为一个心动周期，它包括心房收缩、心房舒张、心室收缩、心室舒张四个过程。每分钟心脏搏动的次数称为心率，成年人的心率平均每分钟 75 次，则一个心动周期约 0.8 秒。在一个心动周期中，心房和心室各自按照一定的时程和顺序先后进行收缩和舒张交替活动，而左右心房的活动、左右心室的活动几乎是同步的，心房和心室的收缩期均比舒张期短，使心脏在收缩后能够得到充分的时间舒张，有利于血液流回心室及心脏的持久活动，心房和心室共同舒张的时间称为全心舒张期。当心率加快时，心脏的收缩期和舒张期均缩短，但舒张期缩短更加显著。

在一个心动周期中，心室收缩一次所能射出的血液量称为每搏输出量(搏出量)，心脏在一分钟内所能射出的血液量称为心输出量，即搏出量与心率的乘积。在一定范围内，心输出量随着心率的增加而增加，但当心率过快时，心室不能得到足够的充盈使搏出量减小，心输出量不但不增加，反而会减小。

儿童期心脏发育尚未完善，心肌收缩力弱，心室容积小，加之主动脉管径相对肺动脉小，因此，儿童的每搏输出量和每分输出量都比成年人少。如，7 岁儿童每搏输出量为 23mL，12 岁约为 41mL，成年人为 60mL。

2. 心率

心脏每分钟搏动的次数为心率。小学生正处在生长发育时期，新陈代谢旺盛，交感神经的兴奋性较强，所以心率比成年人的快。他们依靠心脏收缩的次数，就是用加快心率的方式来满足旺盛的新陈代谢需要。儿童年龄越小，心率越快(表 1-3-1)。同一年龄儿童心率有一定的差异，一般男孩心率比女孩稍慢一些，经常参加体育锻炼的儿童心脏功能强，心率比一般儿童略慢一些。随着年龄增长，心肌纤维逐渐增粗，收缩力加强，心输出量增加，并且迷走神经的兴奋性逐渐提高，对心脏活动的抑制能力增加，心率逐渐减慢。

表 1-3-1　平静时不同年龄的人心脏每分钟收缩次数

年　龄	平均心率(次/分)	心脏每搏输出量(mL)
新生儿	135	2.5
1 岁	120	10.2
5 岁	100	18.2
7 岁	92	23.0
8 岁	90	25.0
10 岁	86	29.0
12 岁	82	33.4

(引自参考文献 4)

三、血液

1. 血量

人体所含血液的总量称血容量或血量，包括迅速流动的循环血量和在肝、脾、肺、皮下静脉中缓慢流动的储备血量。正常成年人的血液总量约相当于体重 7%～8%，或每公斤体重 70～80mL。

儿童的血液量与体重的比例大于成年人。如 1 岁的儿童的血液量占体重的 11%，7 岁占 12%，14 岁的少年血量约占体重的 9%，15 岁达到成年人水平。由此看出，7 岁以后，成年以前血量占体重的比例逐年下降。另外，儿童少年毛细血管内腔大于成年人，因此，儿童少年外周血管里的血量比成年人多，供给组织里的血液多于成年人。这样对儿童少年身体的生长发育、体力恢复及创伤愈合都有好处。

2. 血液成分

血浆：血液由血浆和血细胞组成。血浆是黄色的透明液体，含水 90%～92%，溶质主要是血浆蛋白，占 6.2%～7.9%，无机盐占 0.9%，非蛋白有机物(非蛋白含氮化合物)占 1%～2%。血浆蛋白是多种蛋白的总称，白蛋白和球蛋白在人体免疫方面起作用，纤维蛋白(原)在凝血过程中起作用。儿童血浆里所含的水分较多，无机物和纤维蛋白原较少。因此，儿童一旦出血，凝血所需的时间比较长。因此，特别要注意儿童的安全，防止出血事故。一旦发生出血，要注意及时止血，压迫止血处理时间要长些。

(1)红细胞：血细胞由红细胞、白细胞和血小板组成。血液中的红细胞数可据年龄、性别、生活环境等不同有所差异。正常男性红细胞数为(4.0～5.5)$\times 10^{12}$/L，女性为(3.5～5.0)$\times 10^{12}$/L。红细胞寿命平均 120 天。红细胞由红骨髓制造，雄性激素能够促进红细胞生成，因而男性血液中红细胞数明显高于女性。

儿童体内红细胞的数量及红细胞内血红蛋白含量都随年龄的增长，不断变化。新生儿红细胞数可达到(6.0～7.0)$\times 10^{12}$/L，血红蛋白为 15～23g。以后随年龄增长而逐渐减少，7 岁左右红细胞含量降到(4.0～4.5)10^{12}/L，在整个儿童期红细胞数量保持在(4.2～5.2)10^{12}/L。7 岁儿童血红蛋白含量为 10.5～11.5g。儿童 12 岁以后红细胞数又逐渐升高，到 15 岁左右达到成年人水平。雄性激素对红细胞的生成有促进作用，在男孩进入青春期后，睾丸明显发育，雄性激素分泌逐渐增多，一方面促进幼红细胞分裂增殖及血红蛋白合成，另一方面作用与肾脏促进促红细胞生成素的合成与分泌，从而使男孩和女孩在进入青春期后红细胞含量出现性别差异。

儿童少年红细胞运氧能力强，从而满足儿童少年旺盛的新陈代谢。如果儿童户外活动少、睡眠不够、营养不良、精神过度紧张等，都能引起血红蛋白和红细胞减少，发生贫血。

(2)白细胞：正常人血液中的白细胞含量为(4～10)$\times 10^{9}$/L，无性别差异。白细胞分三类：粒细胞、淋巴细胞和单核细胞。粒细胞又分中性粒细胞、嗜酸性粒细胞和嗜碱性粒细胞，不同的白细胞在不同的疾病中发挥作用，如在急性化脓性疾病发生时，白细胞总数增加的同时，其中中性粒细胞的数目也显著增加。儿童的白细胞中的中性粒细胞含量较成年人少，而杀死病菌能力较差的淋巴细胞含量较多（表 1-3-2），所以，儿童免疫功能较弱，易患传染病。

表 1-3-2　不同年龄的嗜中性粒细胞和淋巴细胞的百分比

年　龄	嗜中性白细胞(%)	淋巴细胞(%)
新生儿	26	60.5
2～3 岁	36.5	51.5
5～6 岁	43.5	46.5
8～9 岁	49.5	39.5
成人	62～72	21～23

（引自参考文献 4）

四、血管

血管系统由动脉、静脉和毛细血管所组成。

1. 动脉

动脉是把血液从心脏输送到毛细血管的管道。大动脉逐级分支最后形成微动脉与毛细血管相连。动脉管壁可分外膜、中膜与内膜三层。动脉越分支，其管壁越薄，口径越小，弹性纤维逐渐减少而平滑肌成分增多。

2. 静脉

静脉是输送血液返回心脏的管道。静脉较动脉壁薄而口径大，数量多。静脉管壁中的弹性纤维及平滑肌均少，故弹性与收缩性较小。

3. 毛细血管

毛细血管是体内分布最广、管壁最薄、口径最小的血管，内径平均约为 8μm，一般仅能容纳 1～2 个红细胞通过。其管壁主要由一层内皮细胞构成。由于毛细血管壁薄，有较高通透性，使血液中的 O_2 和营养物质能通过管壁进入组织，组织中的 CO_2 和代谢产物也能通过管壁进入血液，从而完成血液与组织间的气体交换和物质交换。

儿童的毛细血管数量大，尤其在脑、肺、肾脏、皮肤等处分布很多。儿童少年毛细血管和动脉的内径比成年人的宽，血管里的血流量也就比成年人的多，因此，使器官能够获得充足的养料和氧，有利于儿童旺盛的新陈代谢。儿童的血管的发育有两个特点，一是在 10 岁以前，肺动脉的内径比主动脉的宽，12 岁在左右青春期开始后，主动脉的发育超过肺动脉的发育；二是在 6 岁以前，血管的发育比心脏的发育快，而在 12 岁左右青春期开始后，血管的发育比心脏的发育慢。

五、血压

动脉血压一般简称血压，是血液对动脉管壁的侧压力。在每一心动周期中，动脉血压呈现周期性变化。心室收缩时，动脉血压升高，其最高值称为心缩压或收缩压；心室舒张时血压下降，其最低值称为心舒压或舒张压。通常临床多以肱动脉血压代表动脉血压。正常人的血压随性别和年龄而异，一般男性高于女性、老年高于幼年。其正常值，收缩压为13.3～16.0kPa(100～120mmHg)，舒张压为8.0～10.6kPa(60～80mmHg)，脉压为4.0～5.3kPa(30～40mmHg)。

成年人收缩压正常值的变动范围在12～17.3kPa之间，舒张压在8～12kPa之间。由于儿童的年龄越小，血管的内径相对较宽，血液水分较多，血液在血管中流动的阻力较小，因此，血压也较低。随着年龄的增大，血压逐渐上升(表1-3-3)。国际规定血压在80～160mmHg以内可以四舍五入，血压在80mmHg以下必须精确计算。

表1-3-3　儿童少年安静时的血压均值

年龄（岁）	收缩压(kPa)		舒张压(kPa)	
	男	女	男	女
7—	12.74±1.42	12.66±1.45	7.51±1.65	7.54±1.60
8—	13.00±1.48	12.92±1.50	7.72±1.57	7.74±1.56
9—	13.15±1.51	13.11±1.52	7.89±1.61	7.89±1.56
10	13.39±1.55	13.44±1.59	8.05±1.64	8.09±1.62
11	13.69±1.61	13.80±1.65	8.24±1.68	8.34±1.66
12	14.01±1.70	14.13±1.68	8.42±1.69	8.56±1.64

(引自参考文献6)　＊100mmHg＝13.33kPa

第二节　儿童淋巴系统的结构及功能特点

一、淋巴系统的组成

淋巴系统包括淋巴管和淋巴器官，是血液循环的支流，协助静脉运回体液入循环系统，属循环系统的辅助部分，同时也是机体的防御系统。淋巴系统由输送淋巴液的淋巴管道和产生淋巴细胞和生成抗体的淋巴器官所组成。淋巴器官包括淋巴结、扁桃体、脾、胸腺和消化管内的各种淋巴组织等。

二、淋巴管与淋巴液

淋巴管道可分为毛细淋巴管、淋巴管、淋巴干和淋巴导管。淋巴导管最后汇入静脉角内。毛细淋巴管壁由一层扁平上皮细胞构成，一端为盲端，起于组织细胞间隙，一部分组织液(包括由毛细血管透出的蛋白质)经毛细淋巴管吸收再进入淋巴管道系统，成为淋巴液。淋巴液循环、血液循环、组织液循环的相互关系详见下图。

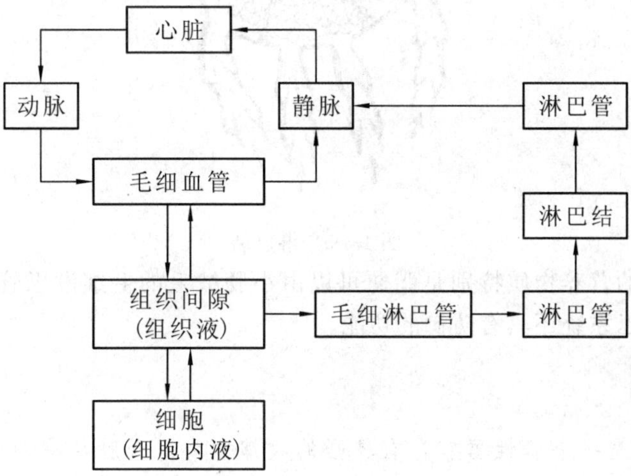

图 1-3-4 淋巴液循环、血液循环、组织液循环的关系

三、淋巴结

淋巴结形态大小不一，通常为圆形或椭圆形的小体，由网状内皮组织及淋巴组织所构成(图 1-3-5)。全身淋巴结数目较多，常常聚集成群在血管周围、关节的屈侧或腋窝、腹股沟等处，在内脏多位于肺门、肝门等处。由于毛细淋巴管的通透性较大，组织间隙的红细胞或侵入体内的细菌、异物，故可进入淋巴液。人体各器官或各部位的淋巴液，一般都汇至其附近的局部淋巴结，淋巴液流经淋巴结时，细菌和异物等被淋巴结中的巨噬细胞吞噬。此外，淋巴结尚能产生淋巴细胞和浆细胞，参与免疫反应。当人体某器官或部位发生病变(炎症或肿瘤)时，局部淋巴结可引起反应而肿大，常可追查到其所收集的器官或部位的病变。如儿童颈部淋巴结发生肿大时，可能其咽部出现了炎症。

四、淋巴协同功能

淋巴系统作为血液循环系统的辅助装置，其主要功能是回收蛋白质、运输营养物质、调节体液平衡，同时消除组织中的红细胞、细菌和异物。由小

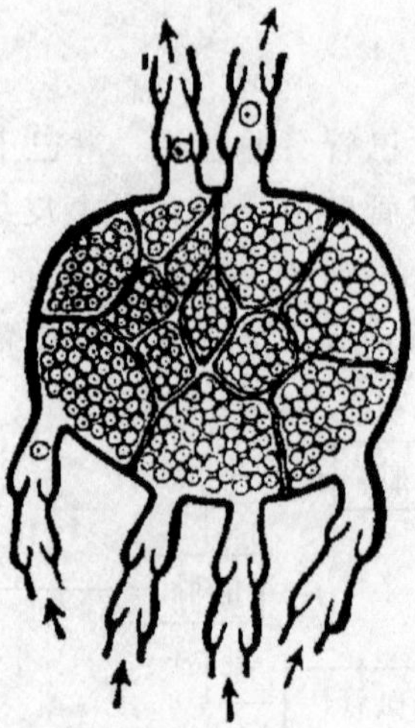

图 1-3-5　淋巴结

肠黏膜吸收的营养物质特别是脂肪可以由小肠绒毛的毛细淋巴管吸收而进入血液。故淋巴系统还具有防御的功能。

本章小结

1. 心脏是一个肌性器官，有较强的收缩能力。心脏共有四个腔，即左、右心房与左、右心室。每侧心房和心室借房室口相通。左心房、左心室分别与肺静脉、主动脉相连；右心房及右心室分别与上、下腔静脉及肺动脉相连。儿童心肌纤维短而细，肌纤维之间的间质少，因此，心脏的重量和容积比成年人小。在幼儿期，心脏左、右心室壁的厚度几乎是相等的，儿童 6～7 岁以后，由于左心室的工作负担大于右心室，左心室的壁开始逐渐比右心室的壁厚，心脏的功能增强。随着年龄的增长和心脏活动的加强，儿童的心肌纤维增多、增粗，心脏的收缩功能也逐渐加强。

2. 在一个心动周期中，心室收缩一次所能射出的血液量称为每搏输出量(搏出量)，心脏在一分钟内所能射出的血液量称为心输出量，即搏出量与心率的乘积。儿童期心脏发育尚未完善，心肌收缩力弱，心室容积小，加之主动脉管径相对肺动脉小，因此，儿童的每搏输出量和每分输出量都比成年人少。

3. 血细胞由红细胞、白细胞和血小板组成。白细胞分三类：粒细胞、淋巴细胞和单核细胞。儿童的白细胞中杀死细菌能力强的中性粒细胞含量比成年人少，而杀死病菌能力较差的淋巴细胞含量较多，所以，儿童免疫功能较弱，易患传染病。

4. 儿童的毛细血管数量多，尤其在脑、肺、肾脏、皮肤等。儿童少年毛细血管和动脉的内径比成年人的宽，血管里的血流量也就比成年人的多，因此，使器官能够获得充足的养料和氧，有利于儿童旺盛的新陈代谢。

探究与实践

1. 为什么儿童年龄越小心率越快？
2. 为什么儿童不适合大运动量的活动？
3. 设计一个检测血液成分的实验，认识血浆、血清、血细胞和纤维蛋白。

第四章　儿童呼吸系统结构功能及发育

本章提要

儿童呼吸道结构功能及发育特点

儿童肺结构功能及发育特点

孩子的故事

旋旋是个小学五年级的男孩，在学校每年一次的体检中，旋旋发现班里好几个高个的女孩肺活量比他们一些男生高200～300mL，心里不服的旋旋回到班里问老师，为什么女生的肺活量会比男生的高？

编者点评

小学五年级的一些女童开始进入了青春期，她们身体一些器官的功能发育暂时比同龄男孩快，特别是一些积极参加体育锻炼的女孩，其肺活量会暂时高于男孩。了解学龄儿童呼吸器官的发育特点，就会更好地解释这个问题。

人体在生命活动中需要的能量来自于人体内的营养物质的代谢，而代谢过程需要 O_2 并产生 CO_2，O_2 的摄入和 CO_2 的排出依赖于呼吸过程，呼吸是由呼吸系统来完成的。人体通过呼吸作用，能够吸入机体需要的 O_2 同时排出体内过多的 CO_2，确保机体内环境的相对稳定。

呼吸系统由呼吸道和肺两部分组成。肺是外呼吸气体交换的场所。呼吸道是气体进出肺的通道，由鼻、咽、喉、气管、支气管及其分支所组成(图1-4-1)。

通常把鼻、咽、喉叫做上呼吸道，将气管、支气管及其在肺内的分支叫下呼吸道。

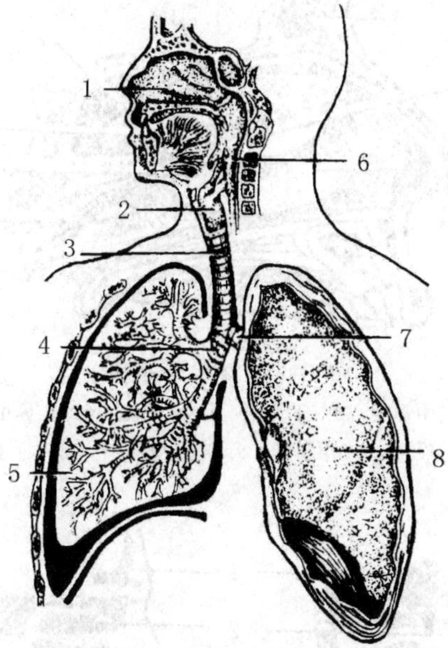

图 1-4-1　呼吸系统模式图

1. 鼻腔　2. 喉　3. 气管　4. 右支气管　5. 右肺
6. 咽　7. 左支气管　8. 左肺

第一节　儿童呼吸道的结构功能及发育特点

一、鼻

鼻腔是呼吸道的起始部位，前部覆盖着皮肤，上有鼻毛；其余部分覆盖着黏膜，其中有丰富的血管，黏膜能分泌黏液，能温暖和湿润吸入的空气，挡住灰尘和细菌。在鼻腔上部的黏膜内有嗅细胞，能感受气味的刺激。

鼻旁窦是鼻腔周围颅骨内含气的空腔，共四对：上颌窦、额窦、蝶窦和筛窦见图 1-4-3。它们与鼻腔相通，开口于鼻道，其黏膜与鼻腔黏膜相连，鼻旁窦参与湿润和加温吸入空气，并对发音起共鸣作用。

儿童的面部和颅骨发育不完全，他们的鼻腔比较窄小，鼻软骨不够坚固，鼻毛不发达，鼻黏膜非常柔嫩，鼻黏膜内有丰富的血管，黏膜分泌黏液不足，黏膜上的纤毛摆动能力较弱。因此，儿童的呼吸道防御能力较弱，鼻黏膜容易受到感染，并且轻微的感染就会引起黏膜充血、流涕、黏膜肿胀，造成鼻阻塞、呼吸困难，影响儿童的睡眠和食欲，严重的可以引起鼻炎及鼻窦炎。鼻炎反复发作就会引起慢性鼻炎。据统计，鼻炎是小学生常见病。特别要注

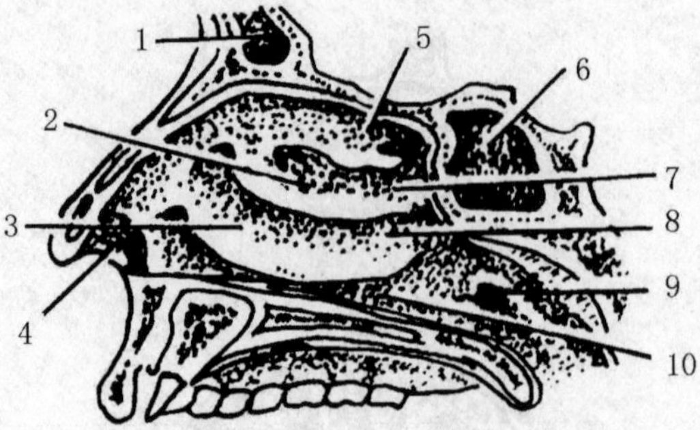

图 1-4-2　鼻腔外侧壁

1. 额窦　2. 中鼻甲　3. 下鼻甲　4. 鼻前庭　5. 上鼻甲　6. 蝶窦
7. 上鼻道　8. 中鼻道　9. 咽鼓管咽口　10. 下鼻道

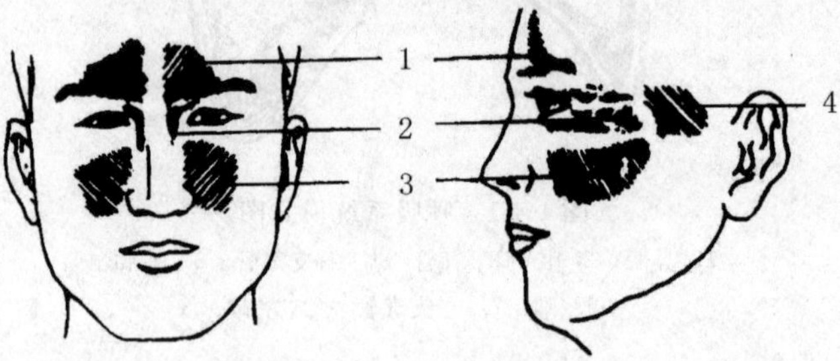

图 1-4-3　　鼻旁窦位置

1. 额窦　2. 筛窦　3. 上颌窦　4. 蝶窦

意的是儿童不要养成用手挖鼻腔的习惯，以免损伤鼻黏膜，从而造成鼻出血或鼻的防御功能下降。

儿童在 5～8 岁易患急性鼻窦炎，由于这个年龄上颌窦和筛窦已发育，所以上颌窦和筛窦发病率较高；儿童 6～10 岁是额窦发育时期，因此，额窦发生炎症多在 7 岁以后。急性鼻窦炎往往是感冒引起鼻腔炎症的合并症，儿童预防鼻窦炎的措施主要是加强锻炼，提高免疫力，预防感冒。

人们一般都用鼻呼吸，这样可以使吸入的冷空气经过鼻腔的过滤、加温、湿润而减少吸入的冷空气对呼吸道和肺的不良刺激。但是，有些儿童习惯于张口呼吸，这样直接吸入的冷空气会刺激呼吸道和肺，同时吸入的气体中的尘埃、病菌等会直接进入到气管、支气管和肺，容易引起呼吸系统疾病。因此，要纠正儿童用口呼吸的不良习惯。

二、喉

喉以软骨为支架，内衬黏膜，外覆喉肌。喉的软骨中以甲状软骨最大，它的中间向前方突出叫喉结，成年男子的喉结特别大。会厌软骨位于甲状软骨的后上方，形似树叶，上端游离，下端借韧带连于甲状软骨的内面，吞咽时候上提，会厌软骨盖住喉的入口处，防止食物进入气管。喉腔中部的侧壁有上、下两对矢状位的黏膜皱襞，上方一对称室襞，两侧室襞之间的裂隙称前庭裂，下方一对称声襞或声带，两侧声襞之间的裂隙称声门裂或声门(图 1-4-4)。当发声时，通过喉肌的作用，先吸一口气屏住，然后两声带拉紧并彼此靠拢，这时气管内的气压增加，随后呼出气体冲击声带，引起声带震动从而发声。

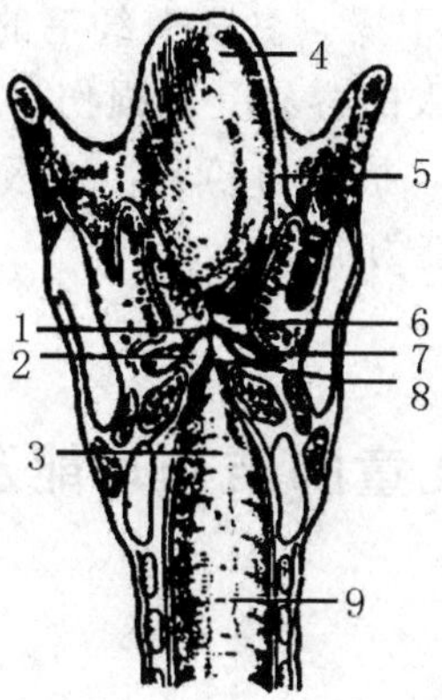

图 1-4-4 喉的解剖结构

1. 前庭裂 2. 声带 3. 喉腔 4. 会厌软骨 5. 杓会厌襞
6. 室襞 7. 喉室 8. 声门裂 9. 气管

儿童的喉腔狭窄，黏膜柔弱并且血管丰富，因此当喉部发生炎症时，很容易造成呼吸困难。一般来说，儿童的喉的位置比成年人的高，女性的比男性的高。人类声音的声调与性别、年龄有关。男、女儿童从出生到青春期，他们的声调差别不大。大约在 12～14 岁的时候，儿童的喉部迅速发育，声带的长短和宽窄出现性别差异。女性声带的发育，从儿童时期的 6～8mm，可以增长到 15～18mm；而男性声带则可以增长到 20～24mm。声带发育的结果，使男性的声带增长、增宽，女性的声带虽然也增长，但是比男性的短而窄。因此，青春期以后，男性的声音变得粗而低沉，而女性的声音变得细而高亢。

在喉头声带发育的过程中，经常会发生“声变”，声音嘶哑、音域狭窄、发音疲劳、局部充血水肿、分泌物增多等，待喉部发育完成后，这种现象自然消失。小学女童在 11 岁左右开始发生变声，而发育早的男童在 12 岁即开始变声。由于变声期孩子的声带容易患充血、水肿、炎症等疾病，所以要特别注意保护嗓子，不要大声喊叫、长时间用嗓子等，以免引起炎症使孩子的声带变得粗糙松弛，声音嘶哑，造成无可挽回的遗憾。所以要让小学高年级儿童懂得保护嗓子的卫生常识，顺利度过变声期。

三、气管与支气管

气管和支气管是连接喉与肺之间的管道部分，由软骨、黏膜等构成。气管全长由14～16个气管软骨（“C”型）构成。气管和支气管的黏膜上皮均为假复层柱状纤毛上皮，夹有杯状细胞。纤毛细胞顶部上的纤毛平时向咽部颤动，以清除尘埃和异物，使吸入的空气保持清洁。杯状细胞具有分泌蛋白质的功能，有助于黏膜的保护作用。

儿童的气管和支气管的管腔比成年人的狭窄，气管壁上的黏膜柔嫩，黏液分泌较少，致使管腔比较干燥，黏膜上纤毛的运动能力也比较差。因此，儿童的气管和支气管比成年人的容易受到损伤，对于有毒气体的刺激所造成的损害也往往比成年人的大，抗病力较弱，易感染病菌。进入青春期后，呼吸道增粗和增长，黏膜抗病能力加强。

第二节　儿童肺结构功能及发育特点

一、肺

肺是气体交换的器官，位于胸腔内，纵隔的两侧，左右各一，左肺有两叶，右肺有三叶。肺组织呈海绵状，富有弹性，内含空气，表面覆有一层浆膜（胸膜脏层）。外观一般呈圆锥形，上部为肺尖，下部为肺底，面向纵隔的面为纵隔面，其中有一凹陷，为肺门，是支气管、血管、淋巴管和神经出入肺的地方。

肺的主要结构可分为导管部（支气管树）和呼吸部（无数的肺泡）见图1-4-5。支气管进入肺内后反复分支，越分越细，形成支气管树。肺泡是气体交换的地方，是肺的呼吸部分。成人的肺泡约有3～4亿个，总面积可达100m^2。相邻肺泡之间的组织称为肺泡隔，其中含有极丰富的毛细血管、弹性纤维、网状纤维等结缔组织。毛细血管保证了外界气体与血液间的交换；弹性纤维包绕肺泡，使肺泡具有较好的扩展性和弹性回缩力。

儿童在6～7岁时，肺泡的组织结构与成年人的基本相似，但是肺泡的数量少，肺的弹力组织发育比较差。10岁以前，儿童肺的生长主要是肺泡数目的增加，10～12岁肺泡体积加大明显加快，进入青春期后，肺又进入一个快速生长发育期，肺的横径和纵径又先后增大，肺泡的体积扩大。这为肺活量的大幅提高提供了结构基础。儿童肺泡壁的弹性比成年人小，这是导致儿童肺通气量小的原因之一。

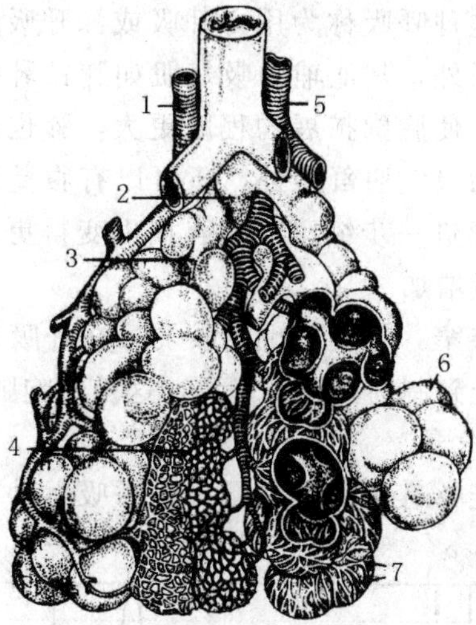

图 1-4-5 肺泡的结构

1. 肺静脉 2. 呼吸性细支气管 3. 肺泡管 4. 毛细血管网 5. 肺动脉 6. 肺泡 7. 弹性纤维

二、肺通气

肺通气是指肺与外界环境间的气体交换过程。气体出入肺依靠的是肺内外气体的压力差。空气被吸入肺内(吸气)，是由于肺扩张，肺内压低于大气压；而肺内气体被呼出体外(呼气)，则是由于肺缩小，肺内压高于大气压。而肺本身不能主动扩张和缩小，它的张缩依赖于胸廓运动，即呼吸运动。

1. 肺通气的动力

呼吸运动是肋间肌和膈肌等呼吸肌群的收缩和舒张，使胸廓扩大和缩小的运动，它是肺通气的动力。主要的吸气肌为膈肌和肋间外肌。膈肌收缩时，其穹隆形圆顶下降，胸廓上下直径增大，因此，胸腔内容积扩大，肺随之扩张，肺内压下降，产生吸气(气体进入肺)。膈肌舒张时，膈复位，胸廓、肺容积缩小，肺内压升高，产生呼气(被动呼气)。主要由膈肌收缩和舒张产生的呼吸，由于伴随着腹壁起伏故称为腹式呼吸。平静吸气时膈穹窿圆顶下降约 1～2cm，深吸气时膈肌收缩加强，膈肌可下降 7～10cm，腹壁外凸更加明显，胸廓、肺扩张的程度也相应增加，如气道阻力不变，则吸入的气量也增加。肋间外肌收缩时使肋骨上抬并外展，胸骨也向上提，因此使胸廓的前后、左右径增大，肺容积也随之增大，产生吸气。肋间外肌舒张，肋骨、胸骨回位，肺容积缩小，产生呼气。以肋间外肌收缩、舒张为主的呼吸称为胸式呼吸。肋间外肌收缩增强，胸廓容积增人幅度也增加，肺容积也随之增大，通气量也相应增加。平静呼吸时主要由膈肌和(或)肋间外肌的收缩和舒张来完成，因此，吸气是主动过程，呼气是被动过程。当机体活动量增大、运动时，呼吸运动加深加快，这种呼吸称为用力呼吸或深呼吸。此时，吸气时除膈肌和肋间外肌的收缩加强外，其他辅助吸气肌如胸锁乳突肌、胸肌和背肌等也参与不同程度的收缩，使胸廓扩展的程度更大，肺也随之扩大，使吸入气量增加。用力呼气时，除吸气肌舒张外，还可以有腹壁肌、肋间内肌等辅助呼气肌主动收缩，使胸廓进一步缩小，肺容积也变得更小，呼出气量增加。深呼吸时，一般肺通气量增加。

儿童的胸廓比较狭窄，呼吸肌也比较弱，在呼吸运动过程中胸廓扩展的幅度小，使呼吸深度受到制约，呼吸表浅，这是影响肺活量的又一因素。

2. 肺容量与肺通气量

肺容量是指肺所能够容纳的气体量。在呼吸运动中，肺容量有以下几个部分组成(图 1-4-6)：

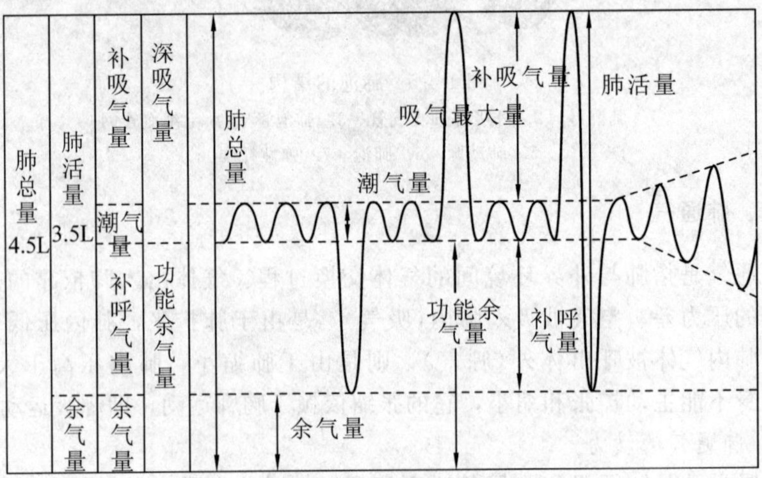

图 1-4-6　肺容量示意图

潮(流)气量：每次吸入或呼出的气量，称为潮气量。正常成人平静呼吸时约 400～500mL，深呼吸时，潮气量增大。

肺活量：尽力吸气之后再尽力呼气所能呼出的全部气体量，为肺活量。

肺通气量包括每分通气量和肺泡通气量。肺每分通气量等于潮气量乘以呼吸频率，即每分钟进肺或出肺的气体总量。平静呼吸时，呼吸频率可因年龄和性别而不同。正常成年人平均每分钟在 12～18 次，女子比男子快 2～3 次。正常成年人平静呼吸时的每分通气量约为 6～8L。随着呼吸频率的变化，或呼吸深度即潮气量的变化，每分通气量也相应增加或减少。

每次呼吸吸入的气体，总有一部分留在鼻、咽、喉、气管、支气管等呼吸道内，这部分呼吸道无气体交换功能，故称为解剖无效腔。一般成人解剖无效腔的容积约为 150mL。因此每次吸气时真正达到肺泡的新鲜气体量为潮气量减去此无效腔容量，它是真正有效的通气量，称肺泡通气量。每分肺泡通气量=(潮气量－解剖无效腔容量)×呼吸频率。如潮气量为500mL，解剖无效腔为150mL，呼吸频率为12次/min，则每分肺泡通气量为4200mL/min。由此可知，肺泡通气量和肺通气量是不等的，而且当潮气量和呼吸频率发生改变时，对两者的影响也不相同。当潮气量减半呼吸频率加倍或当潮气量加倍呼吸频率减半，每分通气量都相等，然而肺泡每分通气量则不同，前者要比后者少。从气体交换的效果来看，深而慢的呼吸比浅而快的呼吸效率高。

儿童肺泡数目少，肺容量和肺活量都比较小。儿童的新陈代谢旺盛，需氧量相对较大，因此他们的呼吸频率比较快。随着儿童年龄的增大，肺泡数量逐渐增多，肺容量也逐渐增大，肺活量不断上升，他们的呼吸频率也就逐渐减慢，5岁约26次/min，10岁呼吸频率为17～22次/min，成年人15～18次/min左右。儿童身体所需要的氧气比成年人多，6岁儿童每公斤体重每分钟需要氧量约为168mL，14岁需要128mL，成年人需要96mL。由于儿童呼吸运动的神经中枢发育不完善，导致儿童呼吸的节律性不强，往往是深度和浅度的呼吸相交替。

7岁儿童的肺活量约1000～1400mL，11岁能达到2000mL左右。一般在12岁以前，男女童肺活量的差异不是很大，在200mL左右的范围，小学阶段发育早爱运动的女孩比男孩的肺活量还大，13岁以后，男女肺活量的差异开始显著，青春期的男孩肺活量明显高于女孩，到成年其差异可以达到1000多毫升。

本章小结

1. 儿童的鼻腔比较窄小，鼻毛不发达，鼻黏膜非常柔嫩，鼻黏膜内有丰富的血管。因此，儿童的鼻黏膜容易受到感染，并且轻微的感染就会引起黏膜充血、流涕、黏膜肿胀，造成鼻阻塞、呼吸困难。

2. 喉以软骨为支架，内衬黏膜，外覆喉肌。儿童的喉腔狭窄，黏膜柔弱并且血管丰富，因此当喉部发生炎症时，很容易造成呼吸困难。小学高年级部分儿童已进入变声期。

3. 肺是气体交换的器官，位于胸腔内，纵隔的两侧，左右各一，左肺有两叶，右肺有三叶。肺泡是气体交换的地方，是肺的呼吸部分。儿童在6～7岁时，肺泡的组织结构与成年人的基本相似，但是肺泡的数量少，肺的弹力组织发育比较差。10岁以前，儿童肺的生长主要是肺泡数目的增加，进入青春期后，肺又进入一个快速生长发育期，肺的横径和纵径又先后增大，肺泡的体积扩大。

4. 肺通气是指肺与外界环境间的气体交换过程。呼吸运动是肋间肌和膈肌等呼吸肌群的收缩和舒张，使胸廓扩大和缩小的运动，它是肺通气的动力。人尽力吸气之后再尽力呼气所能呼出的全部气体量，为肺活量。儿童的胸廓比较狭窄，呼吸肌也比较弱，在呼吸运动过程中胸廓扩展的幅度小，使呼吸深度受到制约，呼吸表浅，儿童肺泡数目少，肺容量和肺活量都比较小。

探究与实践

1. 肺泡的结构对气体交换有什么重要意义？
2. 从呼吸道的结构思考为什么儿童易患呼吸道感染疾病？
3. 为什么儿童年龄越小呼吸频率越快？
4. 为什么深而慢的呼吸比浅而快的呼吸效率高？
5. 测量自己的呼吸机能，思考提高呼吸机能的方法。

第五章　儿童消化系统结构功能及发育

本章提要

儿童消化道结构功能及发育特点
儿童消化腺结构功能及发育特点

孩子的故事

管理小饭桌的班主任小张老师发现，在冬季由于孩子吃饭慢，经常是饭菜吃一半就凉了，为了让孩子不吃凉饭，小张老师让孩子们将米饭中加入热汤，吃汤泡饭，孩子吃饭的速度明显加快，可是一星期下来很多孩子反应吃完饭肚子不舒服。

编者点评

咀嚼是食物在人体内消化过程的一个环节，让孩子吃汤泡饭，孩子会减少食物的咀嚼过程，不仅对食物咀嚼不完全，还影响唾液与食物的混合，从而影响口腔内的消化，进而加重胃肠消化的负担，导致孩子饭后胃不舒服。如果小张老师了解儿童消化过程和消化系统发育特点，就不会教孩子吃汤泡饭了。

人体的各种生理活动和保持体温恒定所需要的能量，身体的生长发育和组织更新所需要的原料，都是由食物供给的。食物中含有的人体所必需的营养成分有糖类、蛋白质、脂类、水、无机盐和维生素等，每种成分对人体都有一定的作用。这些营养成分中，水、无机盐和维生素一般由消化道壁直接吸收，而食物中的糖类、蛋白质、脂类等结构复杂的大分子物质，必须在消化道内分解为结构简单的小分子物质，才能由消化道壁吸收。

第一节 儿童消化道结构功能及发育特点

一、消化系统的结构和功能概述

1. 消化系统的组成

消化系统由消化道和消化腺组成(图 1-5-1)。消化道包括口腔、咽、食道、胃、小肠、大肠和肛门。消化腺分两类:一类是位于消化道外的大消化腺,如唾液腺、肝脏和胰腺,这类腺体通过导管开口于消化道;另一类是在消化道壁内的小腺体,这类腺体数量多,都直接开口于消化道,如胃腺、肠腺等。消化腺分泌消化液。

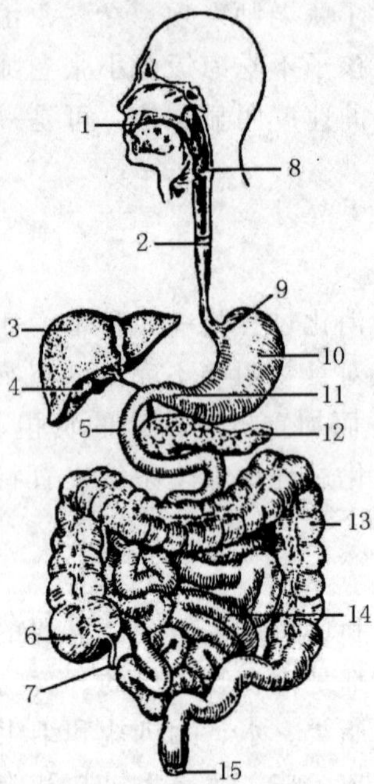

图 1-5-1 消化系统模式图

1. 口腔 2. 食道 3. 肝脏 4. 胆囊 5. 十二指肠
6. 盲肠 7. 阑尾 8. 咽 9. 贲门 10. 胃 11. 幽门
12. 胰腺 13. 大肠 14. 小肠 15. 肛门

2. 消化系统的功能

消化 食物在消化道内被分解为可吸收的小分子成分的过程. 叫做消化。消化包括物理性消化和化学性消化。物理性消化即通过牙齿的咀嚼和胃肠的蠕动,将食物磨碎、搅拌与消化液混合,并向消化管远端推送的过程。化学性消化即通过消化液中消化酶的作用,使食物中大分子物质分解,变为小分子的物质。这两种消化方式同时进行、相互配合。

吸收 消化管内的成分通过消化道内的黏膜进入血液或淋巴的过程叫做吸收。

二、儿童消化道结构功能及发育特点

1. 牙齿

口腔是消化道的起始端，前为上、下唇，后界是咽峡，两侧是颊，上界是硬腭和软腭。软腭后缘的正中有突向下后方的悬雍垂，软腭两侧的皱襞间有腭扁桃体。口腔的下界为口腔底。在口腔的上下颌着生牙齿。

牙齿是人体内最坚硬的器官，嵌于上、下颌骨的牙槽内。从外形上看，整个牙齿分为三部分：长在牙槽的部分叫牙根，露在外面的部分叫牙冠，牙根与牙冠之间是牙颈。构成牙齿的主体物质是牙本质(图 1-5-2)。在牙冠部分，牙质的外面是釉质，乳白色，极坚硬，损坏后不能再生；牙根和牙颈牙本质表面覆于牙骨质；牙内部的腔为牙髓腔，容纳牙髓(神经、血管等)。

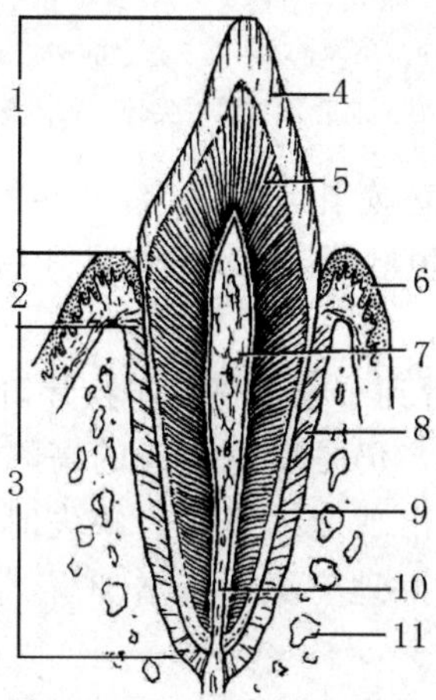

图 1-5-2 牙构造模式图

1. 牙冠 2. 牙颈 3. 牙根 4. 牙釉质 5. 牙本质 6. 牙龈 7. 牙髓 8. 牙周膜 9. 牙骨质 10. 牙根管 11. 牙槽骨

根据牙的位置和形状，牙齿可以分为切牙(门牙)、尖牙(犬牙)、前磨牙(双尖牙)和磨牙(臼齿)四个类型。人在一生中先后长两副牙齿。第一副牙齿叫乳牙，在婴儿出生后六个月左右开始萌出，2 岁半左右全部出齐，共 20 个。第二副牙齿为恒牙，约从 6 岁左右开始，乳牙逐渐被恒牙代替，通常到 25 岁换齐，共 32 个。有的人终生不长第三磨牙(即智齿)，恒牙总数只有 28 个(图 1-5-3)。

乳牙的牙釉质钙化程度低，牙釉质较薄，及易发生龋齿，据统计全国城市儿童乳牙龋齿发病率高达79%，农村儿童龋齿发病率也近55%。另外，乳牙的牙根浅，牢固性差，易被磕伤。乳牙存在的时间不很长，但是儿童的重要消化器官，对食物的消化、刺激颌骨的正常发育、引导恒牙的正常萌出起着重要的作用。

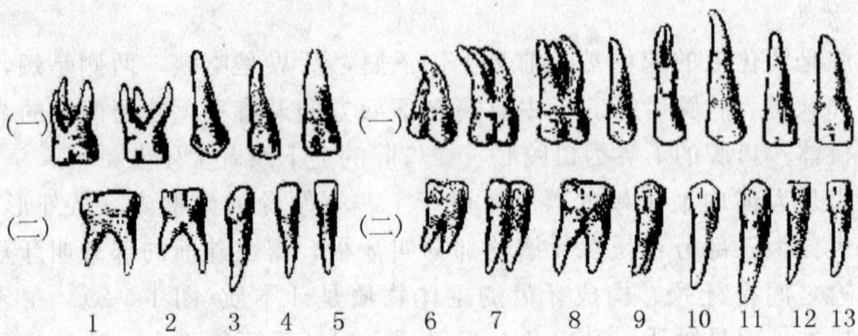

图 1-5-3　牙

(一)上颌牙　(二)下颌牙

1. 第二乳磨牙　2. 第一乳磨牙　3. 乳尖牙　4. 乳侧切牙　5. 乳中切牙　6. 第三磨牙　7. 第二磨牙　8. 第一磨牙　9. 第二前磨牙　10. 第一前磨牙　11. 尖牙　12. 侧切牙　13. 中切牙

在32个恒牙中有20颗替换乳牙，其余12颗恒牙则在原乳牙后方长出。在恒牙中最先萌出的是第一恒磨牙，6岁时在乳牙后端萌出，故叫六龄齿，此牙沟隙多，容易发生龋齿。

从表1-5-1中可清楚地看到小学生正处于换牙阶段，恒牙在萌出后牙釉质表面继续成熟，在此过程中，仍是发生龋齿的高峰期。牙齿的好坏，对食物的消化有很大的影响，儿童出现牙病或牙齿缺失时，会影响到咀嚼功能，牙齿所担负的物理消化不能很好地完成，会增加胃、肠的消化负担，因此，保护好恒牙更为重要。

在临床工作中，记录某牙情况的特定方式叫牙式。通过牙式的标记，我们可以了解每一颗牙的状态。牙式"+"的竖线代表面对面的被检查者牙弓的正中线，由此将口腔内牙齿分为对称的左右两侧，横线上方为上颌牙(上牙)，下方为下颌牙(下牙)。在儿童的病历中会见到罗马数字和阿拉伯数字同时存在，这是因为罗马数字表示乳牙，阿拉伯数字表示恒牙。乳牙和恒牙的牙式排列如下：

乳牙牙式(左上颌)：

Ⅰ	Ⅱ	Ⅲ	Ⅳ	Ⅴ
中切牙	侧切牙	尖牙	第一磨牙	第二磨牙

恒牙牙式(左上颌)：

1	2	3	4	5	6	7	8
中切牙	侧切牙	尖牙	第一前磨牙	第二前磨牙	第一磨牙	第二磨牙	第三磨牙

表 1-5-1　恒牙萌出时间

恒牙	萌出时间(岁)	
	上颌	下颌
中切牙	7—8	6—7
侧切牙	8—9	7—8
尖　牙	11—12	9—10
第一前磨牙	10—11	10—12
第二前磨牙	10—12	11—12
第一磨牙	6—7	6—7
第二磨牙	12—13	12—13
第三磨牙	17—21	17—21

(引自 参考文献 4)

2. 咽

咽是肌性管道，呈漏斗形。前自上而下与鼻腔、口腔、喉腔相通，在鼻咽部侧壁上左右各有一个咽鼓管，与中耳鼓室相通。平时咽鼓管处于关闭状态，当打哈欠、喷嚏及吞咽动作时，咽鼓管开放，以调节中耳内(鼓室)与外耳道压力平衡。儿童的咽鼓管宽短，在咽部或鼻腔等上呼吸道发生炎症时，细菌易沿咽鼓管进入中耳，引起中耳炎。

3. 食道

食道是肌性器官，上部位于第六颈椎高度与咽相连接，下至第11胸椎高度与胃的贲门相接。儿童的食道较短而窄，食道壁较薄，黏膜细嫩，易损伤，如吃过热的食物易烫伤食道壁，鱼刺、碎骨片等能够刺伤食道黏膜，引起炎症；由于食道窄，黏膜分泌黏液少，因此儿童不宜吞咽过大的食团。有病例报道，儿童因吞入大块牛肉，卡在食道里，引起窒息死亡。

4. 胃和胃里的消化

胃是消化道扩大的部分。它的主要功能是暂时贮存食物和对食物进行初步消化，形成食糜，然后借胃的运动将食糜送入十二指肠。胃能吸收少量的水分和酒精。

胃位于左上腹部，大体分三部分(图 1-5-4)：胃底、胃体、幽门部。胃的上口接食道，叫贲门，下口接十二指肠，叫幽门。胃还有大、小两弯——胃大弯和胃小弯。胃小弯和幽门部是溃疡病的常见部位。

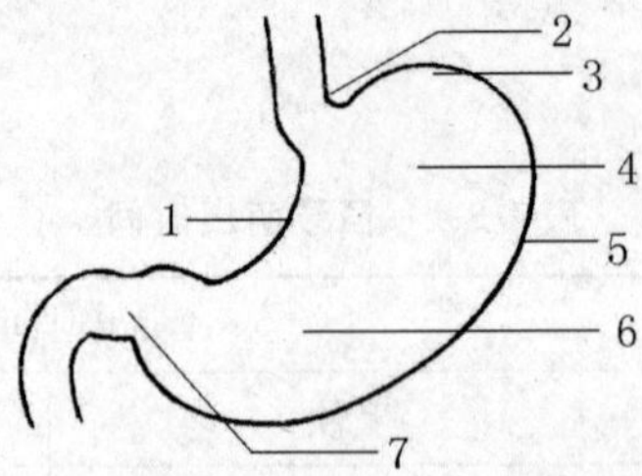

图 1-5-4　胃形态结构模式图

1. 胃小弯　2. 贲门　3. 胃底　4. 胃体

5. 胃大弯　6. 幽门部　7. 幽门

胃壁的结构由内向外依次是黏膜层、黏膜下层、肌层和浆膜。胃的运动有容受性舒张、紧张性收缩和蠕动。容受性舒张是胃底、胃体部平滑肌舒张，使胃容纳食物；紧张性收缩和蠕动使食物与胃液混合、研磨成食糜并将食糜推向十二指肠。

儿童胃的容积较小，胃黏膜柔嫩而富含血管，胃壁中的肌肉、神经等组织发育还不完善，胃的紧张性收缩和蠕动能力弱，因此，儿童特别是小学低年级儿童要注意吃软些的食物，食物在口腔中充分咀嚼更有利于食物在胃中形成食糜，减轻胃的物理消化负担同时避免过硬和未充分咀嚼的食物刺激胃。

5. 肠

小肠是食物消化和吸收的场所，上接幽门，下连盲肠，全长 5～7m，分十二指肠、空肠和回肠。食糜进入小肠后，在各种消化液的共同作用下，完成消化功能。

小肠腔壁有许多半环状皱襞和绒毛。皱襞由黏膜层和黏膜下层向肠腔突出而形成。在皱襞表面又有许多细小的突起，称绒毛。绒毛是由黏膜的上皮和固有层向肠腔突出形成的。由于皱襞和绒毛的形成，使小肠的消化吸收面积极为扩大。小肠黏膜上皮细胞下陷到固有层，形成肠腺，分泌小肠液。在小肠绒毛内，有毛细淋巴管，又称中央乳糜管，周围有丰富的毛细血管，有利其吸收功能。

小肠的运动形式有紧张性收缩、分节运动和蠕动。通过各种形式的运动，使肠内容物与消化液充分混合、增加食糜与肠壁的接触、推送食糜等。

大肠是消化道的最后肠段，全长1.5米，分为盲肠、升结肠、横结肠、降结肠、乙状结肠、直肠和肛门。盲肠与回肠相接，其盲端连着一条蚯蚓样的突起，叫阑尾。阑尾是一条盲管，肠寄生虫、食物残渣等落入后，可以引起阑尾炎。

大肠本身没有消化作用，主要功能是吸收水分，使食物残渣逐渐由流体状态变成半固体状态，形成粪便，再经肛门排出体外。此外，大肠内有大量细菌。某些细菌能利用肠内较简单的物质合成一些维生素K和复合维生素B，由大肠吸收。

儿童小肠黏膜发育较好，小肠绒毛中富含毛细血管及毛细淋巴管，吸收能力相对较强。儿童的年龄越小，肠道与身高相对的长度越长，因此儿童肠道对营养的吸收能力相对较强。儿童肠壁肌肉组织发育不完善，肌层薄，肠道的蠕动能力较成年弱，食物残渣在大肠内停留过久，水分被吸收过多，粪便干燥，这是儿童容易发生便秘的原因之一。由于粪便里含一些有害的物质，可以在大肠吸收水分时一同被吸收，因此，便秘对身体健康不利，儿童要养成每天定时大便的习惯。

第二节　儿童消化腺结构功能及发育特点

人体由各种消化腺分泌的消化液约6～8L，消化液由水、无机盐和少量的酶组成。消化液的主要作用是：稀释食物，改变食物的pH值易于酶发挥消化作用；水解食物中的复杂有机物(糖、脂肪、蛋白质)易于吸收；保护消化道黏膜，避免物理性和化学性损伤。

一、消化腺的结构功能及发育特点

1. 唾液腺

口腔中大的唾液腺主要有3对：腮腺、下颌下腺、舌下腺。此外口腔中还有无数的小唾液腺分布。唾液由这些大小唾液腺分泌，成人每日分泌唾液量约1～1.5L，中性(pH 6.6～7.2)。唾液能湿润和溶解食物，引起味觉，利于吞咽；唾液内含有唾液淀粉酶，能促使食物中的淀粉分解成麦芽糖，起消化作用，由于食物在口腔内停留时间很短，所以食团进入胃后，唾液淀粉酶仍然发挥作用，直至胃酸侵入食团，胃内容物 pH 值约为 4.5 的酸性反应为止。唾液里还含有溶菌酶，能杀死细菌清洁口腔。儿童吃饭时细嚼慢咽，有利于唾液湿润食物，使消化酶与食物充分混合，加强唾液淀粉酶对食物的消化作用，增加味觉感受，提高食欲。有些进入体内的物质可随唾液排除，如铅、汞、乙肝病毒等。

2. 胃腺

胃腺即为胃黏膜内的一些外分泌细胞组成，黏膜上皮凹陷处有胃腺开口，在胃黏膜中分布大量胃腺。胃液是胃腺和胃黏膜上皮细胞分泌的混合液体，纯净的胃液是无色透明的，pH 值为 0.9～1.5。正常成人每日分泌的胃液量约 1.5～2.5L，主要成分为盐酸、胃蛋白酶、黏液和内因子。

胃液中盐酸又称胃酸，其作用是：激活胃蛋白酶原成为有活性的胃蛋白酶，并为蛋白质水解提供必要的酸环境；杀死进入胃中的细菌；进入小肠可促进胰液、胆汁和小肠液的分泌，并有助于小肠对铁、钙的吸收。

胃蛋白酶是以酶原的形式合成并分泌，进入胃腔被盐酸和已激活的胃蛋白酶激活。它可将蛋白质分解成多肽。

黏液覆盖在黏膜表面，形成保护层，不仅可以使黏膜免遭粗糙食物损伤，现在认为还有阻挡 H^+ 与胃壁接触，与黏膜上皮细胞分泌的 HCO^- 构成的黏液碳酸氢盐屏障，使黏液层的深层保持中性偏碱，防止胃酸和胃蛋白酶对胃黏膜的消化作用。

内因子能与维生素 B_{12} 结合，形成复合物，使维生素 B_{12} 免遭消化液的破坏，并促进其吸收。

儿童胃腺分泌的胃液中盐酸含量较少，胃蛋白酶的含量较低，活性差，胃消化蛋白的能力比成年人低。随年龄增长，儿童消化液中盐酸和酶含量增多，胃消化能力也逐渐增强。

3. 肝

肝是人体最大的腺体，占体重的 1/40 至 1/50，位于右季肋区和腹上区。

肝右下方有胆囊，储存胆汁。胆囊有胆总管通向十二指肠。肝细胞分泌的胆汁呈碱性，pH 约为 7.2～7.7，每日分泌量约 1L。胆汁的成分大部分是水，有机物有胆色素、胆盐、胆固醇、脂肪酸及卵磷脂等，弱碱性胆汁的作用即胆盐的作用，主要是乳化脂肪(没有消化作用)，促进脂肪的消化吸收。

肝脏几乎参与体内一切物质代谢过程，肝脏除能合成自己细胞的蛋白质外，还能合成大量血浆蛋白，其合成的蛋白质占机体合成的蛋白质总量的 40%。在糖代谢过程中肝脏也起着重要的作用，在肝脏中，小肠吸收来的其他单糖可以转化成葡萄糖，肝脏中的葡萄糖和糖原可以相互转化，脂代谢过程中产生的一些非糖物质，在肝脏中也可转化成葡萄糖。肝脏还是多种维生素的储存场所。

此外，肝脏还参与体内排泄、解毒、免疫等过程，是全身免疫系统的重要组成部分。

儿童的肝相对较大，如5～6岁儿童的肝约占体重的3.3%，而成年人的肝重只占体重的2.8%。儿童肝细胞分化不全，因此，抗感染能力和解毒能力差，产生蛋白的能力弱(如血浆纤维蛋白原少)；由于儿童肝对肝糖原贮备能力弱，因此儿童耐饥饿能力差，易发生低血糖，儿童上午课间加餐，有利于补充血糖，弥补肝糖原储备不足的问题。

4. 胰

胰位于胃后方，呈三棱柱状，有胰管通向十二指肠。胰的实质由外分泌部和内分泌部组成，前者占大部分。胰腺细胞能分泌含有多种消化酶的胰液。胰液pH7.8～8.4，成人每日分泌量为1～2L。胰液的成分有：碳酸氢盐、胰淀粉酶、胰脂肪酶、胰蛋白酶、糜蛋白酶等。

儿童胰液中含酶量低于成年人，这就造成儿童消化能力特别是对蛋白质的消化能力弱。

5. 小肠腺

小肠腺分泌小肠液，小肠液呈弱碱性，pH值为7.6，成人每日分泌量为2L左右。过去认为小肠液中含有多种消化酶，现在研究表明，这些酶并非都是小肠腺分泌的。小肠液的有机物中，除黏液蛋白外，有两种酶：肠致活酶(激活胰蛋白酶原)和肠淀粉酶。有证据证明小肠黏膜绒毛上皮细胞刷状缘存在有几种酶(寡糖酶、肽酶等)，可分解肽和双糖。

小肠液有保护小肠黏膜的作用，使小肠黏膜免受机械损伤、胃液侵蚀及有害抗原。

儿童小肠液分泌能力随年龄的增长而加强，各种酶的活性也逐渐增强，消化各种营养物质的能力随之增强。

二、营养物质的消化吸收

1. 糖类的消化

糖类是食物中的主要成分，膳食中的成分主要为淀粉，其次为双糖，这些成分必须经过水解才能被小肠黏膜吸收。

淀粉消化始于口腔，唾液中淀粉酶可使淀粉水解，但食物在口腔内停留时间很短，进入胃后，在胃酸的作用下，唾液淀粉酶失去活性，因此淀粉的消化主要在小肠内进行。在小肠腔内有胰淀粉酶将淀粉水解成麦芽糖等，在小肠黏膜表面的刷状缘含有丰富的寡糖酶，将淀粉水解成的寡糖和从食物中摄入的寡糖(蔗糖、乳糖、麦芽糖等)进一步消化，最后水解为单糖，由小肠吸收。

2. 蛋白质的消化

蛋白质的化学消化始于胃，在胃酸的作用下蛋白质变性，胃蛋白酶可水解蛋白分子的肽键，使蛋白质在胃内水解成多肽和少量氨基酸，其水解程度与食物在胃内停留的时间、与胃液混合的程度有关。蛋白质的消化主要在小肠，胃内的蛋白质消化产物及部分没被消化的蛋白质进入小肠内，经胰蛋白酶、糜蛋白酶和小肠黏膜细胞的蛋白酶和肽酶的作用，进一步水解成氨基酸。

3. 脂类的消化

食物中的脂类包括中性脂肪、磷脂和胆固醇等，其中中性脂肪占食物脂类物质的90%以上。中性脂肪的水解有赖于脂肪酶的作用。舌根部腺体分泌的脂肪酶使食物中的一些中性脂肪被水解为脂肪酸和甘油二脂，由于舌脂肪酶不易被胃酸破坏，这一水解作用在胃内继续进行。脂肪的消化主要在小肠内进行，进入小肠的胆盐将脂肪乳化，胰脂肪酶将脂肪水解成脂肪酸和甘油一脂。

4. 吸收

小肠对营养物质的吸收主要由小肠绒毛上皮细胞的主动转运来完成，即营养物质由小肠绒毛上皮细胞的细胞膜将它转运过膜而被吸收。这种转运可以使一些物质从低浓度一边转运到高浓度一边，即能使一些物质逆着浓度梯度的方向进行转运，转运时需要消耗能量，如葡萄糖的吸收，葡萄糖先被载体转运入上皮细胞，进入细胞间隙，再入血液。氨基酸的吸收也类似，由载体转运吸收入血。过去认为蛋白质只有水解成氨基酸才能被吸收，现已证明小肠的刷状缘上有能转运二肽和三肽的载体，将二肽和三肽吸收到细胞内并在酶的作用下将其水解成氨基酸，而后进入细胞间隙再进入血液。甘油、脂肪酸等在胆盐和载体蛋白的协助下，吸收入上皮细胞后再进入中央乳糜管，通过淋巴循环进入血液。还有一些物质以扩散、渗透和滤过等物理作用而被小肠绒毛吸收，如水是以渗透的方式被吸收，无机盐在溶解状态下被吸收，水溶性维生素以扩散的方式吸收。

三、消化系统功能的神经调节

消化道和消化腺的活动受植物神经调节，副交感神经（主要是迷走神经）兴奋时，末梢释放乙酰胆碱，消化腺分泌活动加强，唾液、胃液等各种消化液分泌量增多，消化管运动加强，胃排空和胃内容物推进速度加快，促进胃肠激素释放。因此，副交感神经兴奋引起消化功能增强。交感神经兴奋时，神经末梢释放去甲肾上腺素，作用与副交感神经相反。在情绪激动时，交感神经兴奋，各消化器官功能活动减弱，如消化道的蠕动慢、消化液分泌减少；另外，中枢神经系统也参与消化器官的功能调节，如条件反射增强唾液腺分泌。因此，在吃饭的时候要使儿童情绪愉快，并注意食物的色、香、味及语言，通过条件反射及植物神经调节促进食欲，以利于儿童消化吸收。

本章小结

1. 根据牙的位置和形状，牙齿可以分为切牙(门牙)、尖牙(犬牙)、前磨牙(双尖牙)和磨牙(臼齿)四个类型。人在一生中先后长两副牙齿。第一副牙齿叫乳牙，共20个。第二副牙齿为恒牙，约从6岁左右开始，乳牙逐渐被恒牙代替，通常到25岁换齐，共32个。有的人终生不长第三磨牙(即智齿)，恒牙总数只有28个。

2. 乳牙的牙釉质钙化程度低，牙釉质较薄，及易发生龋齿，另外，乳牙的牙根浅，牢固性差，易被磕伤。乳牙存在的时间不很长，但是儿童的重要消化器官，对食物的消化、刺激颌骨的正常发育、引导恒牙的正常萌出起着重要的作用。

3. 儿童胃的容积较小，胃黏膜柔嫩而富含血管，胃壁中的肌肉、神经等组织发育还不完善，胃的紧张性收缩和蠕动能力弱，因此，儿童特别是小学低年级儿童要注意吃软些的食物。食物在口腔中充分咀嚼更有利于食物在胃中形成食糜，减轻胃的物理消化负担同时避免过硬和未充分咀嚼的食物刺激胃。儿童胃腺分泌的胃液中盐酸含量较少，胃蛋白酶的含量较低，活性差，胃消化蛋白的能力比成年人低。随年龄增长，儿童消化液中盐酸和酶含量增多，胃消化能力也逐渐增强。

4. 儿童小肠黏膜发育较好，小肠绒毛中富含毛细血管及毛细淋巴管，吸收能力相对较强。儿童的年龄越小，肠道与身高相对的长度越长，因此儿童肠道对营养的吸收能力相对较强。儿童肠壁肌肉组织发育不完善，肌层薄，肠道的蠕动能力较成年弱。

5. 唾液能湿润和溶解食物；唾液内的唾液淀粉酶，能促使食物中的淀粉分解成麦芽糖；唾液里还含有溶菌酶，能杀死细菌清洁口腔；有些进入体内的物质可随唾液排出，如铅、汞、乙肝病毒等。

6. 肝是人体最大的腺体。肝右下方有胆囊，储存胆汁。胆汁呈碱性，pH值约为8.0～8.6。胆汁的作用即胆盐的作用，主要是乳化脂肪，促进脂肪的消化吸收。儿童肝细胞分化不全，因此，抗感染能力和解毒能力差，产生蛋白的能力弱(如血浆纤维蛋白原少)；儿童肝对肝糖原贮备能力弱，儿童耐饥饿能力差，易发生低血糖。

7. 胰液的成分有：碳酸氢盐、胰淀粉酶、胰脂肪酶、胰蛋白酶、糜蛋白酶等。儿童胰液中含酶量低于成年人，这就造成儿童消化能力特别是对蛋白质的消化能力弱。

探究与实践

1. 在学生午餐前或午餐过程中严厉批评学生的做法为什么是不正确的?

2. 很多人认为乳牙发生龋齿没有什么危害，因六岁就开始换恒牙了，这种认识错在哪里?

3. 为什么儿童年龄越小，消化能力越差，而相对吸收能力较强?

4. 将细玻璃管(或试管)内放入 1cm 高的植物油，再将鱼或禽类的胆汁滴入其中，静置后观察两种液体接触面的变化，并分析原因。

第六章　儿童泌尿系统结构功能及发育

本章提要

儿童泌尿器官结构功能及发育特点

儿童排尿器官结构功能及发育特点

孩子的故事

这是一个初冬的下午，田浩妈妈到学校门口接放学的田浩，刚上一年级的田浩每次见到妈妈就像小鸟一样快活地扑向妈妈，可今天田浩失去往日的活泼，妈妈仔细询问才知道田浩今天上课时因憋不住尿，将裤子尿湿。尿裤子后田浩怕小朋友发现笑话自己，一直坐在自己的位子上不敢走动。

编者点评

刚入小学的儿童只有6～7岁，由于器官发育不完善，其储尿能力和控制排尿的能力差，低年级小学生经常发生在学校尿裤子的现象，如果教师在教学管理时注意到儿童这一生理特点，采取有效措施，就会减少田浩这种情况的发生。

人体在物质代谢过程中产生多种代谢的最终产物，如尿素、尿酸、肌酐、二氧化碳、胆色素和多余的水、无机盐以及外部进入体内的毒物，这些物质在血液中积聚过多，不仅影响人体内环境的稳定，而且还会给人体带来危害，严重时会发生尿毒症等，因此，必须及时将这些物质排出体外。人体代谢废物和有害物质是通过各种途径排泄到体外的，例如，二氧化碳和少量水以气体形式由呼吸器官排出；部分水、少量无机盐和尿素等可以随汗液排出；绝大部分代谢的最终产物则经过泌尿系统以尿的形式排出体外。

第一节　儿童泌尿器官结构功能及发育特点

一、泌尿系统的结构和功能概述

1. 排泄

人体把代谢的最终产物以及进入人体内的毒物排出体外的过程叫排泄。

2. 泌尿系统器官组成

肾脏、输尿管、膀胱和尿道四部分组成(图 1-6-1)。肾脏是形成尿液的器官，输尿管、膀胱和尿道是排尿的通道，而膀胱还有暂时贮存尿液的作用。此外，肾脏还有内分泌作用，可分泌促红细胞生成素、肾素等。

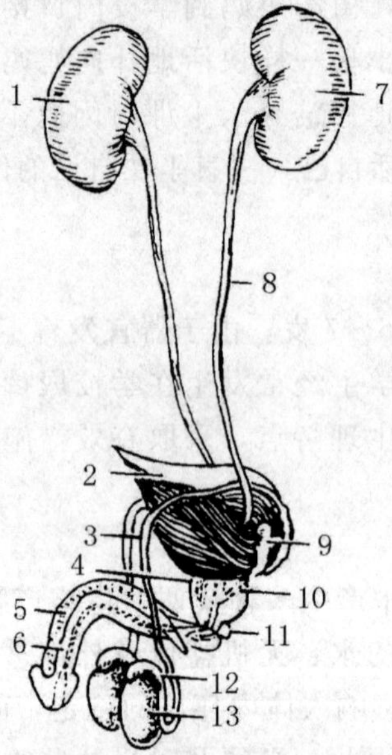

图 1-6-1　泌尿系统模式图

1. 右肾　2. 膀胱　3. 输精管　4. 前列腺　5. 阴茎　6. 尿道　7. 左肾　8. 输尿管　9. 精囊腺　10. 射精管　11. 尿道球腺　12. 附睾　13. 睾丸

二、儿童肾脏的结构功能及发育特点

1. 肾脏的位置形态

肾脏紧贴于腹后壁脊柱的两旁，第 11 胸椎至第 2 腰椎之间，左右各一，受肝的位置影响，左高右低。肾脏外形像菜豆，内侧的中间凹陷，叫肾门，是肾动脉、肾静脉和肾盂等出入肾脏的地方。这些出入肾的结构为肾蒂。

2. 结构

将肾脏作冠状切，可以看到肾脏分为肾实质和肾盂（即空腔）两大部分。肾实质又分为皮质和髓质两部分。皮质在外，富有血管，呈红褐色。髓质在内，颜色较浅，由 5～15 个肾锥体组成。肾锥体的底朝向皮质层，肾锥体的尖端叫肾乳头，伸向肾小盏。肾小盏是一膜性短管。几个肾小盏合成一个肾大盏，再由 2～3 个肾大盏合并成肾盂。肾盂向下连接输尿管（图 1-6-2）。

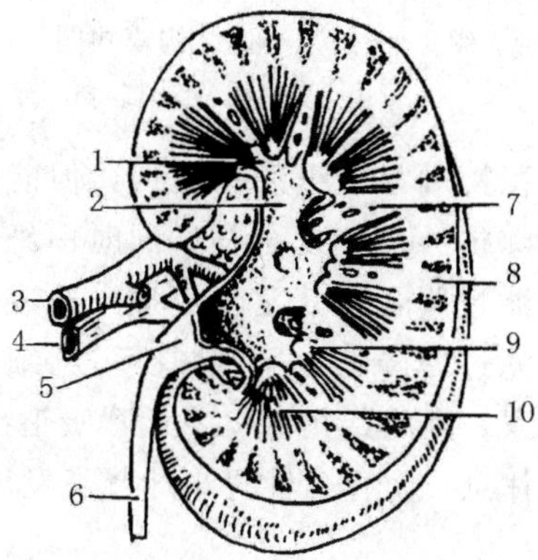

图 1-6-2 肾结构模式图

1. 肾小盏 2. 肾大盏 3. 肾动脉 4. 肾静脉 5. 肾盂
6. 输尿管 7. 肾柱 8. 肾皮质 9. 肾乳头 10. 肾锥体

每个肾的实质，主要由一百多万个肾单位构成。肾单位是肾脏里形成尿的结构和功能单位，是由肾小体和与它相连的肾小管组成。

肾小体分布在皮质内，由肾小球和肾小囊组成。肾小球是位于入球小动脉和出球小动脉之间的毛细血管球。出球小动脉到肾小管和集合管外再次形成毛细血管网。肾小球外面包着肾小囊。肾小囊分为内、外两层壁，内层紧贴血管球，为脏层，脏层为多突起的上皮细胞与毛细血管紧贴，与毛细血管壁构成滤过膜，外层为壁层，两层壁之间为肾小囊腔，囊腔与肾小管相通（图 1-6-3 ）。

肾小管由近端小管、细段和远端小管构成。一些远端小管汇合于集合管，集合管伸向髓质，开口于肾乳头。

新生儿的肾脏已经基本发育，肾脏的重量大约是体重的百分之一，而成年人肾脏的重量则大约是体重的二百分之一。

儿童在机体感染了溶血性链球菌之后，如发生扁桃体感染、猩红热、黄水疮等疾病 2～3 周之后，可能发生变态反应，引起急性肾小球肾炎。急性肾小球肾炎，不是细菌直接感染肾，而是溶血性链球菌作为抗原刺激人体免疫系统产生抗体，并形成抗原抗体复合物，这种复合物随血液循环可在肾小球

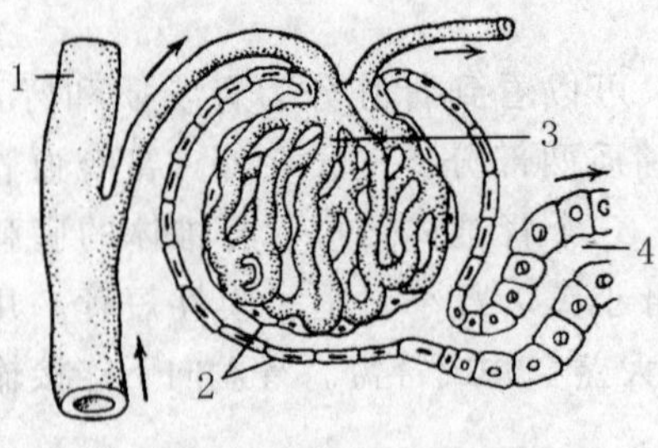

图 1-6-3　肾小体结构模式图

1. 动脉　2. 肾小囊壁　3. 肾小球　4. 肾小管

滤过膜上沉积，这种沉积物对肾组织没有损伤，但能刺激机体产生异常的免疫反应，大量白细胞吞噬抗原抗体复合物，同时白细胞死亡破裂，释放出蛋白酶，此酶作用肾小球滤过膜，使其发生炎症，造成功能正常的滤过膜面积减少、渗透性加大，使滤过率降低，尿量减少，红细胞和大分子蛋白通过滤过膜，造成蛋白尿和血尿。因此，儿童发生上呼吸道感染、猩红热等疾病时，一定要及时治疗，注意休息，防止急性肾小球肾炎发生。

三、尿的生成

尿的生成有三个生理过程：肾小球的滤过作用，肾小管、集合管的重吸收作用和肾小管、集合管的分泌、排泄作用。

1. 肾小球的滤过作用

当血液流经肾小球时，血浆中除大分子蛋白质外，其余一切水溶性物质都可以通过滤过膜进入囊腔，形成原尿。原尿中除了没有大分子的蛋白质，其他成分与血浆几乎相同。

肾小球滤过的结构基础为滤过膜，滤过的动力为有效滤过压。有效滤过压是滤过膜两侧压力差形成的。促进肾小球滤过的力量是肾小球毛细血管血压，阻止肾小球滤过的力量是囊内压和血浆胶体渗透压。由于血浆胶体渗透压在出球小动脉端增高，使有效滤过压为零，故肾小球的滤过作用是从入球小动脉开始到出球小动脉为止。

肾小球有效滤过压＝肾小球毛细血管血压－(血浆胶体渗透压＋囊内压)

肾血浆流量每分钟约 660mL，流经肾的血浆约有 1/5 由肾小球滤入囊腔生成原尿。

正常人每天形成的原尿约有 150L 左右，而实际每天排出的终尿量只有 1.5L 左右。

终尿与原尿也有很大差别，例如原尿含葡萄糖，终尿无；而终尿所含肌酐、氨又比原尿多。说明原尿须通过肾小管和集合管的作用，才能生成终尿。

2. 肾小管和集合管的重吸收作用

原尿流经肾小管和集合管时，其中的水和各种溶质全部或部分透过小管上皮细胞，重新进入周围毛细血管的血液中去的过程，称为肾小管和集合管的重吸收。由于肾小管各段和集合管的结构各有特点，因此，重吸收能力差异很大。近球小管的重吸收能力最强，因该段小管上皮细胞的管腔侧膜上有丰富的微绒毛形成刷状缘，使细胞表面积增加40倍，且微绒毛中含有与许多物质重吸收有密切关系的多种酶，原尿中的各种营养物质几乎全部在近球小管被重吸收。

肾小管和集合管的重吸收功能有选择性，原尿中对机体有用的物质全部或大部分被重吸收，如葡萄糖、氨基酸全部被重吸收，原尿中99%以上的Na^+和水被重吸收，仅排出1%。对机体无用的物质，如代谢终产物肌酐，则完全不重吸收，尿素只很少部分被重吸收。

肾小管的重吸收功能有一定限度。当血浆中某物质浓度过高，使原尿中该物质含量过高而超过肾小管重吸收限度时，尿中便出现该物质。如葡萄糖，原尿中的葡萄糖来自血糖，当血糖浓度过高，原尿中葡萄糖含量超过肾小管重吸收限度，尿中即出现葡萄糖，这样的尿称为糖尿。

3. 肾小管和集合管的分泌和排泄作用

尿中有相当一部分物质是由肾小管和集合管的上皮细胞分泌或排泄到管腔中去的。在这部分物质中，有些是由肾小管和集合管上皮细胞新陈代谢所产生而后分泌于管腔中的，有些则本来已存在于血浆中，只是经肾小管和集合管上皮细胞转运而排泄到管腔，例如，远曲小管和集合管能分泌H^+和氨，并排钾、磷等物质；进入人体的某些药物，如青霉素等绝大部分抗菌素也是由肾小管排入原尿中的，而且排泄速度较快。

原尿经过肾小管和集合管的重吸收作用和分泌、排泄作用形成终尿（表1-6-1）。

儿童肾的结构和功能发育不完善，肾小球的滤过率较低；儿童年龄越小，肾小管越短，肾小管的重吸收能力也较差，对水分的重吸收能力弱，产尿相对较多。学龄儿童每天产尿量800～1400mL。

表 1-6-1　血浆、原尿和终尿主要成分比较(g/L)

成　分	血浆	原尿	终尿	浓缩倍数
水	900	980	960	—
蛋白质	80	微量	0	—
葡萄糖	1	1	0	—
Na^+	3.3	3.3	3.5	1.1
Cl^-	3.7	3.7	6.0	1.6
K^+	0.2	0.2	1.5	7.5
尿酸	0.02	0.02	0.5	25.0
尿素	0.3	0.3	20.0	67.0
肌酐	0.01	0.01	1.5	150.0
氨	0.001	0.001	0.4	400.0

第二节　儿童排尿器官结构功能及发育特点

一、输尿管

输尿管是一对细长的肌性管道，上连肾盂，在腹后壁沿脊柱两侧下行，再斜行插入膀胱壁，开口于膀胱底。输尿管长约25～30cm。

二、膀胱

膀胱是一个贮尿的肌性囊，位于盆腔内。成年人膀胱位于盆腔内，一般可贮尿 300～500mL。膀胱壁的肌层为平滑肌，伸展性大，成人膀胱尿充盈时可达 700mL，膀胱肌肉有三层，叫逼尿肌，排尿时收缩。

儿童的膀胱在腹腔内的位置比成年人的高，随着年龄的增长，膀胱逐渐下降到腹腔下部的盆腔内。儿童的膀胱容量小，随着年龄的增长而逐渐增大，例如儿童在 7～8 岁时每次尿量大约是 150mL，15 岁接近成年人的水平；儿童膀胱壁上的黏膜比较柔嫩，壁中的肌肉不发达，因此，贮存尿能力差。

三、尿道

尿道是膀胱通向体外的管道，在尿道上口周围有尿道括约肌，受意识控制。男性尿道细长约 20cm，兼有排精的功能。女性尿道直而短，长约 3～5cm，唯有排尿功能，尿道口与阴道口相邻。

儿童尿道括约肌发育不完善，收缩能力差，是儿童憋尿能力差的因素之一。

儿童的尿道较短。新生男孩的尿道大约长 5～6cm，到了青春期时才显著的增长，13～14 岁时尿道约长 12～13cm。新生女孩的尿道更短，仅 1～3cm，到 15～16 岁时才增至 3～5cm。儿童尿道的黏膜柔嫩，容易受感染或损伤。因此，要注意保持阴部的清洁卫生。对于女孩来说，由于她们的尿道短而直，而且附近有肛门和阴道口，比较容易受感染而引起尿道发炎，严重的甚至会引起膀胱炎、肾盂肾炎等。因此，女孩应该特别注意保持尿道外口的清洁卫生，一定要从小养成清洗外阴部的卫生习惯，男孩也要注意擦洗外阴的方法，避免发生上行性泌尿系感染。发生尿道及膀胱炎时，由于膀胱壁受到刺激，排尿次数显著增加，这种现象叫尿频。这种病人在排尿时常很急迫而不能控制，即尿急。

四、排尿

尿的生成是连续不断地进行，而排尿是间隔的。尿由肾脏生成后，不断进入肾盂，肾盂内压随之增高，肾盂的收缩和输尿管的持续蠕动，将尿运到膀胱。当膀胱积尿到一定程度时，膀胱内压逐渐升高，刺激膀胱壁上的牵张感受器，使其产生兴奋；兴奋经传入神经到脊髓骶部的低级排尿中枢，同时也有兴奋传到大脑皮层，使人产生尿意。大脑皮层可以根据当时具体情况决定予以抑制或排尿。如果当时情况不适合排尿，大脑皮层就暂时将排尿中枢抑制，使尿道括约肌收缩，以防尿由膀胱外溢。等到情况许可时，大脑皮层取消其对排尿中枢的抑制作用，使排尿反射得以实现，将尿排出。儿童大脑功能的发育不完善，控制排尿的能力比较差，排尿次数较多。有些儿童刚入小学时，不适应正规的课堂学习，加上情绪紧张，在课堂上常会发生尿急、尿裤子的现象。因此，在课间休息时，教师应提醒他们上厕所，以免学生因贪玩而不能及时排尿。有些儿童由于平时过于紧张或白天过于疲劳，夜间排尿冲动传到大脑，大脑也传出起床排尿的信息，但运动中枢仍处于抑制状态，膀胱壁和尿道口接到了排尿的冲动，于是就尿床了。长期夜间尿床叫遗尿症。有遗尿症的儿童，白天不要过累，不要精神紧张，生活要规律，夜间大人提醒按时起床排尿，时间长了形成条件反射，遗尿现象会消失。

本章小结

1. 肾单位：肾脏中形成尿的基本结构和功能单位，由肾小体和肾小管构成。

肾单位{肾小体{肾小球、肾小囊}、肾小管}

2. 尿的形成过程：血液流经肾单位时，通过肾小囊的滤过作用形成原尿，在原尿流经肾小管与集合管的过程中，正常情况下，经肾小管的重吸收作用将对机体有用的物质全部或大部分被重吸收，如葡萄糖、氨基酸全部被重吸收，原尿中99%以上的Na^+和水被重吸收；对机体无用的物质，如代谢终产物肌酐，则完全不重吸收，尿素只很少部分被重吸收，再经肾小管和集合管的分泌排泄作用形成终尿。

3. 儿童肾发育：儿童肾的结构和功能发育不完善，肾小球的滤过率较低；儿童年龄越小，肾小管越短，肾小管的重吸收能力也较差，对水分的重吸收能力弱，产尿相对较多。学龄儿童每天产尿量800～1400mL。

4. 儿童膀胱：儿童的膀胱在腹腔内的位置比成年人的高，随着年龄的增长，膀胱逐渐下降到腹腔下部的盆腔内。儿童的膀胱容量小，随着年龄的增长而逐渐增大，例如儿童在7～8岁时每次尿量大约是150mL，儿童膀胱壁上的黏膜比较柔嫩，壁中的肌肉不发达，因此，贮存尿能力差。

探究与实践

1. 肾单位的结构对尿形成的重要作用是什么？
2. 为什么儿童憋尿能力差？
3. 尿中有糖是否为糖尿病？

第七章 儿童神经系统结构功能及发育

本章提要

神经系统组成及功能概述
儿童中枢神经系统结构功能及发育特点
脑的高级功能
睡眠与觉醒

孩子的故事

李颖是个非常懂事的孩子，每天回家不仅按时完成作业，还主动找一些练习册做题，五年来学习成绩一直在班里名列前茅，到六年级班里的同学都想考个好中学，学习竞争也越来越激烈，李颖发现她在学习成绩上的绝对优势渐渐消失，时常有同学在各科考试中超过她，于是李颖更加勤奋的学习，把课间和中午休息时间都利用起来写作业，她认为勤奋就可保持学习优势。

编者点评

李颖的学习精神确实值得学习，但作为教师要及时发现学生在学习方法上的问题。李颖把课间休息时间用来学习，不能够科学用脑，会影响其学习效率。在儿童入学后，教师逐步给孩子科学的学习卫生知识，指导孩子科学用脑是非常重要的。

神经系统是人体功能的主要调节机构。人体能够使各器官、系统成为一个统一的整体来进行各种生命活动的同时，还能够使机体的活动适应内外界环境的变化，从而保证内环境的稳定和与周围环境的对立统一，这主要是由于神经系统的调节作用完成。因此，神经系统在各系统中起着主导作用。

第一节 神经系统的组成及功能概述

一、神经系统的组成

神经系统是由脑和脊髓组成的中枢神经系统及其发出的神经即周围神经

系统所组成。其组成归纳如下：

- 神经系统
  - 中枢神经
    - 脑：延脑、脑桥、中脑、间脑、小脑、端脑
    - 脊髓
  - 周围神经
    - 按解剖分
      - 脑神经(12 对)
      - 脊神经(31 对)
    - 按功能分
      - 感觉神经
      - 运动神经
        - 躯体运动神经
        - 植物神经
          - 交感神经
          - 副交感神经

二、神经元

1. 神经元

神经元是人体和其他高等动物神经系统的基本结构和功能单位。神经系统内有大量的神经元，虽然神经元的形态和功能多样，但基本组成是相同的。神经元大都由细胞体和突起两部分组成，突起又可分为树突和轴突。典型的神经元树突多而短，多分支，从细胞体分出时直径较粗，愈向外愈细。轴突则很长，由细胞体的轴丘分出，开始一段称为始段，离开细胞体若干距离后开始获得髓鞘，成为神经纤维(图 1-7-1)。神经元按照功能的不同可以分为三类：一类是把受到内外环境刺激所产生的兴奋传入中枢的神经元，叫做传入神经元(也叫感觉神经元)；一类是把中枢产生的兴奋传出到外周去的神经元，叫做传出神经元(也叫运动神经元)；还有一类是介于传入神经元和传出神经元之间的起联络作用的神经元，叫联络神经元(也叫中间神经元)，这类神经元位于中枢神经系统内。

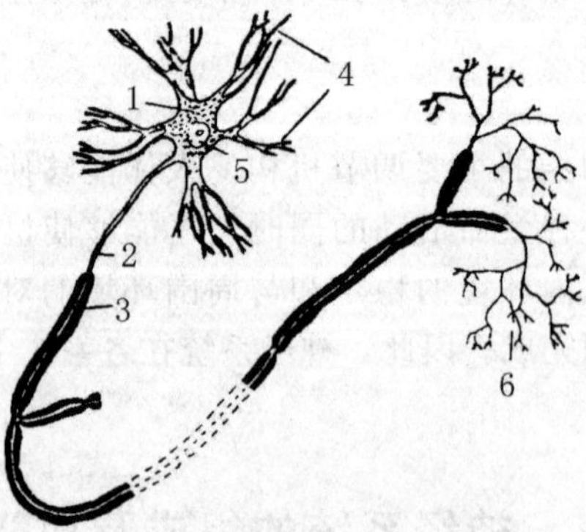

图 1-7-1　神经元模式图

1. 细胞体　2. 轴突　3. 髓鞘　4. 树突
5. 细胞核　6. 轴突的末梢

2. 神经纤维

神经纤维的功能是传导兴奋。根据功能不同，神经纤维可分为传入神经和传出神经。神经纤维传导兴奋的速度是有明显差异的，神经纤维的粗细、有无髓鞘和温度都影响其传导速度。神经纤维粗，内阻小，局部电流强度和空间跨度大，传导速度快；有髓神经纤维比无髓神经纤维传导快；随着温度的降低，传导速度渐慢。

3. 反射和反射弧

人体对外界和内部各种刺激产生的反应叫做反射。反射是神经系统调节人体各种活动的基本方式。完成反射活动的神经结构叫做反射弧。反射弧由感受器、传入神经、神经中枢、传出神经和效应器五个环节组成(图 1-7-2)。

感受器一般指分布在体表或身体内部的神经末梢或特殊结构，它能感知内外界环境的变化，并把刺激的信息转变成神经的兴奋。简单说感受器是一种信号换能装置。反射弧的中枢是由大量神经元组成，调节某一特定生理功能的神经元群即为神经中枢。效应器为反射弧的最后环节，如肌肉、腺体。

反射弧的构成有简有繁。最简单的反射弧传入神经元和传出神经元直接在中枢内相接触，这就是单突触反射，如膝反射。用小槌轻轻地叩打膝盖下面的韧带，这个叩打的刺激引起肌腱和肌肉内感受器产生兴奋，兴奋沿传入神经传入脊髓(神经中枢)，脊髓将兴奋通过传出神经，传到效应器——大腿肌肉，引起肌肉收缩，使小腿前伸。通常的反射弧较复杂，在传入和传出神经元之间有一个或多个中间神经元，中间神经元越多，反射活动越复杂。反射弧的任何一个环节有了损伤，反射活动都不能产生。

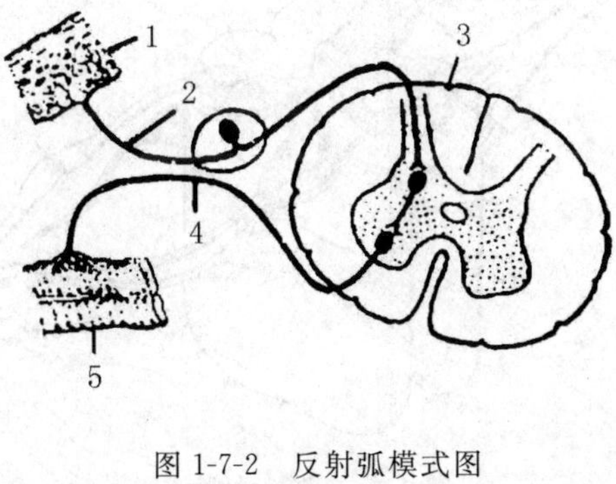

图 1-7-2　反射弧模式图

1. 感受器　2. 传入神经　3. 脊髓(中枢)　4. 传出神经　5. 效应器

有些情况下，神经信息作用于内分泌腺再通过体液作用于效应器，这即为神经——体液调节。

第二节 儿童中枢神经系统结构功能及发育特点

一、脊髓

脊髓是圆柱形的，位于脊柱的椎管内，上端在枕骨大孔处与延髓相连，下端(成人)平齐第一腰椎下缘。脊髓是许多反射活动的低级中枢，也是重要的神经传导通路。

1. 脊髓的结构

脊髓的表面有数条纵沟，前面正中的较深，称前正中裂，后面正中的较浅，称后正中沟。从脊髓的横断面上可以看到，脊髓的中部有一个暗灰色的蝴蝶形的结构，叫做灰质，是神经元细胞体集中的部位，中央有一管叫中央管。在前面的灰质叫前角。在后面的灰质叫后角。前角是运动神经元的细胞体聚集的部位。患脊髓灰质炎(小儿麻痹症)，脊髓前角部位发生病变，会引起有关的肌肉瘫痪。后角是中间神经元的细胞体聚集的部位，中间神经元跟一部分传入神经纤维发生联系，然后再发出轴突跟中枢的其他神经元发生联系。灰质向外侧突形成侧角，交感神经元在此分布，其轴突加入前根。脊髓灰质的周围颜色较白，叫做白质，是由神经纤维所构成的传导束组成的(图 1-7-3)。

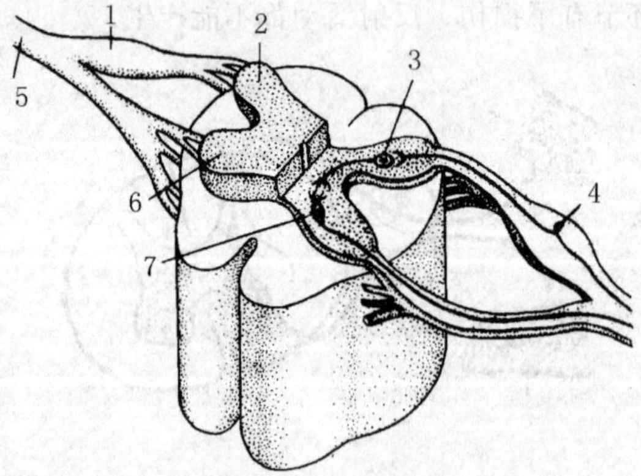

图 1-7-3 脊髓结构

1. 脊神经节 2. 灰质后角 3. 中间神经元 4. 感觉神经元
5. 脊神经 6. 灰质前角 7. 运动神经元

2. 脊髓的功能

(1)传导 几乎全部躯体感觉信息(面部感觉除外)都通过感受器沿脊神经传入脊髓，在此进行初步加工整合，由上行传导束传导到丘脑进行较高级整合，最后达大脑皮层。此传导途径为感觉传导路径。从脑的各部分发出的神经纤维下行到脊髓，控制脊髓中枢的活动。

(2)反射 脊髓是躯体运动的基本反射中枢，位于脊髓前角的运动神经元，其轴突经前根离开脊髓后直达所支配的肌肉。

另外，脊髓灰质内还有一些内脏反射的低级中枢，如排尿反射、排便反射等反射中枢。在机体内，脊髓的反射活动经常受到高位中枢的控制。

二、脑

脑位于颅内，由脑干、小脑、间脑和端脑构成(图 1-7-4)。

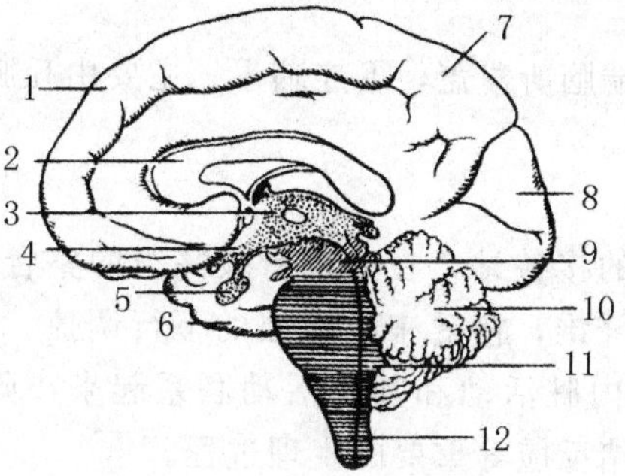

图 1-7-4 脑正中矢状切

1. 额叶 2. 胼胝体 3. 丘脑 4. 下丘脑 5. 垂体 6. 颞叶 7. 顶叶 8. 枕叶 9. 中脑 10. 小脑 11. 脑桥 12. 延髓

1. 脑干

脑干自上而下由中脑、脑桥和延髓构成，上接间脑，下接脊髓，背部跟小脑相连。

(1)脑干的内部结构

脑干也分为灰质和白质，但是灰质和白质的分布情况跟脊髓不同。机能相同的神经细胞体形成团状(灰质)即神经核，断续地存在于白质之中。脑干的神经核分为三种：脑神经核(运动核及感觉核)、网状结构核及其他神经核团。脑干白质大部分是上行和下行的神经传导束，是与大脑、小脑和脊髓相互联系的重要通路。在延髓、脑桥及中脑中央部位神经纤维交织成网，并有大小不等的神经元胞体散在其中，形成灰白质交织的结构称脑干的网状结构。

(2)脑干的功能

传导功能 联系端脑、小脑与脊髓的纤维束都要经过脑干，因此，脑干有传导神经冲动的功能。来自大脑左、右两半球的运动神经纤维通过延髓的时候，大部分神经纤维是左、右交叉的，也就是说，来自左侧大脑半球的神经纤维通向身体的右侧，来自右侧大脑半球的通向左侧，分别支配身体对侧的运动。

反射功能　脑干参与躯体运动的调节，主要表现在对肌紧张和姿势反射的调节两方面。对肌紧张的调节主要是通过网状结构完成。脑干还参与内脏活动的调节，在延髓和脑桥中有调节心血管活动、呼吸、吞咽、呕吐等重要生理活动的反射中枢。延髓受到损伤，可危及生命。

维持大脑觉醒状态　网状结构不断地把身体受内、外刺激所产生的神经冲动广泛地传入大脑皮层，使大脑维持觉醒状态，这是人学习和其他意识活动的基础。

2. 间脑

(1)间脑的结构

间脑的大部分被端脑所覆盖，下连脑干，主要由丘脑和丘脑下部(又叫下丘脑)组成。

(2)间脑的功能

丘脑是感觉传导的接替站，在此进行较高级的整合。另外，丘脑还接受大脑皮层的下行神经纤维，接受来自皮层的下行调控。下丘脑是较高级的内脏调节中枢，它能把内脏活动和其他活动联系起来，调节体温、营养摄取、水平衡、内分泌、情绪反应等重要的生理过程。

3. 小脑

(1)小脑的位置、形态和结构　小脑位于颅后窝内，延髓和脑桥的背侧。小脑两侧膨大称小脑半球，根据发生的先后，可将小脑分为原小脑、旧小脑和新小脑三部分。

小脑表面有许多凹下去的沟和隆起来的回，表层是灰质，叫做小脑皮质；皮质深层为白质(称髓质)及一些由灰质块形成的神经核。小脑通过一些神经纤维束跟脑干相连，并进一步跟大脑、脊髓发生联系。

(2)小脑的功能　小脑是调节躯体运动的重要中枢。

调节躯体平衡　原小脑与前庭器官和前庭核有密切的联系，参与维持身体平衡。

调节肌紧张　这是旧小脑的功能，尤其是小脑前叶与肌紧张调节关系密切。

协调随意运动　这是新小脑的功能。新小脑与红核、脑桥、丘脑、大脑皮质运动区之间有着复杂的联系，能将多方信息加以整合，通过反馈环路返回大脑皮质，使随意运动达到协调、准确。

4. 端脑

端脑主要由大脑左右半球组成，两半球之间有一纵行裂隙，称大脑纵裂，两者由神经纤维所构成的胼胝体相连。

(1)大脑半球的外形

在胎儿五个月时，大脑发生沟回，出生后逐渐完成。沟裂的产生是大脑皮质发育不均造成，生长快的露在表面，而生长慢的部分则被挤向深部。大脑半球表面有许多凹陷的沟称大脑沟和隆起称大脑回。大脑表面比较明显的大的沟裂有三条：中央沟、顶枕裂和大脑外侧裂(图 1-7-5)。这些沟裂将大脑表面大致分为以下四叶：外侧裂以下为颞叶；在外侧裂以上，中央沟以前为额叶；中央沟与顶枕沟之间，外侧裂以上部分为顶叶；顶枕沟后部为枕叶(图 1-7-6)。在半球外侧面上，枕叶与顶叶、颞叶的分界线是人为假设的。紧邻中央沟前方的脑回为中央前回，紧邻中央沟后方的脑回为中央后回。位于外侧裂的下方有数条横行的脑回，称颞横回。大脑内侧面环绕胼胝体前端和背侧的脑回为扣带回，其中部背侧为中央旁小叶，此叶有中央前后回延续到内侧面构成。

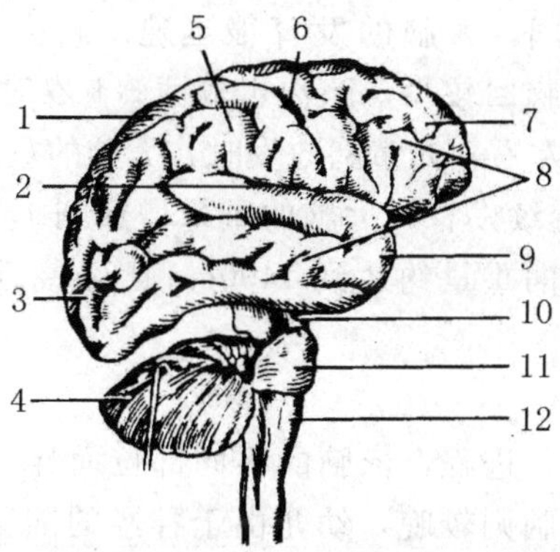

图 1-7-5　脑模式图

1. 顶叶　2. 大脑外侧裂　3. 枕叶　4. 小脑　5. 回　6. 中央沟　7. 额叶　8. 大脑半球　9. 颞叶　10. 中脑　11. 脑桥　12. 延髓

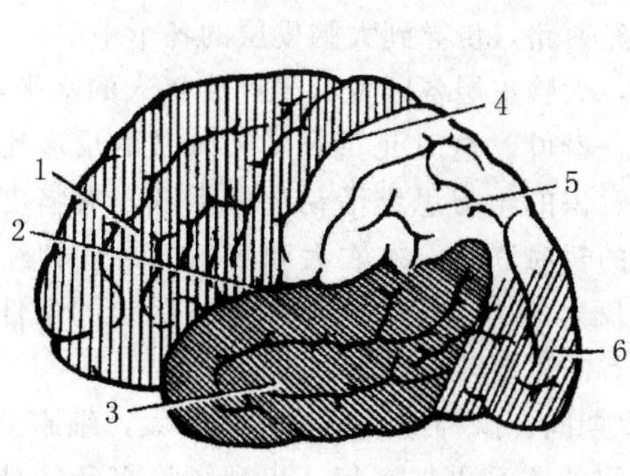

图 1-7-6　大脑半球上外侧面观(分叶)

1. 额叶　2. 外侧沟　3. 颞叶　4. 中央沟　5. 顶叶　6. 枕叶

(2)大脑半球的内部结构：

大脑半球的表层是灰质，为神经元细胞体聚集的部位，叫做大脑皮层(也叫大脑皮质)，厚度约2～3mm，神经元细胞体的总数约为140亿左右。大脑半球表面由于有许多沟、回和裂，使总面积大大增加，大脑半球的表面积共约为2200cm^2。大脑皮层以内是髓质(白质)，由神经纤维组成，其中有些神经纤维把左、右大脑两半球联系起来，如胼胝体(图1-7-4)；有些神经纤维把大脑皮层跟间脑、脑干、小脑和脊髓联系起来。这样，大脑皮层便可以通过这些神经纤维来调节全身各个器官、组织的活动。

婴儿一出生其脑细胞的数量已定，以后不再增多，大脑的发育主要是脑细胞体积的增大、突触的增多和功能的加强。处于不同年龄阶段的儿童，他们的大脑具有不同的特点。

(3)脑重量

儿童在0～5岁期间，大脑的发育很迅速。新生儿大脑的重量大约是350g，这时的大脑皮层脑回较少，脑沟也较浅；1岁时脑重达950g，到5岁时脑重已经达到1000g左右；儿童到6岁时，大脑的重量大约是1200g；儿童在7～8岁期间，大脑继续发育，大脑的重量增加到1300g左右；9岁时脑的重量约1350g；12岁脑的重量约达到1400g，已经接近成年人1450g左右的脑重。

(4)脑的发育

婴幼儿神经的髓鞘化进程，依脑的不同部位而异。出生后脑干和小脑神经首先开始髓鞘化，大脑则较晚，幼儿由于神经的髓鞘化尚不完善，兴奋过程占优势，并且容易扩散，因此，儿童易激动，易疲劳。儿童5岁时脑神经纤维的分枝加深加长，各个神经细胞之间的联系也更加广泛。这时大脑半球的多数神经纤维已经髓鞘化，身体在接受外界的各种刺激以后，可以比较迅速、准确地沿着神经通路，传导到大脑皮层的各个中枢。

儿童到6岁时，大脑皮层各区发育接近成年人的水平，它的成熟顺序是：枕叶→颞叶→顶叶→额叶。这时儿童对外来刺激的反应比较灵敏和准确，运动比较有规律，有意识的学习思维活动比较活跃，大脑皮层的各个区域之间频繁出现各种复杂的暂时联系，左右大脑半球的一切神经传导通路几乎都完成髓鞘化，使他们反射能力增强，能形成比较稳定的条件反射。因此，这个时期是儿童智力发育的重要阶段。

儿童在7～8岁期间，脑神经细胞的体积加大，细胞分化基本完成，细胞之间的轴突和树突间的联系更加密集，出现了许多新的神经通路，颞叶发育接近成人，额叶比较成熟，使儿童运动的准确性协调性得到进一步发展，大脑皮层的抑制能力和分析综合能力加强，这个时期的儿童已经能够对语言文字形成条件反射，但是这种能力还不完善，表现在学习上对直观的、形象的事物容易接受，模仿的能力较强，而进行抽象、概括、思维的能力则较差。有研究表明，儿童期脑细胞的突触密度远高于成年人，青春期后突触开始减少，因此，儿童期是大脑广泛存储信息，发展智力的重要时期。

9～16 岁的儿童少年，大脑的重量没有大的变化，但是大脑皮层的内部结构和功能进一步复杂化，神经联络纤维的数量增多，联络神经元的结构和功能以及皮层细胞的结构和功能都在迅速地发展，为他们进行联想、推理、概括、归纳等思维活动奠定了物质基础。

儿童神经系统正处于发育阶段，大脑的兴奋与抑制过程不平衡，往往兴奋占优势，由于神经髓鞘化不完善，兴奋很容易扩散，表现为儿童进行某项学习活动开始时兴奋性非常高，但兴奋保持的时间不够长，大脑皮层中枢之间的兴奋与抑制转化很快，很短时间儿童的兴趣就开始迁移，表现为活泼好动，注意力集中时间短，易于建立条件反射，特别是对第一信号系统的条件反射建立较快，形象思维能力强，对学习的内容掌握快，但条件反射保持的时间短，需要经常强化，否则容易遗忘。

幼儿神经系统对肌肉的调节与支配还不完善。随着年龄的增长，神经对肌肉活动的调节逐渐集中于大脑皮层，因而动作逐渐准确，各部肌肉紧张的分配比较均匀。但是，由于脑发育不成熟，神经髓鞘化不完善，儿童动作的协调性、准确性、对于身体的控制能力、平衡能力和对肌肉运动的感觉能力明显比成年人差。

(5)大脑皮质机能定位

在十九世纪六十年代以前，人们认为大脑各部分的机能是相同的。Pierre Paul Broca(1824～1880)法国外科医生，1860 年通过病例观察首次在人的大脑皮层上得到大脑机能定位的直接证据。1864 年宣布"我们用左半球说话"，由此，掀开大脑机能研究新的一页。大脑皮层机能定位(图 1-7-7)是建立在对皮层损伤病例观察基础上的。

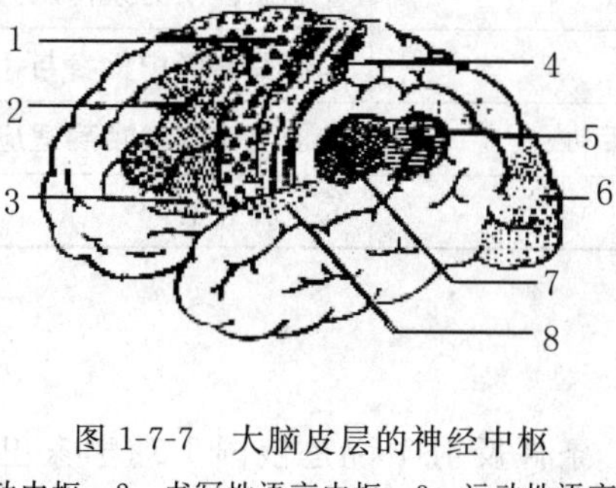

图 1-7-7　大脑皮层的神经中枢

1. 躯体运动中枢　2. 书写性语言中枢　3. 运动性语言中枢(讲话)
4. 躯体感觉中枢　5. 视觉性语言中枢　6. 视觉中枢
7. 听觉性语言中枢　8. 听觉中枢

躯体运动区　在中央前回和中央旁小叶的前部，是支配对侧半身骨骼肌运动的高级中枢。

躯体感觉区　在中央后回和中央旁小叶的后部，此区接受传导对侧半身感觉冲动的纤维，是管理躯体感觉的高级中枢。

听觉区　位于颞横回，与听觉形成有关。

视觉区　位于枕叶距状沟两侧，与视觉形成有关。

嗅区　约位于海马回沟附近。

语言区域　在皮质上存在着四个与各种语言功能相关的区域。Broca 区(中央前回底部之前)为运动性语言中枢；额中回后部为书写语言中枢；颞上回后部区为听觉性语言中枢；角回为视觉性语言中枢(详见本节脑的高级神经活动)。

第三节　脑的高级功能

反射是神经系统的基本活动形式，有两种类型。一类是生来就有的先天性的反射，叫做非条件反射，例如婴儿生下来就会吮奶，这种反射由大脑皮层下的各个中枢即可完成。另一类反射是出生后在生活过程中逐渐形成的后天性反射，叫做条件反射。条件反射是在非条件反射的基础上，经过一定学习过程，在大脑皮层的参与下形成的。

表 1-7-1　非条件反射和条件反射的区别

非条件反射	条件反射
①先天就有，无需后天训练	①在非条件反射基础上经后天训练获得
②反射弧较简单、固定、数量有限	②反射弧较复杂、易变、数量无限
③刺激性质为非条件刺激	③刺激性质为条件刺激
④各级中枢均可完成	④需要高级中枢参与
⑤多为维持生命的本能活动	⑤能更高度地精确适应内外环境的变化
⑥物种共有	⑥个体特有

一、条件反射

条件反射的建立：条件反射学说是俄国生理学家巴甫洛夫创立的。经典的条件反射实验是：给狗吃食物，引起唾液分泌，这是非条件反射，食物是非条件刺激。单独给狗以铃声刺激，不会引起唾液分泌，因为铃声与进食无关，故称为无关刺激。但是，如果每次给狗吃食物前先出现一次铃声，然后再给食物，这样多次结合以后，单用铃声刺激，就会引起唾液分泌，这就建立了条件反射。在这种情况下，铃声不再是无关刺激，而成为进食的信号，称之为信号刺激或条件刺激；由条件刺激引起的反射活动，称为条件反射(图1-7-8)。由此可见，条件反射形成的基本条件是无关刺激与非条件刺激在时间上结合，这个过程称为强化，任何刺激通过强化后，都可成为条件刺激而建立条件反射，因而条件反射数量是无限的。

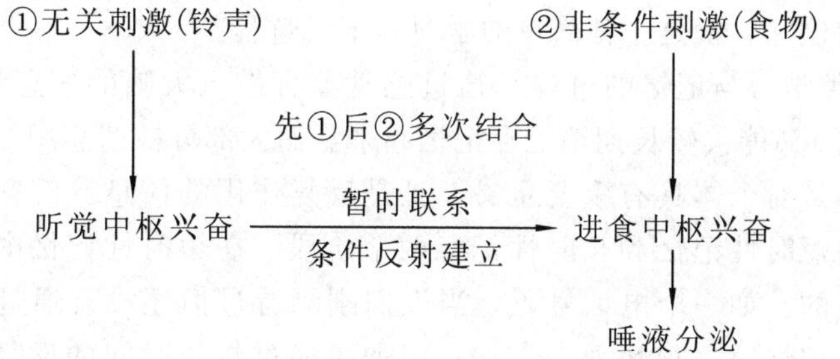

图 1-7-8　条件反射建立

条件反射的消退：条件反射建立后，如果只是反复使用条件刺激而不给予非条件刺激强化，一段时间后，条件反射的效应逐渐减弱，最后完全消失，这称为条件反射的消退。

条件反射形成原理：巴甫洛夫认为，条件反射形成的原理是由于大脑皮层不同部位的神经细胞群之间在发生了暂时神经接通，即功能上的暂时联系，接通的部位是皮层内两个兴奋灶之间。但以后的实验研究说明，条件反射建立过程中暂时的联系不是简单地发生在两个皮层中枢之间，而是与脑内各级中枢活动都有关系。

条件反射的生物学意义：条件反射可以建立，又可以消退，还可新建，具有极大的易变性和高度的适应性，使机体能够有预见性地、准确地适应环境的变化，维持机体与环境之间的平衡。

二、人类大脑皮质活动的特征

人类大脑皮质活动的特征是，具有两个信号系统和语言功能，因此，人类的条件反射更复杂。巴甫洛夫认为，条件反射是一种信号活动，引起条件反射的刺激是信号刺激，信号可分为两大类：一类是以具体事物本身的理化性质来发挥刺激作用的，如铃声、灯光、食物的形态气味等，这些现实而具体的刺激信号称为第一信号。对第一信号发生反应的大脑皮质功能系统称为第一信号系统，是人类和动物所共有的。另一类是具体事物抽象出来的语言和文字来发挥刺激作用的，这些抽象的语言文字为第一信号的信号，故称为第二信号。对第二信号发生反应的大脑皮质功能系统，称为第二信号系统，这是人类所特有的，是人类在生产劳动、社会活动中逐渐形成的，也是人类区别于动物的主要特征。

三、学习和记忆

学习和记忆是脑的重要功能之一。学习是通过神经系统不断接受环境的变化而获得新的行为习惯或经验的过程；记忆是指获得的新的行为习惯或经验贮存和“读出”的神经活动过程。学习和记忆是相互联系的两个神经过程，条件反射的建立，就是一种简单的学习和记忆过程。

(1)人类学习与记忆的过程　通过感觉器官进入大脑的信息量是很大的，估计只有约1%能被较长期地贮存记忆起来，而大部分被遗忘了。能被长期贮存的信息都是对个体具有重要意义、且是反复作用的信息。信息的贮存记忆简略地分为短时性记忆和长时性记忆两个阶段。在短时性记忆中，信息的贮存是不牢固的。如一个电话号码，当人们刚刚看过但还没有通过反复运用而转入长时性记忆时，很快便会忘记；但如果通过较长时间的反复运用，则所形成的痕迹将随每一次的使用而加强起来，最后可形成一种非常牢固的记忆。

人类的记忆过程可分成四个连续的阶段，即感觉性记忆、第一级记忆、第二级记忆和第三级记忆。前两个阶段相当于短时性记忆，后两个阶段相当于长时性记忆。感觉性记忆是指通过感觉系统获得信息后首先在大脑的感觉区内贮存的阶段。这阶段贮存的时间很短，一般不超过一秒钟。如没有经过加工处理，很快就会消失。如信息在这阶段经过加工处理，把那些不连续的、先后进来的信息整合成新的连续的印象，就可从短暂的感觉性记忆转入第一级记忆。这种转移一般可通过两种途径来实现：①通过把感觉性记忆的资料变成口头表达性的语言等符号而转到第一级记忆，这是最常见的，②非口头表达性的途径，这在目前还了解得不多，但它是幼儿学习所必须采取的途径。信息在第一级记忆中停留的时间仍然很短暂，平均约几秒钟。通过反复运用学习，信息便在第一级记忆中循环，从而延长了信息在第一级记忆中停留的时间，这样就使信息容易由第一级记忆转入第二级记忆中。第二级记忆是一个大而持久的贮存系统，发生在第二级记忆内的遗忘似乎是由于先前来的或后来的信息干扰所造成的。有些记忆的痕迹如自己的名字，每天都在进行操作的手艺等，通过长年累月的运用，是不大会被遗忘的，这一类记忆是贮存在第三级记忆中。

(2)学习和记忆的机制

学习和记忆的机制可以从三方面来进行分析：

神经生理学方面：神经元活动的后作用可能是感觉性记忆的基础，在神经系统中，神经元之间形成许多环路联系，环路的连续活动可能是第一级记忆的基础。海马环路的活动可能与第一级记忆转入第二级记忆有关。

神经生化方面：长时性记忆可能与脑内的物质与代谢有关，特别是与脑内蛋白质合成有关。在金鱼建立条件反射过程中，如用嘌呤霉素注入动物脑内以抑制脑内蛋白质合成，金鱼就不能建立条件反射，学习和记忆发生明显障碍。估计人类的第二级记忆与此有关。

神经解剖学方面：持久性记忆可能与新的突触联系的建立有关。实验证明，生活在复杂环境中的大鼠的大脑皮层较厚，而生活在简单环境下的大鼠的大脑皮层较薄，说明学习记忆较多的大鼠大脑皮层发达，突触联系多。人类的第三级记忆的机制可能属于这种类型。

四、大脑皮层的语言中枢和一侧优势

一侧优势是指人类脑的高级功能向一侧大脑半球集中的现象。左侧半球在语词功能上占优势，右侧半球在非语词性认识功能上占优势。但是这种优势也是相对的，因为左侧半球也有一定的非语词性认识功能，而右侧半球也有简单的语词活动功能。人类大脑皮层一定区域的损伤，可引致特有的各种言语活动功能的障碍。临床发现，损伤中央前回底部之前区域会引致运动失语症。病人可看懂文字与听懂别人的谈话，但却不会讲话，其与发音有关的肌肉并不麻痹，就是不能用词语表达自己的思想。损伤额中回后部接近中央前回的部位，则病人可听懂别人的谈话，看懂文字，自己也会讲话，手部的运动正常，但不会书写，这种情况称为失写症。损伤额上回后部的区域，会发生听觉性失语症，病人会讲话及书写，能看懂文字，听得到声音，但听不懂别人的谈话。角回损伤，病人视觉很好，但不能理解书面语言，其他的言语活动没有问题，这种情况称为失读症。由此看出，语言活动功能是与广大皮层区域的活动有关的，而各区域的功能又是密切相关的，严重的失语症可同时出现上述四种言语活动功能的障碍。

绝大多数用右手劳动为主的成年人，右侧大脑皮层与语言活动有关区域的损伤并不产生明显的言语活动功能障碍，然而其左侧大脑皮层相应区域的损伤，则可造成严重的言语活动功能障碍。这种左侧大脑皮层在言语活动功能上占优势的现象，反映人类两侧大脑半球的功能是不对称的，这种一侧优势的现象仅人类具有。

人类左侧大脑皮层在语言活动上占优势的现象，主要是在生活实践中逐渐形成的，这与人类习惯使用右手进行劳动有密切关系。儿童在 2～3 岁之前，左侧优势尚未建立，10 岁之前左侧优势并不突出，这段年龄的儿童学习语言能力很强，有研究表明，儿童学习第二语言是在右脑。10～12 岁儿童，语言活动左侧皮层优势逐步建立，但在左侧大脑皮层损害后，有可能在右侧大脑皮层再建立语言活动的中枢，到成年后，左侧优势已经形成，如发生左侧大脑皮层损害就很难在右侧大脑皮层再建立起言语活动中枢。在用左手劳动为主的人，共左、右双侧的大脑皮层有关区域都可成为言语活动的中枢。

由于左侧大脑左半球在言语活动上占优势，因此一般称左侧大脑半球为优势半球。但近几十年来通过对裂脑人(切开大脑两半球的连接——胼胝体)的研究表明，右侧大脑半球也有其特殊的重要功能。目前知道，右侧大脑皮层在非语言性的认识功能上是占优势的，如对空间的感觉、形象感知、识别和旋律的记忆等方面能力都比左半球强。左半球在判别语言和非语言的声音刺激以及视觉、触觉刺激上比右半球能力强。由此看出，较强的听觉分析能力是左半球语言优势的基础。

大脑两半球的记忆能力也各有特点。左半球记忆语言材料的能力与正常脑差不多，但难于记住复杂的视觉和触觉信息。右半球的记忆能力正相反，很难记忆语言材料而容易记忆复杂的图画和触觉信息。

总之左半球在语言能力、数学计算能力、和抽象推理能力方面具有优势。右半球在形象思维、认识空间、理解音乐、和理解复杂关系等方面强占优势。

第四节　睡眠与觉醒

一、觉醒与睡眠

觉醒与睡眠是人体随昼夜变化而交替出现的两个生理过程，在觉醒状态下人才可以进行各种活动，通过睡眠可以消除疲劳，使精力和体力得到恢复。

1. 觉醒

人的觉醒状态靠脑干网状结构上行激动系统的活动来维持。动物实验研究发现，单纯破坏中脑网状结构的头端，动物即进入持续的睡眠状态，各种刺激都不能唤醒动物。

2. 睡眠

睡眠是机体的意识暂时的丧失，表现为视、听、嗅、触等感觉功能减退；肌紧张和腱反射减弱；血压下降，心率减慢；尿量减少，体温下降，呼吸频率变慢，胃液分泌增多，唾液分泌减少，发汗功能增强等。根据睡眠时脑电波的表现，睡眠可分为两个时相，即慢波睡眠和异相睡眠。

(1)慢波睡眠　脑电波呈同步化慢波，是一般熟知的睡眠状态，其生理变化如前所述，此时腺垂体生长素分泌显著增多，是觉醒时的3倍，因此，睡眠有利于儿童生长发育和体力恢复。

(2)异相睡眠(快波睡眠)　与慢波睡眠不同，此时伴有眼球快速运动，故称异相睡眠、快波睡眠或快速动眼睡眠，此期感觉功能进一步减退，肌紧张和腱反射进一步减弱，肌肉几乎完全松弛，睡眠更深。如此时被唤醒睡者，该人常诉说在做梦，因此做梦是异相睡眠的特征之一。异相睡眠时，脑内蛋白质合成加快，有利于儿童神经系统的发育成熟和建立新的突触联系，增强记忆力，促进精力的恢复。有实验表明，如果受试者连续几天在异相睡眠期间被唤醒，易出现烦躁、激动等心理活动变化，在以后几天的睡眠中，其异相睡眠时间会加长。在异相睡眠期间可能有间断的阵发性表现，如部分肢体抽动，血压升高、心率加快、呼吸快而不规则，此期间出现的阵发性表现，可能与某些疾病在夜间发作有关，如心绞痛，哮喘病等往往在夜间突然发作或加剧。

慢波睡眠和异相睡眠是两个相互转化的时相，在进入睡眠时首先进入慢波睡眠，约持续 80～120 分钟后转入异相睡眠，异相睡眠持续 20～30 分钟后再进入慢波睡眠，整个睡眠期间这种转换 4～5 次。随着漫波睡眠和异相睡眠的转换，慢波睡眠时间越来越短。

睡眠是一种保护性抑制，使神经细胞免于功能衰竭，通过睡眠使脑细胞功能损耗得以恢复，是脑细胞长时间工作后的必要休息。儿童时期脑发育还不成熟，容易疲劳，因此需要足够的睡眠时间。儿童越小需要睡眠时间越长，小学生一天的睡眠时间一般以 10 小时为宜。

二、夜惊和梦游

有时小学生在睡眠时会猛然坐起，两眼发直、呼吸急促、大声喊叫或手脚乱动，甚至哭闹，几分钟后又会平静入睡，这种现象是夜惊。有些小学生夜间睡眠时会突然起床，在房间里走一圈、做一些奇怪动作或到窗前向外看看，然后回到床上安然睡觉，这种现象叫梦游。在梦游时，很难将其叫醒。

夜惊和梦游属于儿童睡眠障碍，其原因主要是小学生神经系统发育不完善，白天过度疲劳、紧张、兴奋或受惊吓，以至皮层细胞兴奋抑制过程控制不好，造成暂时的睡眠障碍，一般不需治疗。如果这种现象经常发生，则需看医生，找出原因。

本章小结

1. 反射：人体对外界和内部各种刺激产生的反应，是神经系统调节人体各种活动的基本方式。反射活动有两种：非条件反射和条件反射。完成反射活动的神经结构叫做反射弧。反射弧由感受器、传入神经、神经中枢、传出神经和效应器五个环节组成。

2. 脊髓：脊髓的中部有一个暗灰色的蝴蝶形的结构，叫做灰质，是神经元细胞体集中的部位，脊髓灰质的周围颜色较白，叫做白质，是由神经纤维所构成的传导束组成。脊髓的功能：传导几乎全部躯体感觉信息(面部感觉除外)都通过感受器沿脊神经传入脊髓；脊髓是躯体运动的基本反射中枢和内脏反射的低级中枢。

3. 脑干：分为灰质和白质，机能相同的神经细胞体形成团状(灰质)即神经核，断续地存在于白质之中。脑干白质大部分是上行和下行的神经传导束，是与大脑、小脑和脊髓相互联系的重要通路。在延髓、脑桥及中脑中央部位神经纤维交织成网，并有大小不等的神经元胞体散在其中，形成灰白质交织的结构称脑干的网状结构。脑干的功能有：传导神经冲动的功能、反射功能、维持大脑觉醒状态。

4. 脑发育：大脑的发育主要是脑细胞体积的增大、突触的增多和功能的加强。儿童到6岁时，大脑的重量大约是1200g；12岁脑的重量约达到1400g，已经接近成年人1450g左右的脑重。

5. 6岁儿童大脑皮层各区发育接近成年人的水平，它的成熟顺序是：枕叶→颞叶→顶叶→额叶。这时儿童对外来刺激的反应比较灵敏和准确，运动比较有规律，有意识的学习思维活动比较活跃，大脑皮层的各个区域之间频繁出现各种复杂的暂时联系，左右大脑半球的一切神经传导通路几乎都完成髓鞘化，能形成比较稳定的条件反射。儿童在7～8岁期间，脑神经细胞的体积加大，细胞分化基本完成，细胞之间的轴突和树突间的联系更加密集，出现了许多新的神经通路，颞叶发育接近成人，额叶比较成熟，大脑皮层的抑制能力和分析综合能力加强。9～16岁的儿童少年，大脑皮层的内部结构和功能进一步复杂化，神经联络纤维的数量增多。

6. 人类大脑皮质活动的特征：具有两个信号系统和语言功能，因此，人类的条件反射更复杂。

7. 人类的记忆过程可分成四个连续的阶段，即感觉性记忆、第一级记忆、第二级记忆和第三级记忆。前两个阶段相当于短时性记忆，后两个阶段相当于长时性记忆。

8. 大脑皮层的语言中枢和一侧优势：是指人类脑的高级功能向一侧大脑半球集中的现象。左侧半球在语词功能上占优势，右侧半球在非语词性认识功能上占优势。但是这种优势也是相对的，因为左侧半球也有一定的非语词性认识功能，而右侧半球也有简单的语词活动功能。

9. 睡眠：可分为两个时相，即慢波睡眠和异相睡眠。慢波睡眠时是一般熟知的睡眠状态，此时腺垂体生长素分泌显著增多，是觉醒时的3倍，因此，睡眠有利于儿童生长和体力恢复。异相睡眠与慢波睡眠不同，此时伴有眼球快速运动，故称异相睡眠，此期感觉功能进一步减退，肌紧张和腱反射进一步减弱，肌肉几乎完全松弛，睡眠更深。如此时被唤醒睡者，该人常诉说在做梦，因此做梦是异相睡眠的特征之一。异相睡眠时，脑内蛋白质合成加快，有利于儿童神经系统的发育成熟和建立新的突触联系，增强记忆力，促进精力的恢复。

探究与实践

1. 三种神经元是怎样相互作用完成神经传导活动的？

2. 小脑受损伤将会出现什么症状？

3. 设计一个条件反射实验，分析条件反射建立的过程和原理。

4. 小学低年级与高年级在教学方法和教学内容上差异很大，根据儿童神经系统发育特点分析原因。

第八章　儿童感觉器官结构功能及发育

本章提要

儿童眼的结构功能及发育
儿童耳的结构功能及发育

孩子的故事

小李老师接了一年级新生班，在刚开学的几个星期里，小李老师向学生提了各项有关学习卫生的要求，如读书写字“三个一”的要求，即身体离桌子近侧边缘一拳，握笔的手指距离笔尖一寸，眼睛距纸面一尺。可在教学中发现，很多学生看书时越看距离越近，写字也是，越是注意力集中，眼离本的距离不自觉地就越近。小李老师把书放到有些学生看书的距离，看着很模糊，还有点晕，为什么学生习惯这样看书呢?

编者点评

学习卫生的要求与学生生长发育特点密切相关，如：儿童眼的近点距离比成年人小很多，因此很容易在读书写字时眼睛离书本的距离很近。教师掌握儿童眼的发育特点，就能理解“三个一”要求的内涵，并深入浅出的讲给儿童，使儿童重视学习时的用眼卫生。

人体感受内外界环境变化的特殊结构是感受器，分布在体表或组织内部。感受器的机能是感受机体内、外环境的变化刺激，产生兴奋，是反射弧的第一个环节，没有感受器的活动就不可能有反射活动。当然，通过中枢神经系统的活动，感觉才能实现。所以，感受器和中枢神经系统是不可分割的。神经系统借助感受器所提供的信息，通过神经传导而作出各种快速的反应，使机体与内外界环境相联系，协调各器官系统的活动。感觉器官和感受器二词有时通用，但不完全等同。感觉器官是感受器及其附属结构的总称，简称感官。

第一节　儿童眼的结构功能及发育

一、眼的结构

眼又称视器，由眼球及其附属结构组成。眼球由眼球壁和内容物组成，其结构（图 1-8-1）功能归纳如下：

- 眼球
  - 眼球壁
    - 外膜
      - 角膜：占外膜的前 1/6，无色透明，曲度较大，有折光作用，内富含神经末梢。
      - 巩膜：占外膜的后 5/6，白色坚韧，保护眼球。
    - 中膜：
      - 虹膜：具色素，中央有瞳孔，有平滑肌调节。
      - 睫状体：睫状肌、睫状突（连睫状小带），调节晶体的曲度。
      - 脉络膜：丰富血管和色素细胞，营养和遮光作用。
    - 内膜（视网膜）：色素上皮细胞、神经组织细胞
  - 内容物
    - 房水：无色透明液体，折光、营养、维持眼内压。
    - 晶状体：无色透明，有弹性，双凸透镜状可调节曲度，重要折光装置。
    - 玻璃体：无色透明胶冻状，支撑作用。

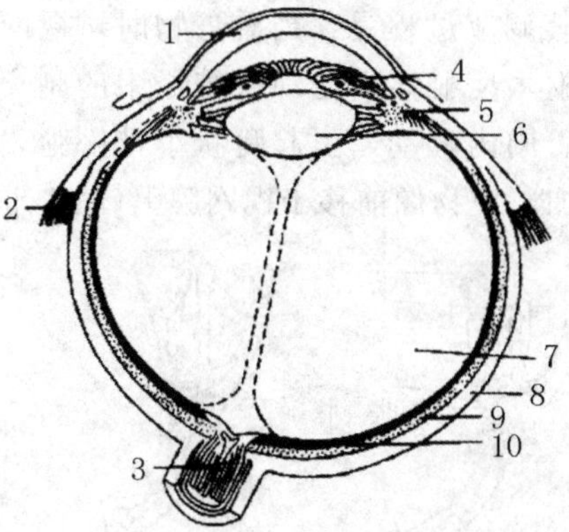

图 1-8-1　眼球的结构

1. 角膜　2. 眼肌　3. 视神经　4. 虹膜　5. 睫状体　6. 晶状体　7. 玻璃体　8. 巩膜　9. 脉络膜　10. 视网膜

二、眼球的发育

幼儿眼球的前后轴短，眼球呈扁圆形，物象呈在视网膜后，即幼儿的眼有生理性远视的特点。儿童的眼轴长度随年龄的增加而增长，眼轴的增长主要由玻璃体腔长度的增大而引起。新生儿眼球前后轴约 15mm，垂直轴约 17mm。1～3 岁的儿童眼球生长速度很快，眼球轴长度共增长 5～8mm，3 岁时眼球轴长度为 23mm 左右。3 岁后眼球发育缓慢下来，3～14 岁十年间眼轴长仅增长 1mm。14 岁以后，眼球发育达到成年人 24mm 左右水平。

三、眼的折光系统及其功能

眼的折光系统由角膜、房水、晶状体和玻璃体构成。

1. 眼的折光和调节

人眼能看清物体必须是由物体所发出的光线经过眼的折光系统发生折射，成像于视网膜上。眼的成像原理与凸透镜成像原理基本相似。按光学原理，眼前 6m 以外的物体发出的光线近于平行，经过正常眼折射后，不需要调节，恰好成像在视网膜上，所以可看清远物，若看 6m 以内的物体时，从近物上各点发出的光线是辐射状的，经折射后物像必然落在视网膜之后，因而视物模糊不清。但正常眼在看近物时也十分清楚，这是由于眼在看近物时发生了调节反应的缘故。

眼的调节：眼视近物时的调节反应包括晶状体变凸、瞳孔缩小和眼球会聚三个方面。

晶状体的调节：眼的调节主要靠改变晶状体的形状来完成，这是一个复杂的神经反射活动。其调节过程是：当看近物时，视网膜上模糊物像的信息传到大脑皮质视觉中枢，反射性引起动眼神经中的副交感神经兴奋，使睫状肌收缩，睫状体向前、向内移动，引起睫状小带松弛，晶状体因自身弹性回位而变凸，折光力增加，使物像前移于视网膜上(图 1-8-2)。

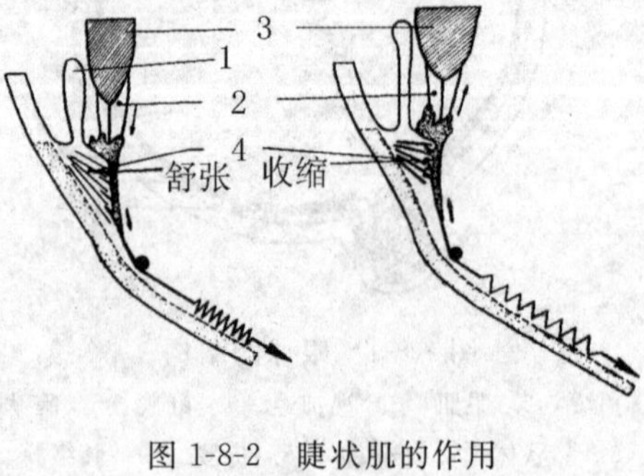

图 1-8-2　睫状肌的作用

1. 虹膜　2. 睫状小带　3. 晶状体　4. 睫状肌

瞳孔的调节：瞳孔调节包括两种反射：一种是看近物时，在晶状体凸度增加的同时，出现瞳孔缩小，这称为瞳孔近反射，其意义是调节进入眼内的光量和减少球面像差，增加视觉的清晰度。另一种称瞳孔对光反射，即看强光时瞳孔缩小，减少强光进入眼内，以保护视网膜；看弱光时瞳孔扩大，增加进入眼内的光量，使成像清晰。

眼视近物的调节能力是有一定限度的。眼的调节能力是指眼做最大限度的调节所能增加的折光力，其大小可用近点表示。近点是指眼做最大调节所能看清物体的最近距离。正常眼的近点越近，调节能力越强，说明晶状体的弹性越好。儿童的晶状体弹性比成年人大，调节范围比较广，近点距离小，即使把物体移到距眼球只有 5～6cm 的地方，他们也能看清楚。晶状体的调节能力随年龄的增长而逐渐减弱，6 岁左右的儿童近点距离平均为 5.65cm 左右。随着年龄的增长，晶状体弹性逐渐减退，眼的调节能力减弱，近点远移，14 岁近点距离平均为 7.13cm，20 岁时平均近点距离为 10.4cm，而 60 岁时近点距离可达 83.3cm。一般情况下，年过 40 岁的人，眼的调节能力显著减弱，看远物正常，而看不清近物，这种情况称为老视，即通常所说的老花眼，可用适宜的凸透镜加以矫正。由于儿童近点距离近，刚入学的儿童读书写字时，往往书本离眼很近。但这样时间久了，会使睫状体长时间处于紧张的调节状态，晶状体凸度增大，屈光能力过强，看远物时也不能放松，这种近视屈光状态叫做假性近视。在这个阶段，结合药物治疗，注意用眼卫生，坚持做眼保健操，可以使视力恢复正常。如果仍不重视保护视力，就会造成晶体曲度过大，眼球前后径(轴长)加长，形成近视眼。近视眼可用适宜的凹透镜加以矫正(图 1-8-3)。

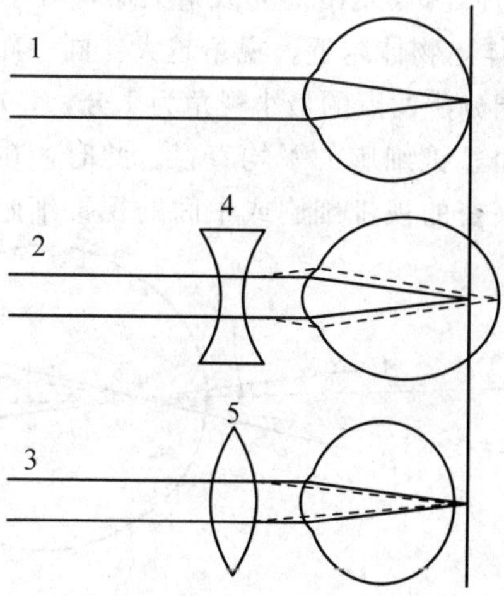

图 1-8-3　正视、近视、远视的屈光情况与矫正

1. 正视　2. 近视　3. 远视　4. 凹透镜　5. 凸透镜

表 1-8-1　儿童眼的近点距离

近点距离（cm）	年龄（岁）					
	7	8	9	10	11	12
平均数	5.65	6.45	6.70	6.83	6.89	6.99
标准差	0.89	0.91	0.64	0.96	0.96	0.65

（引自参考文献 8）

2. 眼球感光系统的功能

眼的感光系统主要由视网膜构成，它是光的感受器，能将光能转换为视神经冲动，沿视觉传导通路传到大脑皮质枕叶视觉中枢，产生视觉。

视网膜上的视细胞(感光细胞)由视锥细胞和视杆细胞组成，视锥细胞在强光下起作用，并能产生色觉，视杆细胞对弱光敏感不能产生色觉。视网膜上的感光细胞之所以能够感受光的刺激发生反应，是因为细胞内含有感光物质。视杆细胞所含的感光物质是视紫红质，它在光的作用下，分解为视黄醛和视蛋白，同时出现感受器电位。而在暗处视蛋白和视黄醛又重新合成视紫红质。实际上在暗处视物时，视紫红质既有分解又有合成，总体上是合成大于分解，这是人在暗处能连续视物的基础。在视紫红质分解与合成过程中，有一部分视黄醛被消耗，需要血中的维生素 A 来补充。如果长期缺乏维生素 A，视紫红质合成减少，造成暗光下视力障碍，称为夜盲症。

3. 视敏度

视敏度或视力是指眼分辨两点之间最小距离的能力，通常以视角的大小作为指标。视角是指物体两点发出的光线射人眼球在节点处相交所形成的夹角(图 1-8-4)。同一物体，物体越近，视角越大。同一距离，视角越小，表示视力越好。正常视力能分辨两点的最小视角为 1 分，1 分在视网膜上所成的物像为 5μm，相当于一个视锥细胞的平均直径。此时，在视网膜上成像的两点正好间隔着一个未被兴奋的视锥细胞或中间的视锥细胞，和两旁的视锥细胞

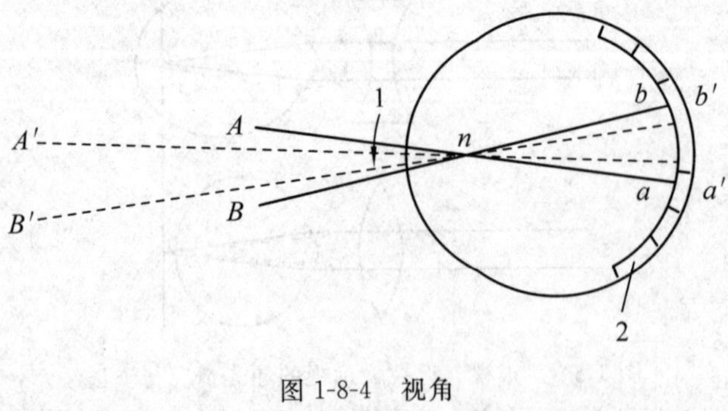

图 1-8-4　视角

1. 视角　2. 视锥细胞

照明度有差别，因此可以分辨出两点。视力表就是根据视角原理制成的。一般视力表排列 12 行不同大小的“E”，从上至下越来越小。距眼 5m 处，其字迹两点间隔为 1.5mm，其与眼形成的视角为 1 分，此视力为 1.0。

第二节　儿童耳的结构功能及发育

一、耳的结构

耳由外耳、中耳和内耳组成，外耳与中耳有收集声波和传导声波的作用，内耳有听觉感受器和平衡觉感受器，与听觉和平衡觉有关。耳的结构（图 1-8-5）和功能归纳如下：

- 耳
  - 外耳
    - 耳廓：收集声波。
    - 外耳道：声波传入中耳的通道
    - 鼓膜：有频率响应，与声波的震动同始终，忠实反映声波的物理性质。
  - 中耳
    - 鼓室：含气的不规则小腔，有咽鼓管与咽相通。
    - 听小骨：连接鼓膜和内耳，传导声波。
  - 内耳
    - 半规管：、前庭：内部有感受头部位置变动的感受器，（感受旋转变速运动、直线变速运动），经反射作用可以维持身体平衡。
    - 耳蜗：内有听觉感受器

二、儿童耳发育特点及卫生

外耳道皮肤上的耵聍腺分泌耵聍（耳屎）具有保护外耳道皮肤和黏附灰尘、小虫的作用。若耵聍分泌过多，长时间积累形成耵聍栓塞，就需要在照明下，用消毒过的用具将其取出，儿童不要养成自己挖耳朵的习惯，以免伤及外耳道皮肤或鼓膜。

咽鼓管是沟通鼻咽部和鼓室的一个扁管，全长约 3.5～4cm，可分骨性部和软骨部。骨性部以咽鼓管鼓口起始于鼓室的前壁，软骨部经咽鼓管咽口开口于鼻咽部侧壁。软骨部平时闭合，仅在吞咽或打哈欠时才开放，以调节鼓室内的压力，使鼓室内外气体压力保持平衡，以此保证鼓膜正常震动。咽鼓管鼓口比咽口高 20mm 左右。儿童的咽鼓管比较短，管径宽，而且咽鼓管的两个口（鼓口和咽口）几乎在同一个平面上。

儿童鼻、咽、喉部感染时，病菌很容易从鼻咽部侵入中耳，引起中耳炎，

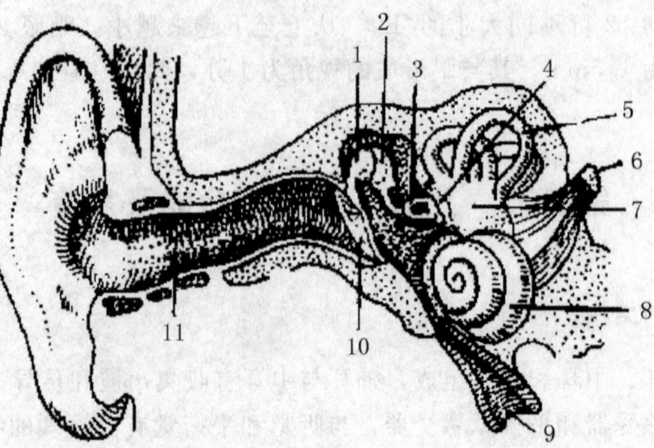

图 1-8-5　耳的结构

1. 锤骨　2. 砧骨　3. 镫骨　4. 卵圆窗　5. 半规管　6. 位听神经　7. 前庭　8. 耳蜗　9. 咽鼓管　10. 骨膜　11. 外耳道

如果不及时治疗，会形成化脓性中耳炎，有可能导致鼓膜穿孔、听骨链粘连，造成传导性耳聋。由于分隔鼓室与颅中窝的骨板很薄，中耳疾患还可侵犯此骨板引起耳源性颅内并发症。鼻咽部感染还可造成咽鼓管阻塞，使鼓室内外气压不平衡，形成非化脓性中耳炎，引起中耳积液，影响听力，严重时也可引起听骨链粘连，造成传导性耳聋。因此，儿童感冒引起鼻咽部炎症一定要及时治疗。

噪声对于儿童的听力会产生严重的影响，因此，应该采取有效的措施使教室外的噪声低于 40 分贝。

某些药物如链霉素、奎宁、新霉素、卡那霉素、庆大霉素等，会因为使用不当造成儿童耳聋。有些对药物过敏的儿童，使用一次新霉素就可能造成耳聋。链霉素对位听神经的毒副作用也很大，短期使用者 1%～10%出现不同程度的位听神经功能损伤，长期使用者则有 30%～75%出现不同程度的位听神经功能损伤。使用链霉素引起的耳聋出现较迟缓，有时在停药后数月才会发现。因此，儿童治病时应该慎用以上这些药物，并且在使用过程中要随时密切观察反应情况。

本章小结

1. 眼球发育：幼儿眼球的前后轴短，眼球呈扁圆形，物象呈在视网膜后，即幼儿的眼有生理性远视的特点。儿童的眼轴长度随年龄的增加而增长，眼轴的增长主要由玻璃体腔长度的增大而引起的。3～14 岁十年间眼轴长仅增长 1mm。14 岁以后，眼球发育达到成年人水平。

2. 晶状体调节：当看近物时，睫状肌收缩，睫状体向前、向内移动，引起睫状小带松弛，晶状体因自身弹性回位而变凸，折光力增加，使物像前移于视网膜上。

3. 近点：是指眼作最大调节所能看清物体的最近距离。儿童的晶状体弹性比成年人大，调节范围比较广，近点小。

4. 视敏度或视力是指眼分辨两点之间最小距离的能力，通常以视角的大小作为指标。视角是指物体两点发出的光线射人眼球在节点处相交所形成的夹角。

5. 内耳：内部的前庭和半规管，感受头部位置变动的感受器，(感受旋转变速运动、直线变速运动)，经反射作用可以维持身体平衡。耳蜗内听觉感受器感受声波震动。

探究与实践

1. 从光线被晶状体聚焦开始，描述你眼睛的整个成像过程。

2. 绘制近视与远视及用镜片矫正后的成像图。

3. 两手分别拿一树枝和塑料套管，双眼睁开将树枝插入套管，再分别闭上两眼重复此动作，会出现什么现象？为什么？

4. 设计一个检测人们听力差距的简易方法。

5. 为什么要重视儿童咽部感染？

第九章　儿童内分泌系统结构功能及发育

本章提要

儿童垂体结构功能与发育特点

儿童其他内分泌腺结构功能与发育特点

孩子的故事

王展是个聪明的孩子，老师同学都喜欢他，可是到了小学六年级，女生个高就不说了，很多男生的个子也长起来了，可王展个子还是小小的。就因为个子小，同学们经常逗他，慢慢个子小成为了王展的心事——我还能长高吗?

编者点评

身高生长是个复杂的过程，受各种因素的影响，就内分泌来说，有几种激素都和身高生长有密切关系，如果教师能让学生了解排除病理因素外，绝大多数男孩是发育晚造成个子小，有的男孩子可能到高中阶段身高生长才进入突增期，这样就可解决一些小个子同学的烦恼。

内分泌系统是由散布在人体内的一些特殊腺体和内分泌组织或内分泌细胞组成的，这些腺体的共同特点是没有导管，腺体内血液供应非常丰富，腺体细胞分泌的化学物质直接进血液，所以又称无导管腺或内分泌腺。人体的内分泌腺有垂体、甲状腺、肾上腺、胰岛、性腺和胸腺(图 1-9-1)，在胃肠道黏膜、脑、心、肺、肾等处有内分泌组织或内分泌细胞分布。内分泌腺或内分泌组织、细胞分泌的化学物质叫激素，可直接进入组织液、淋巴或血管，并通过血液循环到达全身，作用于靶细胞或靶器官，亦可近距离作用于邻近细胞。

激素是高效能的有机化合物，其分泌量很少，在体液内的含量很低，一般 100mL 体液中只有毫微克或微微克，但效能很高，激素在体液内的含量(浓度)需要保持动态平衡以维持正常的生理功能。

内分泌系统是机体的重要调节系统，以体液形式进行调节，主要作用于机体的新陈代谢、保持内环境的动态平衡、机体的应激性、个体的生长发育和生殖等方面。激素的分泌水平关系到调节的效果，分泌过多或不足，都会引起机体生理机能的紊乱。

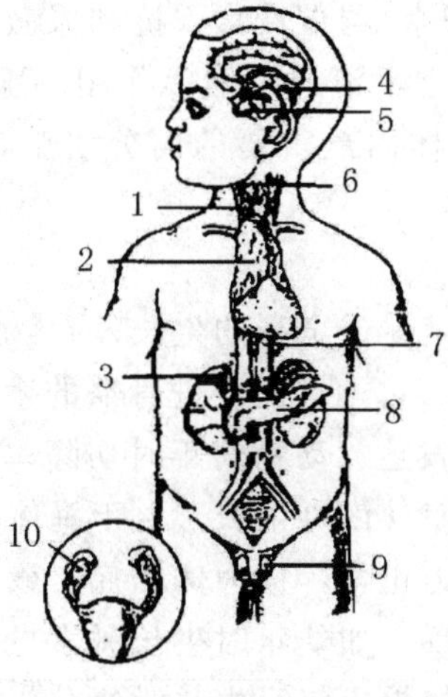

图 1-9-1　人体的主要内分泌腺

1. 甲状腺　2. 胸腺　3. 肾上腺　4. 松果体　5. 脑垂体　6. 颈动脉小球　7. 腹主动脉　8. 胰岛　9. 睾丸(男性)　10. 卵巢(女性)

第一节　儿童垂体结构功能与发育

一、下丘脑—垂体系统

在结构与功能上，下丘脑与垂体有着密切的联系，可以将其看做是一个功能单位。垂体分为神经垂体和腺垂体。下丘脑有两组神经内分泌细胞，分泌肽类激素。下丘脑的一组神经细胞通过无髓神经与神经垂体构成下丘脑—神经垂体功能系统，下丘脑的另一组神经细胞通过释放肽类激素(由垂体门脉运送)与腺垂体联系，构成下丘脑—腺垂体功能系统。

内环境的变化、情绪变化都可能通过影响脑特定部位的神经系统功能调节，引起下丘脑分泌肽类激素，通过下丘脑—垂体功能系统影响垂体功能活动，进而作用于其他内分泌腺或机体相应靶器官。换言之，很多精神因素如儿童学习压力过大，父母婚姻变故对儿童心理的巨大冲击等，会通过影响脑垂体进而影响儿童内分泌系统的功能又通过内分泌系统影响儿童的生长发育。

二、脑垂体的结构功能

脑垂体呈椭圆形，位于颅底蝶鞍的垂体窝内，成人垂体重量0.5～0.6g，借漏斗与下丘脑相连。脑垂体分为神经垂体与腺垂体两部分。神经垂体主要是神经纤维和神经胶质、结缔组织构成，其分泌的激素来源于下丘脑，分别为垂体后叶素(即抗利尿激素)与催产素，抗利尿激素具有升高血压、抗利尿作用；催产素具有刺激子宫平滑肌收缩等作用。腺垂体有六种腺细胞构成，占垂体的绝大部分，它是体内最重要的内分泌腺，主要分泌生长激素和促激素。

1. 生长激素

生长激素的主要作用是促进全身的生长发育，适量的生长激素对维持机体正常生长起着重要作用。它一方面促进骨骼的生长，使身材高大，另一方面促进蛋白质合成使肌肉发达。动物幼年时切除垂体，动物即停止生长，如能及时补充生长激素尚能使其恢复生长。由于垂体先天损害而缺少生长激素的儿童，身材矮小，但智力正常，称为侏儒症。该患者的上、下身身长比例基本上与正常人相似。相反，如幼年时生长激素分泌量过多，则使身材发育过于高大，形成巨人症；如果成年后生长激素分泌过多，则将刺激肢端骨及面骨增生，出现肢端肥大症。此类患者的内脏器官，如肝、肾等也增大。

机体从出生到青春期，垂体分泌的生长激素是促进生长最重要的激素，儿童少年在两个生长高峰期垂体分泌机能十分活跃。生长素在睡眠状态下分泌得较多，尤以进入慢波睡眠后生长素分泌显著升高，觉醒状态下生长素分泌较少。儿童在熟睡后60～90分钟生长激素分泌量占全天的生长激素分泌总量的1/2～3/4，24小时平均分泌量为91μg，分泌高峰时间约为110分钟，青春期昼夜都分泌生长激素，24小时分泌量剧增到690μg，分泌量为儿童期的7～8倍。

生长激素的释放受下丘脑控制，儿童在生长发育过程中垂体分泌生长素无论是过多还是过少，都会对于儿童少年的正常生长发育产生严重的影响。

生长激素绝不是促进机体生长的唯一激素，而是对生长起重要作用的激素。例如，胰岛素能促进蛋白质的合成，在这一点上，胰岛素与生长素是互为补充的。又如，甲状腺激素在生理剂量时也促进蛋白合成，也为生长所需要。此外，甲状旁腺素也是生长所必需的，性激素特别是雄性激素对生长也有促进作用。总之，生长是一个复杂的物质代谢的结果，还有待进一步研究。

2. 促激素

促激素的作用主要是调节相应腺体内激素的合成和分泌，维持相应腺体的正常生长发育。如促甲状腺素、促肾上腺素，分别促进甲状腺、肾上腺等的发育与分泌作用。又如垂体通过促性腺激素即卵泡促激素和黄体生成素对性腺的性激素分泌起促进作用，在青春期前由于下丘脑对垂体活动的控制，垂体分泌的促性腺激素的分泌处在抑制状态，儿童进入青春期后，这种抑制状态发生了变化，下丘脑—垂体—性腺轴系统活动进入新的水平(详见第二篇

第一章）。此外也分泌催乳素促进乳腺生长发育、引起并维持乳腺分泌。垂体的中间部可分泌促黑素细胞激素，刺激黑色素的形成。

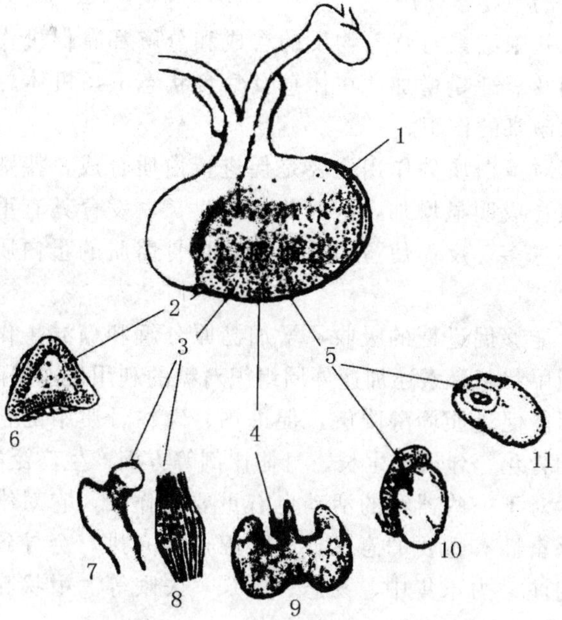

图 1-9-2　垂体分泌的激素和其激素作用的器官

1. 垂体　2. 促肾上腺皮质激素　3. 生长激素　4. 促甲状腺激素　5. 促性腺激素
6. 肾上腺皮质　7. 骨　8. 肌肉　9. 甲状腺　10. 睾丸　11. 卵巢

第二节　儿童其他内分泌腺结构功能与发育特点

一、甲状腺

1. 甲状腺的形态结构和功能

甲状腺位于颈下部气管的两侧，呈“H”形，分左右两叶，中间以峡部相连，重 20～30g，是人体内最大的内分泌腺。甲状腺由许多滤泡组成，滤泡细胞具有从血液中摄取碘合成甲状腺素的功能。甲状腺素是调节人体能量代谢的物质。

人在刚出生时甲状腺已形成，以后逐渐生长，作用也逐渐增强。进入青春期约 14～15 岁时甲状腺发育最快，重量可以达到 20g 左右，功能也达到最高峰。

2. 甲状腺激素

甲状腺激素是酪氨酸碘化物，构成甲状腺激素的碘主要来源于食物，人体每日需要碘的最低量为50～70μg，碘摄入不足或吸收障碍会严重影响甲状腺激素合成。

甲状腺激素的生物学作用

生理水平甲状腺激素对营养物质的合成和分解都有促进作用。甲状腺激素促进新陈代谢及氧耗量增加，在休息及禁食状态下，机体总热量的产生约有一半是甲状腺激素的作用。

甲状腺激素对蛋白质的作用主要是促进蛋白质合成，特别是使骨、骨骼肌、肝等蛋白质合成明显增加，这对儿童的生长、发育具有重要意义。然而甲状腺激素分泌过多，反而使蛋白质，特别是骨骼肌的蛋白质大量分解，因而消瘦无力。

甲状腺激素能够促进糖的吸收，增加糖原分解和糖异生作用，使血糖增高，与此同时，甲状腺激素还加速外周组织对糖的利用使血糖降低。

甲状腺激素能促进胆固醇降解，促进钙、磷在骨质中的合成代谢，对骨的生长、软骨的骨化、牙齿的生长，身体比例等方面产生广泛的作用。

甲状腺激素对于一些器官的活动也有重要的作用，它对维持已分化成熟的神经系统的兴奋性有重要的意义，甲状腺机能亢进，会导致神经系统兴奋性加强，表现为注意力不集中、易怒、烦躁、失眠等。甲状腺激素可直接作用于心肌，使心肌收缩力增强，心率加快。

甲状腺激素对生长发育的影响

促进生长发育的作用最明显是在婴儿时期，在出生后4个月内影响最大。它主要促进骨髓、脑和生殖器官的生长发育。若没有甲状腺激素，垂体的生长素也不能发挥作用。而且，甲状腺激素缺乏时，垂体生成和分泌生长素也减少。所以先天性或幼年时缺乏甲状腺激素，可引起呆小病。呆小病患者的骨生长停滞而身材矮小，上、下半身的长度比例失常，上半身所占比例超过正常人。又因神经细胞树突、轴突、髓鞘以及胶质细胞生长发生障碍，可导致脑发育不全而智力低下。他们性器官也不能发育成熟。患者必须在出生后3个月左右即补充甲状腺激素，迟于此时期，则治疗往往无效。

幼儿时期，如果甲状腺功能不足，激素分泌过少，就会引起大脑发育不全，智力低下，骨化中心发育不全，骨骺愈合延迟，长骨生长停滞，身材矮小，患呆小症。如果在儿童时期甲状腺功能不足，也会引起发育延迟，但是不像呆小症那么严重，它的临床表现介于呆小症和成年人甲状腺功能不足的症状之间。甲状腺和性腺的发育有密切的关系，正常情况下能够相互促进。甲状腺激素的分泌对男女性腺功能都有影响，尤其是对于女性卵巢分泌雌激素的功能影响较大，甲状腺机能衰退和甲状腺机能亢进都会影响雌二醇的正常形成，从而影响性腺的功能或发育。

在青春期甲状腺激素与生长素其协同作用，通过影响生长素的分泌，促进成骨细胞加大，增加对矿物质的吸收，使骨生长加快，骨质增厚。

在青春期时，性腺迅速发育，这时甲状腺激素分泌增多，对碘的需求量也增多，每天碘的需求量达到160～180μg，如果这时的碘供应量不足，就会引起甲状腺代偿性肿大。因此，处在青春期的女孩，她们更容易因为碘缺乏而发生甲状腺代偿性增生。这些女孩的脖子变粗，局部有弥漫性肿块，质软而且表面光滑，但是没有其他症状。在青春期阶段，女孩要注意补碘，预防青春期甲状腺肿大。

二、肾上腺

肾上腺位于肾脏的上端，左右各一。肾上腺组织分为两部分，外周的皮质占大部分，中心部为髓质，占小部分。它们在胚胎发生、组织结构及分泌激素的化学性质与作用方面截然不同，实际上是两个不同的内分泌腺。

肾上腺皮质是维持生命所必需的内分泌腺，肾上腺皮质分泌糖皮质激素、盐皮质激素及少量的性激素(主要是雄激素)。肾上腺糖皮质激素，能促进糖异生作用，升高血糖，抑制肝以外的组织蛋白合成，促进蛋白和脂肪的分解等。糖皮质激素具有广泛的调节人体物质代谢、水盐代谢和参与应激反应等重要作用，并可促进红细胞和血小板的生成，抑制淋巴组织增生，增强神经肌肉的兴奋性及心血管系统的功能。盐皮质激素主要参与体内水盐代谢的调节，对维持体内钠、钾离子浓度的平衡具有重要作用。

肾上腺髓质由交感神经的节前纤维支配，相当于一个交感神经节，它分泌的肾上腺素和去甲肾上腺素对心血管系统具有重要的调节作用，它们可以增强心脏功能，加快心律，升高血压。

糖皮质激素有抑制生长的作用，因此，如果儿童长期用糖皮质激素治病，就会导致骨质疏松、生长发育迟缓，但是在停药以后能够得到不同程度的恢复。儿童长期的不良情绪会通过垂体作用于肾上腺，使肾上腺糖皮质激素分泌增多，将血液中氨基酸转化成葡萄糖，从而影响蛋白合成，儿童表现消瘦，严重时会影响儿童发育。肾上腺皮质分泌的性激素(包括雄性激素和雌性激素)的量很少，对于男性和女性的性生理功能不起主要作用。但是，皮质分泌的雄性激素对于女孩的外生殖器和阴毛、腋毛的生长起到重要的促进作用。不仅如此，女童体内雄性激素还能够和生长激素协同作用，促进女性青春期的生长突增。

三、胰岛

胰岛是散在于胰腺腺泡之间的细胞团。人体胰腺中约有数万到　百多万个胰岛，占胰腺总体积的1%～2%。

1. 胰岛素的主要生物学作用

(1)糖代谢

胰岛素能促进全身各组织，尤其能加速肝细胞和肌细胞摄取葡萄糖，并且促进它们对葡萄糖的贮存和利用。肝细胞和肌细胞大量吸收葡萄糖后，将其转化为糖原贮存起来，结果是血糖浓度降低。所以当胰岛素缺乏时，血中葡萄糖不能被细胞贮存和利用，因而血糖浓度升高，如超过肾糖阈(肾脏重吸收葡萄糖的阈值为 180mg/dl 血浆)时，尿中就排出葡萄糖并伴以尿量增加，发生胰岛素依赖性糖尿病。

(2)脂肪代谢

胰岛素一方面促进肝细胞合成脂肪酸，然后运送到脂肪细胞储存；一方面还能抑制脂肪分解。胰岛素缺乏时不仅引起糖尿病，而且还可引起脂肪代谢紊乱，出现血脂升高，动脉硬化，引起心、血管系统发生严重病变。

(3)蛋白质代谢

胰岛素促进蛋白质的合成，同时也能抑制蛋白质分解。在机体的生长发育过程中，生长素与胰岛素共同作用时，才能发挥明显的效应。

2. 胰高血糖素的生物学作用

与胰岛素相反，胰高血糖素是一种促进分解代谢的激素。它促进肝糖原分解和葡萄糖异生作用，使血糖明显升高。它还能促进脂肪分解，使酮体增多。当胰高血糖素分泌过多时，也会导致糖尿病。

四、松果体与胸腺

1. 松果体

松果体是一个约 7mm×4mm 大小的扁锥形或椭圆形小体，位于下丘脑的后上方。松果体在儿童时期比较发达，一般在 7 岁以后逐渐萎缩。松果体分泌的主要激素为褪黑素(即所谓的“脑白金”物质)，其分泌呈现明显的日周期变化，生理作用也十分广泛。在儿童，褪黑素可能通过下丘脑或直接抑制垂体分泌促性腺激素而抑制性腺的活动，抑制性成熟，防止儿童性早熟。

2. 胸腺

胸腺位于胸骨后面胸腔内上纵隔的前部，分左右两叶，呈长扁条状，上端可达胸腔上口。胸腺能够分泌多肽类物质，如胸腺素、胸腺生长素等，促进 T 淋巴细胞的分化成熟，所以胸腺是一个重要的免疫器官。

在出生后两年，胸腺生长很快，两岁时可达 10～15g，至青春期达最高峰，重约 25～40g，20 岁以后逐渐退化，45 岁后逐渐萎缩，被脂肪组织代替。

本章小结

1. 激素：内分泌腺或内分泌组织、细胞分泌的高效能的有机化合物，其分泌量很少，可直接进入组织液、淋巴或血管，并通过血液循环到达全身，作用于靶细胞或靶器官，亦可近距离作用于邻近细胞。

2. 促激素的作用主要是调节相应腺体内激素的合成和分泌，维持相应腺体的正常生长发育。

3. 生长素的主要作用是促进全身的生长发育，适量的生长素一方面促进骨骼的生长，使身材高大，另一方面促进蛋白质合成使肌肉发达。

4. 甲状腺激素作用：生理水平甲状腺激素对营养物质的合成和分解都有促进作用。甲状腺激素对蛋白质的作用主要是促进蛋白质合成，特别是使骨、骨骼肌、肝等蛋白质合成明显增加。甲状腺激素能够促进糖的吸收，增加糖原分解和糖异生作用，使血糖增高。甲状腺激素能促进胆固醇降解，促进钙、磷在骨质中的合成代谢，对骨的生长、软骨的骨化、牙齿的生长，身体比例等方面产生广泛的作用。甲状腺激素促进生长发育的作用最明显是在婴儿时期，它主要促进骨髓、脑和生殖器官的生长发育。

5. 肾上腺皮质分泌糖皮质激素、盐皮质激素及少量的性激素(主要是雄激素)。肾上腺糖皮质激素，能促进糖异生作用，升高血糖，抑制肝以外的组织蛋白合成，促进蛋白和脂肪的分解等。

6. 胰岛素作用：一方面对葡萄糖、蛋白质、脂肪的摄入和储存有促进作用，另一方面抑制对三大营养物质的分解。

探究与实践

1. 为什么糖尿病人表现消瘦？
2. 侏儒症和呆小症的病因和区别是什么？
3. 为什么说生长素不是促进生长的唯一激素？

第十章 儿童生殖系统结构功能及发育

本章提要

男童生殖系统结构功能与发育特点
女童生殖系统结构功能与发育特点
受精及胚胎发育过程

孩子的故事

张天昊是六年级学生，在寄宿学校上学，每天早上按学校要求叠被子、整理床铺。这一天早晨天昊起床磨磨蹭蹭，起床后把被子铺在床上，并与管理宿舍的老师说，不要动他的被子，老师问为什么，一向礼貌的天昊烦躁地说了一句：我不愿意你动我的东西。老师听后有些生气……

编者点评

对于小学高年级教师来说，应该意识到孩子生理在悄悄发生变化，孩子的心理变化、行为变化都与生理变化密切相关，小学高年级教师，无论从事教育教学还是生活管理，都需要了解儿童生殖系统的发育特点。

生殖系统包括男性生殖器官和女性生殖器官。男女生殖器官均可分为内生殖器官和外生殖器官，两性生殖系统的形态结构不同，通过男女两性的生殖系统配合，共同实现生殖过程，保证个体的繁殖和种族的延续。

生殖过程包括生殖细胞的形成过程、性交、受精、妊娠(胚胎发育)、分娩和授乳。

第一节 男童生殖系统结构功能与发育特点

男女性生殖系统中各组成器官虽结构和功能各不相同，但都可分为主性器官和附性器官。主性器官既可以产生生殖细胞，又可以分泌性激素，因此又被称为生殖内分泌腺。附性器官包括一些生殖管道和腺体，使得雌雄生殖细胞能够在女性体内相遇，完成生殖过程。

男性生殖系统组成(图 1-10-1)：主性器官是睾丸，附性器官包括：阴囊、附睾、射精管、前列腺、精囊腺、阴茎等。

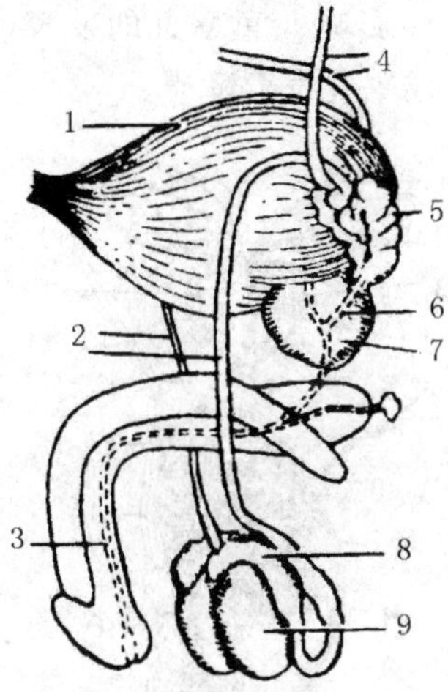

图 1-10-1　男性盆腔正中切面

1. 膀胱　2. 输精管　3. 尿道　4. 输尿管　5. 精囊腺
6. 射精管　7. 前列腺　8. 附睾　9. 睾丸

一、睾丸的结构功能及发育特点

1. 睾丸

睾丸位于体外的阴囊中，左右各一个，位置也略有差别。成人睾丸体积有个体差异，约 17mL 左右，体积大者可达 25mL。睾丸内部有很多小隔，将睾丸分成 100～200 多个锥体型小叶，每个小叶内含 1～4 条卷曲的小管，叫曲细精管(图 1-10-2)，是男性生殖细胞(精子细胞)发生和形成的场所。曲细精管几经汇合成直细精管，再汇成睾丸网，发出数条输出小管，进入附睾。

曲细精管内壁有两种上皮细胞，一种是生殖细胞，经过减数分裂后形成精子细胞。精子细胞在曲细精管内形成后还不能运动，靠小管壁平滑肌收缩推动进入附睾，在此最终成熟为精子。另一种是支持细胞，支持细胞在精子细胞的形成过程中，具有支持和营养各级精细胞的作用，并能吞噬精子形成过程中的遗弃物，产生液体有利精子输送。位于曲细精管之间还有一种细胞叫间质细胞，能分泌雄性激素。这三种细胞体现了睾丸的双重功能，即产生精子和分泌性激素。

青春期以前，男性生殖器官基本上处于幼稚状态，睾丸容积不足 2mL，睾丸中的曲细精管窄细呈索条状，内部组织尚未分化只是逐步加长。男孩 7～11 岁，曲细精管才开始缓慢发育，这时睾丸约为 2～4mL，并且出现少量的精原细胞(一种产生精子的最原始的细胞)。男孩 12 岁左右时，睾丸迅速发育，13 岁发育速度达到高峰，年增长约 3.23mL，15 岁以后，发育逐渐缓慢，容积增加到12mL以上。随着睾丸的发育，曲细精管的长度增加、曲折，管腔也扩大；管壁基膜上的精原细胞分裂成各级精原细胞，经分裂、发育，最后产生精子。有些感染因素会影响儿童睾丸的发育，如儿童患腮腺炎会导致病毒性睾丸炎，严重者会造成睾丸发育障碍。

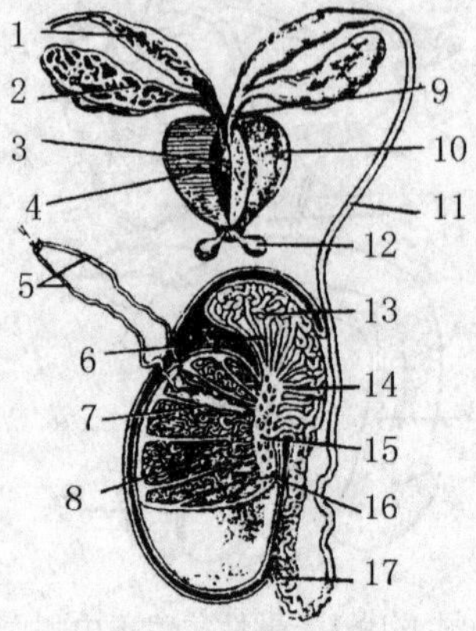

图 1-10-2　睾丸结构及排精途径模式图

1. 输精管壶腹　2. 精囊腺　3. 前列腺小囊　4. 精阜　5. 曲细精管
6. 睾丸输出小管　7. 睾丸小隔　8. 睾丸小叶　9. 射精管　10. 前列腺
11. 输精管　12. 尿道球腺　13. 附睾头　14. 附睾头　15. 睾丸网
16. 睾丸白膜　17. 附睾尾

2. 雄性激素

在睾丸发育的同时睾丸间质细胞开始分泌雄性激素（睾酮），雄性激素的主要作用：促进睾丸曲细精管发育和促使精子生成和成熟；刺激附性器官的发育并维持它的成熟状态，如使阴茎逐渐长大，勃起功能逐渐增强等；刺激雄性副性征的出现并维持它们的正常状态，如刺激阴毛、胡须增长，声带变宽、喉结突出等；促进体内蛋白质的合成，使肌肉发达；促进红细胞生成，长骨生长等。

随着青春期的启动，下丘脑分泌的黄体生成素促进睾丸间质细胞的分泌功能，儿童少年血液中睾酮浓度急剧增加，能达到10倍之多（表1-10-1），睾酮有促进骨骼肌发育的作用，使进入青春期后的男孩肌肉发育粗壮。另外，睾酮还能促进骨的生长发育，睾酮对骨的影响机制是促进蛋白合成，使骨基质量增加，为钙化创造条件，睾酮还能增加钙的储存与沉积，促进骨的钙化。

表 1-10-1　不同年龄男性血中睾酮的浓度(μg/100mL)

年龄组(岁)	睾酮	年龄组(岁)	睾酮
4—	0.01	14—	0.21
10—	0.03	16—	0.30
12—	0.29	20—	0.66

(引自参考文献 4)

二、男性附性器官

1. 附睾

附睾是暂时贮存精子，为精子发育提供营养并促使其继续发育成熟的器官。一般精子在附睾内停留时间为 21 天左右，获得运动能力。

2. 输精管和射精管

输精管和射精管是运送精子的管道。管壁具有平滑肌细胞，收缩可推动精子前行。

3. 精囊腺、前列腺和尿道球腺

这些腺体是分泌液体构成精液的腺体，为精子提供营养和运动的能量。在青春期，这些腺体迅速发育，并分泌精囊液、前列腺液等液体。

4. 阴囊

阴囊是包在睾丸附睾等外面的皮肤囊。皮下组织有平滑肌构成的肉膜。肉膜正中隆起将阴囊分成两个腔。各容纳一个睾丸和附睾等。肉膜收缩使阴囊形成皱褶，以调节阴囊内温度，利于生精作用。约 97%的新生儿的睾丸在胚胎后期(约 7～8 个月时)离开腹腔降入阴囊，余者应在出生后 3 个月内下降，否则为隐睾症。青春期后，阴囊皮肤逐渐成熟，出现色素沉着和皱褶。

5. 阴茎

阴茎由两条阴茎海绵体和一条尿道海绵体构成。阴茎海绵体前端膨大形成阴茎头，下面的尿道海绵体内穿行有尿道，开口于阴茎头。尿道兼有排尿和排精的双重功能。

进入青春期前，儿童的阴茎一般不超过 5cm 长，青春期阴茎增大，到青春期末阴茎达到 12.4cm。17～18 岁，外生殖器形态大小达到成人水平。

三、性功能发育

精液由成熟的精子和前列腺、精囊腺、尿道球腺分泌物混合形成，由尿道排出。男性每次射精总量为 2～5mL，含 3 亿～5 亿个精子。

男童进入青春期后性腺迅速发育并开始分泌液体，精液主要是前列腺液。前列腺发育后开始遗精，男孩初期遗精的精液中有活力的成熟精子不多。男孩首次遗精的年龄在 12～18 岁，平均年龄为 14 岁左右。遗精是男性性成熟过程的一个重要标志，是青春期健康男性都会出现的生理现象。

聂少萍、沈彬 2005 年在《广东省中小学生月经初潮与首次遗精年龄现状及趋势分析》一文中报道广东城市男性中小学生首次遗精平均年龄为 14.23 岁，农村男生首次遗精平均年龄为 14.79 岁，最早发生遗精年龄为 11 岁。

第二节　女童生殖系统结构功能与发育特点

女性生殖系统组成(见图 1-10-3)：主性器官为卵巢，产生雌性生殖细胞(卵子)和分泌性激素；附属性器官有输卵管、子宫、阴道和外阴。乳房也可以认为是一种女性生殖器官。

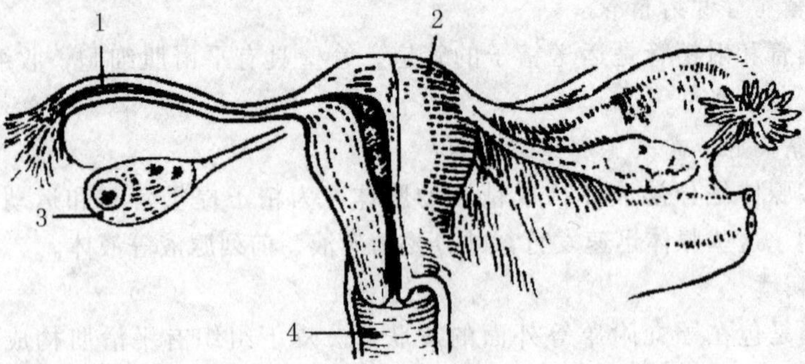

图 1-10-3　女性生殖系统组成

1. 输卵管　2. 子宫　3. 卵巢　4. 阴道

一、卵巢的结构功能及发育特点

1. 卵巢形态结构

卵巢位于腹腔下部，输卵管伞部之下。其靠固有韧带和悬韧带等与子宫及输卵管等结构相联系。卵巢呈扁椭圆形，是一对产生卵子及分泌性激素的器官，成年女性卵巢大小约 3 cm×2 cm×1 cm，其大小存在个体差异。

女孩在 8 岁以前卵巢很小，表面光滑。到 8～10 岁，卵巢开始发育，以后发育迅速。月经初潮前，每侧卵巢重量约 2g，第一次出现月经后，卵巢继续发育增大，11～15 岁每侧卵巢重量达 4g，16～20 岁时达 8.34g。卵巢皮质内出现发育程度不同的大、小卵泡，卵巢的表面也因为逐个排卵后瘢痕的形成，而变得凹凸不平。

2. 卵巢的生卵作用

(1)卵泡的发育

成年女性的卵巢内有 7 万个原始卵泡。从青春期开始，每月约有一定数目(15～60 个)卵泡生长发育。但通常只有一个卵泡成熟(见图 1-10-4)。卵泡的成熟要经历一系列变化：原始卵泡生长成初级卵泡，再生长为成熟卵泡。卵泡外层由卵泡细胞构成，在卵泡生长过程中，卵泡细胞由一层增加为多层，内层为颗粒细胞，围绕在卵细胞周围的颗粒细胞称为放射冠。颗粒细胞的分泌物在卵细胞周围形成透明带。卵泡内逐渐出现卵泡腔，腔内含有卵泡液，卵细胞被推到卵泡的一侧，形成卵丘。成熟的卵泡直径可达 1cm 左右，突出卵巢表面。最后卵泡破裂，成熟的卵子连同透明带、放射冠一起被排出。一般是左右卵巢交替排卵。

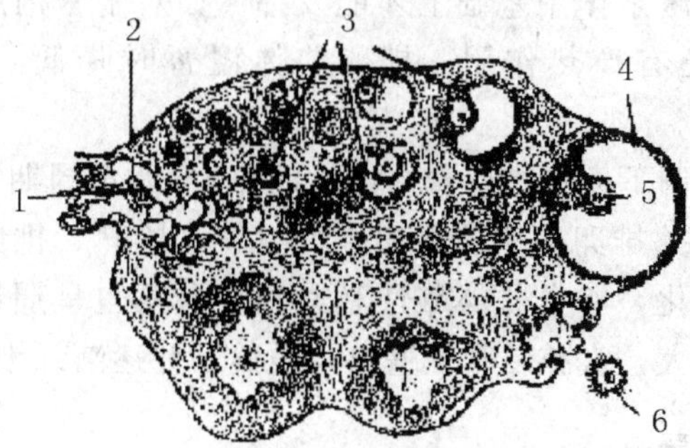

图 1-10-4　卵巢和卵泡发育过程

1. 血管　2. 生殖上皮　3. 发育中的卵泡　4. 成熟卵泡
5. 卵　6. 卵的排出

(2)卵子的成熟

成人的卵泡发育至排卵平均约需 14 日。每一个原始卵泡内含有一个初级卵母细胞，经过第一次成熟分裂(减数分裂)，形成一个次级卵母细胞和一个极体，两者的染色体分别减半，即各含 22 条常染色体和 1 条性染色体(X 染色体)。第二次成熟分裂在排卵前只完成一半，卵排出并受精后才彻底完成。当次级卵母细胞被排出后若在 6～24 小时内未受精，就会死亡。

(3)黄体的生成

排卵后，残存的卵泡壁内陷，残存的颗粒细胞变大，和残存的卵泡结构共同形成黄体。排卵后 7～8 天黄体发育达到高峰，若排出的卵未受精，黄体在排卵后 10 天左右开始退化，变为白体。若排出的卵已受精，黄体在促性腺激素作用下，继续发育成为妊娠黄体。

3. 卵巢的内分泌作用

卵巢在排卵前后，还可以分泌大量的雌激素、孕激素和少量的雄激素。这些性激素对于女性的生殖系统乃至全身各系统都有重要的作用。

(1)雌激素

雌激素(雌二醇、雌酮、雌三醇雌)在女性体内主要由卵巢分泌，男性体内的雌激素主要由肾上腺分泌。雌激素主要作用是促进女性生殖器官的发育和副性征的出现，并维持正常状态至更年期；促进子宫内膜增生；促进乳腺导管和结缔组织增生；加速骨生长。因此青春早期少女生长比男生快，但雌激素又促进骨骺软骨骨化，干骺愈合，使女孩的生长比男孩的生长停止得早，最终反而身高比男生低；雌激素可降低血浆胆固醇的含量；可使体液向组织间隙转移。另外，雌激素还能促进皮下脂肪的积累，使进入青春期后的女孩皮下脂肪增多。

(2)孕激素

孕激素主要作用于子宫，以适应受精卵着床和维持妊娠。但孕激素的大多数作用都要在雌激素作用基础上才能发挥。如对子宫内膜增厚、乳腺腺泡发育等。孕激素还有产热作用，排卵前体温暂时降低，排卵后体温约升高0.5℃。

在下丘脑的控制下卵巢进行着周期性的排卵(卵巢周期)，一般每28天就有一卵泡发育成熟并排卵。伴随着卵泡的发育、成熟、排卵及黄体的形成和萎缩这一周期性变化，卵巢分泌雌性激素和孕激素也呈周期性变化。与此同时，输卵管口径增大，官腔黏膜上壁出现皱襞，并逐渐纤维化。

二、女性附性器官

1. 输卵管

输卵管是一对喇叭状弯曲的肌性长管，左右各一，长约7～15cm。输卵管可分为子宫部，位于子宫壁内；峡部，为细而直的一段；壶腹部，为管径粗而较弯曲的部分，多为受精部位；漏斗部也称伞部，是接收卵的部分。输卵管是精子与卵子会合受精的地方，同时管内的分泌物也滋养了将输送到子宫的受精卵。

2. 子宫

子宫位于盆腔中部，在膀胱与直肠之间，呈倒梨形。子宫是孕育胎儿和经血形成的地方。子宫分为底、体、颈，下与阴道相连。两侧与输卵管相接。子宫壁由内向外分为：内膜、肌层和外膜。卵巢的发育和性激素分泌量的增加，促使子宫开始迅速发育。女孩子宫10岁开始迅速发育，在10～18岁期间，子宫长度大约增加一倍，子宫体也增大。

3. 阴道

阴道长约7cm，呈扁管状，是导入精液、分娩胎儿和排出经血的通路。上连子宫，下开口于阴道前庭，位于尿道口和肛门之间。其内部为酸性，防止病菌侵入子宫。青春期后，在卵巢雌性激素作用下，阴道也变长变宽，阴道上皮黏液的分泌量增多，而且由碱性变成酸性。

4. 外阴

外阴即外生殖器官。包括阴阜、大小阴唇、阴蒂、阴道前庭、前庭大腺、处女膜等。女孩的外生殖器，在青春期的中期迅速发育，由幼稚型变为成人型。

三、月经周期

子宫内膜在雌孕激素作用下，呈现周期性变化，表现为约 28 天一次子宫内膜脱落出血，称月经。子宫内膜这种周期性变化称月经周期。除妊娠和授乳期外，月经一直有规律的周期性出现，直到绝经。月经周期中卵细胞在卵巢中发育，子宫内膜为受精卵的到来做准备而发生着变化。子宫内膜的变化可分为三个时期：

1. 月经期

月经期从出血第一天开始(1～5 天)，月经大约 3～5 天。由于排出的卵未受精，黄体退化，变为白体，其分泌的雌激素和孕激素急剧减少，子宫内膜失去两种激素的作用，内膜血管发生持续收缩，引起内膜功能层组织缺血，坏死脱落，坏死组织与血液一起流出形成经血。一次月经量约 50～200mL，其中血液量约 50mL。

2. 增生期

月经周期的第 6～14 天，约 8～10 天，卵巢内卵泡从生长卵泡发育为成熟卵泡，卵巢分泌雌激素增多，子宫内膜在雌激素的作用下增厚约达 2mm，子宫内膜内腺体增生、血管增生，此期末卵巢会排卵。

3. 分泌期

月经周期的第 15～28 天，约 10～14 天，此期内卵巢黄体形成，在黄体分泌的孕激素和雌激素作用下，子宫内膜继续增厚约达 5mm，内膜内腺体增生并分泌物质，血管增生充血，子宫内膜为受精卵植入做好准备。卵若受精便可植入内膜，发育成胚胎。

如卵未受精，内膜便在排卵后的第 12～14 天脱落并从阴道排出，形成经血。子宫内膜的这种规律性的变化，常以 28 天左右为一个周期，即月经周期。一般以出血的第一天为月经周期的第一天，下一次出血的前一天为本周期的最后一天。月经周期与卵巢排卵的变化周期是一致的，都受到下丘脑和垂体的调控(图 1-10-5)。

第一次出现月经，叫作月经初潮。据调查，我国女学生的月经初潮平均年龄是 13.6 岁。但是，由于自然环境和生活条件等因素的影响，发生月经初潮的平均年龄在各地区之间差异较大。一般来说，女孩发生月经初潮的平均年龄，城市儿童早于农村儿童，沿海地区儿童早于西南、西北等边远地区儿童，不同个体之间可以相差 3～4 岁，甚至 5～6 岁。月经初潮的年龄虽有差

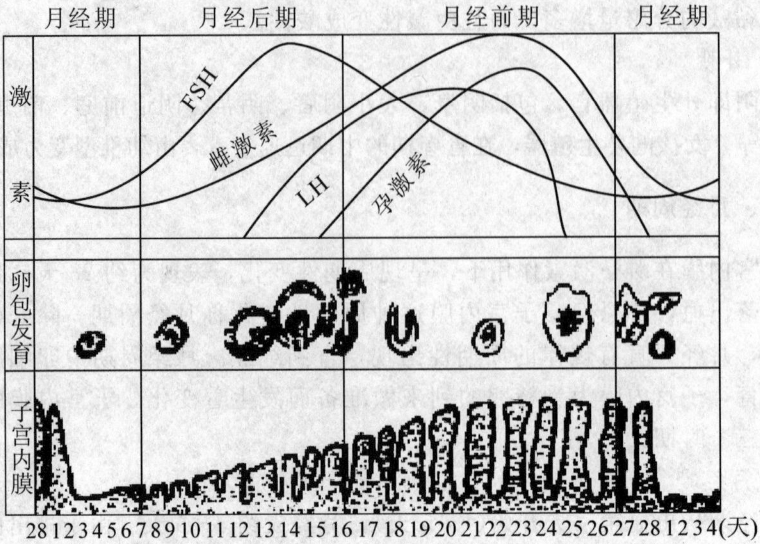

图 1-10-5 月经周期及相关变化

异，但是只要不伴有生殖器官发育畸形或慢性病等其他异常，一般都是正常的。

第三节 受精及胚胎发育过程

两性性交后精子在输卵管壶腹部与卵子相遇，形成受精卵。受精卵的染色体由精子和卵子的各 23 条染色体共同构成 23 对染色体，胎儿的性别由精子携带的性染色体决定。卵在受精后 36 小时开始分裂，形成胚泡。在输卵管的蠕动和纤毛的作用下，胚泡边移动边分裂逐渐运行至子宫腔。受精卵在运行过程中，形成桑葚胚期的胚泡，约在受精后的第 4～5 天进入子宫腔。

胚泡进入子宫 2～3 天后，如子宫内膜在雌、孕激素作用下增殖分泌良好，在适宜条件下着床。妊娠前 8 周为胚胎期，9～40 周为胎儿期。

受精卵发育到胚泡期植入子宫内膜。胚泡最外层部分细胞发展成滋养层，其他大部分细胞发展成为胎儿，进入生长发育期。

胚胎的滋养层形成绒毛膜和母体子宫内膜形成的蜕膜结合成胎盘，母体血液中的氧和养分可以通过绒毛膜的绒毛弥散到胎儿血液中(母体内的一些病毒、药物也可通过绒毛膜进入胎儿血液中)；同时，胎儿的代谢产物也通过绒毛膜弥散到母体血液中。

胎儿在母体内发育直到分娩的全过程即为妊娠，约需 280 天。分娩是指胎儿生长发育成熟从母体子宫向体外排出的过程。

本章小结

1. 男性生殖系统组成：主性器官是睾丸，附性器官包括：阴囊、附睾、输精管、前列腺、精囊腺、阴茎等。

2. 睾丸内部有很多曲细精管，是男性生殖细胞(精子细胞)发生和形成的场所。位于曲细精管之间还有一种细胞叫间质细胞，能分泌雄性激素。男孩12岁左右时，睾丸迅速发育，13岁发育速度达到高峰，年增长约3.23mL，15岁以后，发育逐渐缓慢，容积增加到12mL以上。

3. 雄性激素的主要作用：(1)促进睾丸曲细精管发育和促使精子生成和成熟；(2)刺激附性器官的发育并维持它的成熟状态；(3)刺激雄性副性征的出现并维持它们的正常状态；(4)促进体内蛋白质的合成，促进骨骼肌发达；(5)促进红细胞生成；(6)长骨生长、钙化等。

4. 女性生殖系统主性器官为卵巢，产生雌性生殖细胞(卵子)和分泌性激素；附属性器官有输卵管、子宫、阴道和外阴。

5. 女孩到8～10岁，卵巢开始发育，性成熟时卵巢最大，每侧卵巢重量达4克，卵巢皮质内出现发育程度不同的大、小卵泡。卵巢在排卵前后，可以分泌大量的雌激素、孕激素和少量的雄激素。

6. 雌激素主要作用：(1)促进女性生殖器官的发育和副性征的出现，并维持正常状态至更年期；(2)促进子宫内膜增生；(3)促进乳腺导管和结缔组织增生；(4)加速骨生长，促进骨骺软骨愈合；(5)降低血浆胆固醇的含量，促进皮下脂肪的积累。

7. 子宫内膜在雌、孕激素作用下，呈现周期性变化，表现为约28天一次子宫内膜脱落出血，称月经。子宫内膜这种周期性变化称月经周期。子宫内膜的变化可分为三个时期：月经期、增生期、分泌期。

探究与实践

1. 子宫内膜是如何受卵巢内分泌激素影响而发生周期性变化的？
2. 为什么母亲患艾滋病会传染给胎儿？
3. 母体内的药物、尼古丁等是否会进入胎儿体内？
4. 雄性激素和雌性激素的作用有哪些异同点？

本篇参考文献

1. 朱思明．医学生理学．北京：人民卫生出版社，1998.

2. 彭波，孙威．人体解剖生理学．北京：人民卫生出版社，1999.

3. 余哲．解剖学．北京：人民卫生出版社，1998.

4. 杨培禾．小学生生理卫生．北京：科学出版社，2001.

5. 柏友萍．学校卫生学．安徽：安徽教育出版社，2004.

6. 叶广俊．现代儿童少年卫生学．北京：人民卫生出版社，1999.

7. 朱念琼．儿科护理学．北京：人民卫生出版社，2001.

8. 童立亚等．学校卫生学．第十四版．上海：上海教育出版社，2000.

9. 北京师范大学等．人体组织解剖学．北京：人民教育出版社，1981.

10. 吴襄，林坤伟．生理学大纲．北京：高等教育出版社，1993.

11. 聂少萍，沈彬．广东省中小学生月经初潮与首次遗精年龄现状及趋势分析．华南预防医学，2007，33(1).

第二篇　儿童生长发育及卫生保健

第一章　儿童的生长发育

本章提要

儿童生长发育的基本规律
影响人体生长发育的因素
体育运动对儿童生长发育的影响

孩子的故事

五年级新学期开学，同学们见面异常热闹，不少同学一假期不见长高了许多，个子小的同学心里多少有点不舒服，特别是一些男生个子比女生小很多，心里真是有些不平衡。

编者点评

小学高年级儿童身体生长发育开始进入新的突增期，但由于多方面因素影响，每个个体进入突增期的时间有早有晚，身体的生长发育变化会对儿童心理产生一定的影响，教师及时科学地、深入浅出地给学生一些生长发育的知识，就可引导学生以积极的心态面对他们正在发生和即将发生的身体变化。

生长是指细胞繁殖、增大和细胞间质增加，表现为组织、器官、身体各部以至全身的大小、长短和重量的增加以及身体化学组成成分的变化。生长是一个逐渐量变的过程。发育是指细胞的分化，组织、器官和系统形态功能不断完善，心理、智力和体力的发展，是质变的过程。实际上，生长和发育密不可分，相互依存。因此，通常用“发育”一词代替“生长发育”，有时也代替“生长”；而“发育”在心理学上常称为“发展”。成熟是指机体的整体或局部、系统或器官在形态上、功能上已达到成人水平。成熟表现为身高、体重达到一定稳定水平，各系统的功能基本完善；骨骼、牙齿的钙化基本完成，性器官具备繁殖后代的能力。通常使用的“成熟程度”与“发育程度”的含义基本相当。

生长发育是在机体与外环境相互作用下实现的。人体在中枢神经系统和内分泌系统的调节和控制下，各系统、器官协调活动，使机体成为统一的整体，与外环境发生联系，为适应外界条件而发生相应的变化。人的生长发育除受遗传因素影响外，也受环境因素的影响。遗传决定着生长发育的可能性，环境则决定着生长发育的现实性。

在生长发育时期，新陈代谢旺盛，同化作用比异化作用占优势，保证这种优势是生长发育的基本条件。外界环境中，不仅自然因素对人的生长发育有影响，还有更重要的社会因素对人的生长发育影响。

第一节　儿童生长发育的基本规律

一、人体发育的分期

人体从受精卵、出生至发育成熟可分为不同的时期，根据生长发育的生物学特点，可以将人体的生长发育过程分为以下几个时期：

胎儿期：从受精卵发育到胎儿娩出，其中从受精到第八周是胚胎期；第9周～第16周为胎儿早期；第17周～24周是胎儿中期；从第25周到出生(36～40周)为胎儿晚期。

婴儿期：从出生到1周岁，其中从出生至出生后28天为新生儿期。

幼儿前期：1～3周岁，相当于托儿所入托年龄。

幼儿期：3周岁～6、7周岁，亦称幼儿园年龄期或学前期。

童年期：6、7岁～11、12岁，亦称小学年龄期。

青春发育期(简称青春期)：约10～20岁，女性较早，一般为10～18岁，男性较晚，一般为12～20岁。

青年期：约18～25岁。

这样的分期一般适合医疗和卫生保健工作的需要，与保育教育阶段的划分也基本一致。根据教育阶段，可以将人体发育分为：①先学前期，相当于幼儿前期；②学前期，相当于幼儿期；③学龄期，根据教育学和心理学，可分为学龄初期(6、7岁～11、12岁)、学龄中期(11、12岁～14、15岁)与学龄晚期(15、16岁～18岁)，分别相当于小学阶段、初中阶段与高中阶段。任何年龄期的规定都是人为的，实际上，相邻年龄期之间并没有明显的界线。因此，不同国家学者，在生长发育分期问题上略有分歧。

二、人体生长发育的一般规律

人体的生长发育经历着漫长的过程，包括了许多复杂的现象，根据在这一过程中的年龄特点以及所出现的一些生物学现象，可以将儿童少年发育的一般规律概括如下。

1. 生长发育是一个有阶段性和程序性的连续过程

生长发育是一个连续的过程，在这一过程中有量的变化，也有质的变化，因而形成了上述不同的发育阶段，各阶段都有其一定的特点。

各年龄期是按顺序相互衔接，不能跳越，前一年龄期的发育为后一年龄期的发育奠定必要的基础。任何一个阶段的发育受到障碍，都会对后一阶段产生不良影响。例如，人在初生时只能吃流体饮食，只会躺卧和啼哭，到第一年末才能吃多样的普通饮食，会走路和会说单词，这是很明显的改变，此时即从婴儿阶段进入幼儿前期阶段，但在此以前必须经过一系列的逐渐变化。如在会说单词前必先学会发音，同时要学会听懂单词；能吃固体食物前必须先能吃半流质食物；会走路之前必先经过抬头、转头、翻身、直坐、站立等发育步骤。其中任何一个环节受到障碍，都会影响整个婴儿期的发育，并使幼儿前期的发育延后达到。

身体各部的生长发育有一定的程序。在胎儿时期的形态发育是头部领先，其次为躯干，最后为四肢。在婴儿期的动作发育也是这样，首先会抬头、转头，然后能翻身、直坐，最后才会直立、行走。这些现象被称为“头尾发展律”。从上肢的动作发育又可看出：初生时只会整个上肢无意识的乱动，手几乎不起任何作用；在4、5个月时能有意识地去取东西，但只能用全手一把抓；到10个月左右会用手指拿东西；1岁左右能用两个手指捏起细小的物体。这说明粗大动作先发育，精细动作后发育；近端先发育，远端后发育。在童年期和青春期，身体各部形态的发育程序却是：四肢先于躯干，下肢先于上肢；呈现自下而上，自四肢远端而躯干的顺序，有人称之为“向心律”。

生长发育的程序性也明显表现在身体各部分生长发育达到高峰及结束时间的先后顺序上，如上肢突增的顺序为：手、前臂、上臂；手部骨骨骺的愈合顺序为：指骨末端、中端、近端、掌骨、腕骨、桡骨、尺骨近端；下肢突增顺序为：足、小腿、大腿、骨盆；躯干的突增顺序为：胸宽、肩宽、躯干高、胸廓厚度。身体各部分发育结束年龄大约为：手在15岁左右、足在16岁左右、下肢在20岁左右、躯干在21岁左右。

2. 生长发育过程是波浪式的，身体各部的生长速度也不均等

人体的生长发育是快慢交替的，因此发育速度(年增值或年增率)曲线并不是随着年龄的增长呈直线上升，而是波浪式上升的。在整个生长发育期间，全身和大多数器官、系统有两个生长突增高峰，第一个突增期在胎儿期，第

二个突增期在青春期，女孩开始年龄是10～12岁，13～15岁结束，男孩开始年龄和结束年龄相应比女孩晚两年。以身长(身高)、体重为例，第一次生长突增高峰是在胎儿中期(4～6个月)，三个月内共约增加27.5cm，约占整个胎儿期总增长量的1/2，是人体一生中增长最快的阶段。体重是在胎儿末期(6～9月)，三个月内共增加约2300g，约占整个胎儿期总增长量的2/3，也是人体一生中增长最快的阶段。出生后，增长速度开始减慢，但在第一年内身长仍增加20～25cm，约为出生时(50cm)的50%；体重增加6～7kg，约为出生时(3 kg)的2倍，是出生后生长最快的一年。第二年内，身高大约增加10cm，体重约增加2～3kg。这一年的生长速度虽比以前有所下降，但也是较快的。2岁以后，生长速度明显下降，并保持相对稳定，平均每年身高增加4～5cm，体重增加1.5～2kg。直到青春期开始又出现第二次生长突增(青春期生长突增)，这时身高年增率一般为3%～5%，年增值一般5～7cm，个别可达10～12cm；体重年增率一般为10%～14%，年增值一般4～5kg。个别可达8～10kg。约三年以后，生长速度又减慢，直到女17岁、男22岁左右，身高基本停止增长。

由于女孩第二次生长突增较男孩开始早，故在10岁左右，男、女的发育曲线出现第一次交叉，交叉前一般是男的水平稍高些，交叉后变为女超越于男；到12岁左右，男孩第二次生长突增开始，而此时女孩生长速度已经开始减慢，故发育水平随又反过来男高于女，生长曲线呈现第二次交叉；而且由于男孩突增期间的增长幅度较大，生长时间持续较长，故到成年时绝大多数身体形态指标均比女的高(图2-1-1)。

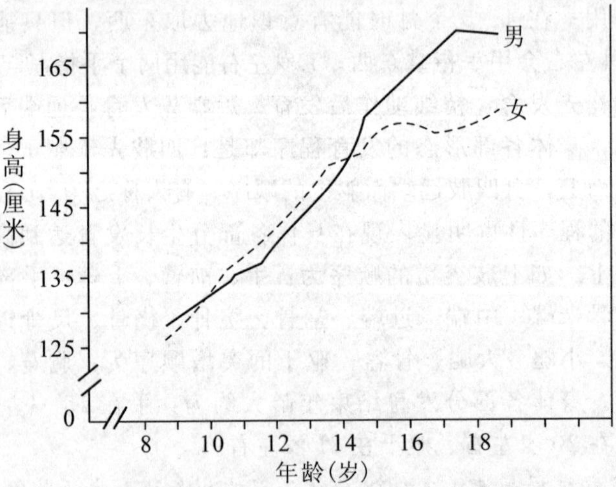

图2-1-1 男女生身高生长交叉现象

身体各部分随年龄的生长速度并非完全相同，性别之间亦有差异。例如，从7岁到青春期生长突增阶段，下肢长度比躯干长度增长较快；突增阶段过后则相反，躯干比下肢增长较快。由于身体各部分的生长速度不同，因而在出生后的整个生长发育过程中，身体各部分的增长幅度也不一致，头颅增加 1 倍，躯干增长 2 倍，上肢增长 3 倍，下肢增加 4 倍。身体形态从出生时的头颅特别大(约占全身的 1/4)，躯干较长和四肢短小，发育到成人时的头颅较小(约占全身的 1/7～1/8)、躯干较短和四肢较长(图 2-1-2)。

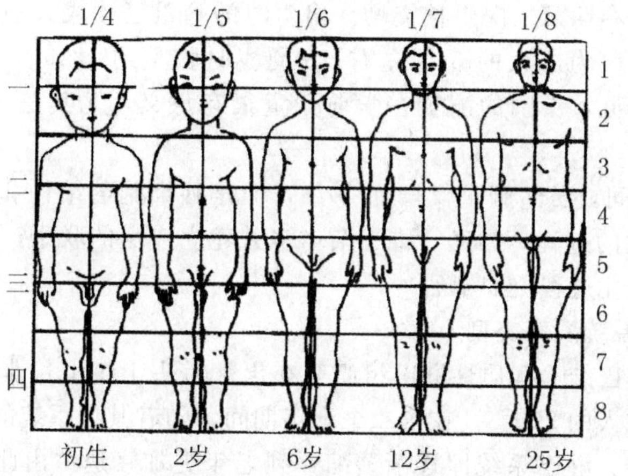

图 2-1-2　身体各部分发育

3. 生长发育的不平衡性和统一协调性

很早以前，Scammon 就把身体各组织及器官的生长模式分为 4 种类型，即一般型、神经系统型、淋巴系统型及生殖系统型(图 2-1-3)。由于生长和发育密切关联，从而可看出身体各系统生长发育的一般趋势。

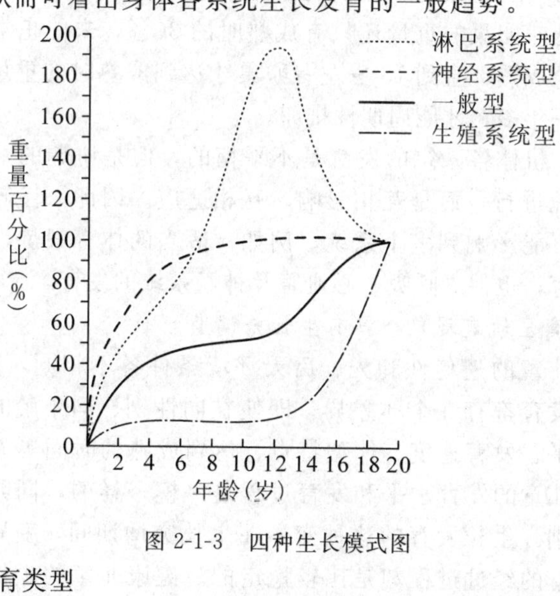

图 2-1-3　四种生长模式图

(1)一般发育类型

除身高、体重外，包括全身的肌肉、骨骼、心脏、血管、肾、脾、呼吸器官、消化器官及血液量等一般系统的发育。它们的生长与身高、体重呈同样的模式，即出生后第一年最快，以后渐减慢，到青春期出现第二次生长突增，再后又生长缓慢，直到成熟。

(2)神经系统发育类型

脑、脊髓、视觉器官及反映脑大小的头围、头径等，只有一个生长突增期，而没有青春期第二次生长突增。出生时的脑重已达成人脑重的25%，而同时期的体重仅为成人的5%左右；6周岁时脑重约1200g，达成人脑重的90%。由此可见，头围的测量在学前儿童很有意义，尤其是1～2岁时更为重要。

6～20岁间，虽然脑重仅增加10%，但是脑细胞的结构和功能却不断地进行着复杂化的过程，神经纤维逐渐增多并建立广泛的联系，尤其在18～25岁期间，复杂化过程更加剧烈。

(3)淋巴系统发育类型

胸腺、淋巴结、间质性淋巴组织等在出生后头十年生长非常迅速，12岁左右约达到成人的200%。在第二个十年期间，随着其他系统的逐渐成熟和免疫功能的完善，淋巴系统即逐渐萎缩，到老年更加衰退。由此可见，在体格检查时，对儿童的淋巴系统状况不应以成人的标准来衡量。

(4)生殖系统发育类型

在童年时期，即出生后第一个十年内，生殖系统几乎没有发展，而在全身第二次生长突增开始以后，才迅速生长。说明机体在全身没有达到成熟时，生殖系统没有必要迅速发育。需要特别指出的是，月经初潮并不意味着性发育达到成熟，此时卵巢的重量还只有成熟时的30%，未能正常排卵，而且第二性征也未完全成熟。直到18岁左右卵巢才达到成熟时的重量，月经初潮后经过几个月或一年多，才能周期性排卵。

以上说明，机体各系统的发育是不平衡的，但是协调的，各系统的生长发育并非孤立地进行，而是互相影响、互相适应。因此，任何一种对机体作用的因素，都可能影响到多个系统，例如，适当的体育锻炼，不但促进肌肉和骨骼系统发育，也促进呼吸、心血管及神经系统的发育。

4. 生长发育呈轨迹现象，具有生长关键期

由于每个儿童的遗传性和先、后天环境条件各不相同，因而无论形态、功能或心理的发育都存在个体差异。即使在同性别、同年龄的群体中，每个儿童的发育水平、发育速度、体型特点、达到成熟的时间等方面也都各不相同；没有两个儿童的发育水平和发育过程是一模一样的，同卵双生儿之间也存在微小的差别。生长发育的这种变异在生长突增期间，变异幅度更大，但个体儿童的发育的经过过程却是比较稳定的。健康儿童的生长总是沿着自身的特定轨道前进。由于疾病、营养不良或体内激素缺乏，儿童的生长发育会

偏离其自然的生长轨道，出现生长落后，一旦这些阻碍生长的因素解除，儿童将以超过相应年龄正常生长速度的方式进行生长，迅速调整到原有的轨道上，这一现象称为赶上生长。

然而，器官和功能的发育都有决定性的时期(关键生长期)，每一年龄阶段都有其关键生长期，如该期的正常发育受到干扰，一旦过了关键生长期，常可残存为永久性缺陷或功能障碍。不利因素作用于儿童的年龄越小、作用时间越长，所造成的影响就越大。

5. 生长发育包括生理发育和心理发育

在机体发育的同时，心理的发展也趋向于从无到有、从不成熟到成熟、从低级水平到高级水平的发展过程。心理发育总是建立在生理发育的基础之上的，儿童少年的心理发育水平，总是和神经系统的发育相协调，同时也受其他系统发育的影响，反过来，心理因素也会影响到生理的发育。所以，生理发育和心理发育是两个密不可分、相互依存的过程，任何影响生长发育的因素也必将会影响到心理的发展，生长发育包括生理发育和心理发育两个方面。

第二节　影响人体生长发育的因素

一、遗传因素对生长发育的影响

遗传是子代与亲代之间在形态结构、生理功能上的相似。遗传是影响发育的重要因素，研究遗传因素对儿童生长发育的影响程度通常用遗传度来表示。遗传度是指在某特定性状的总变异中，遗传因素所占的比例，一般用百分比表示。在发育过程中遗传基因决定各种遗传性状，但需要一定的环境条件才能发挥其作用，各社会经济阶层之间的差异越小，遗传的表现越明显。

1. 遗传对身体形态的影响

同卵双胎为研究遗传因素对儿童生长发育影响提供了最好的天然素材。研究表明，同卵双胎身高的差别很小，头围、头径测量值也很接近，说明骨骼的发育受遗传因素影响较大。对同卵双胎进行的骨龄分析研究显示，骨龄的遗传度为80%，表明遗传对骨骼发育的影响占80%，环境因素的影响仅占20%。通过对共同生活的同卵与异卵双生儿骨龄等指标的相似度系数进行比较得知，共同生活的同卵双生儿骨龄和身高、体重的相似度系数均明显低于异卵双生儿(相似度系数大的说明对内差异大，小的说明对内差异小)，表明骨龄、身高、体重都受遗传因素的影响。在共同生活与分开抚养的同卵双生儿骨龄等相似度系数比较中，发现身高和体重较骨龄更易受环境因素的影响。

在家族影响方面，儿童的身高在很大程度上取决于遗传。一般父母高的子女也高，父母矮的子女也矮。儿童在良好环境下成长至成年时，其身高与父母平均身高之间的遗传度为75%。即人体的高度75%取决于遗传因素，只有25%取决于营养、锻炼等环境因素。所以，儿童成年时的身高可根据当时的年龄、身高、父母身高、骨龄等进行预测。女孩也可根据初潮年龄和当时的身高来预测成人时的身高。

表 2-1-1　身体形态指标遗传度

指标	男(%)	女(%)	指标	男(%)	女(%)
身高	75	92	胸围	54	55
坐高	85	85	臂围	65	60
臂长	80	87	腿围	60	65
腿长	77	92	体重	63	42
足长	82	82	瘦体重	87	78
头宽	95	76	心脏形态	82	82
肩宽	77	70	肺面积	52	52
腰宽	79	63	胸廓形态	90	90
盆宽	75	85	膈肌形态	83	83
头围	90	72			

(引自参考文献3)

2. 遗传对生理功能的影响

人体代谢能力主要由遗传因素决定。个体的最大摄氧量(86.3%)、最大心率(85.9%)遗传度都很高，这是运动员重要的生理素质指标，后天营养条件和训练对其影响都不是很大。对一般儿童来说，运动能在遗传基础上提高其生理功能，如心肺功能等。

表 2-1-2　生理指标与遗传度(%)

指标	安静心律	最大心率	肺通气量	最大摄氧量	脑功能	月经初潮时间	血型	血压
遗传度	33	85.9	73	79～93.5	90	90	100	42

(引自参考文献3)

3. 遗传因素对智力与心理的影响

所谓智力和心理就是脑的功能。儿童的智力与个性的诸多特征受遗传因素的影响度不同。

表 2-1-3　智力与心理的特征与遗传度(%)

智力与心理指标	智力	基本情绪	思考能力	意志力	判断的果断性	好奇心	对反对的抵抗力	运动制约	记忆力
遗传度	70	75	72	83	96	87	95	65	62

(引自参考文献 3)

上述情况说明，遗传对儿童生长发育的影响是比较大的，但遗传潜力的发挥主要取决于环境条件。因此应当为儿童创造良好的生长发育环境条件，在遗传水平的基础上，最大潜力的发挥环境因素作用，促进儿童生长发育。

二、环境因素对儿童生长发育的影响

生长发育不是孤立自发的过程，而是受一定环境因素影响和制约的。如果环境中存在某些物理的、化学的、生物的或心理方面的有害因子，就必然影响儿童的身心发育。环境因素主要指自然环境和社会环境两个方面，它们对发育的影响都是综合性的。

1. 营养对儿童生长发育的影响

儿童正处在迅速成长的阶段，必须不断由外界摄取各种必要的营养素，尤其是足够的热量和优良蛋白质、各种维生素、矿物质以及微量元素等，作为生长发育的物质基础，保证同化过程超过异化过程，才能获得充分的发育。营养素缺乏或不合理的膳食不仅会影响发育，而且会导致营养不良及各种营养缺乏症。长期营养不良影响骨骼的成熟程度及其长度，使骨骺在愈合时，达不到应有的长度而形成体格矮小。

出生后长期的严重营养不良，尤其是蛋白质、热量摄入不足，可影响大脑的正常发育及日后的学习能力。与同年龄营养足够儿童相比，营养不良儿童感情冷淡，其对外界刺激的反应总是懒洋洋的或无动于衷，比较多的儿童在 6～7 岁时，阅读书写有困难，理解力低。所以，营养对儿童发育有着深远的影响。

2. 体育运动对儿童生长发育的影响

利用自然因素，如日光、空气、水等进行锻炼对促进儿童新陈代谢、增强儿童体质、减少疾病，提高各器官系统发育水平有很大的作用。(详见第三章)

3. 生活方式对儿童生长发育的影响

生活方式是个人的行为模式，是人们一切生活活动的总和。世界卫生组织公布的资料指出，个人的健康与寿命，60%取决于自己，15%取决于遗传，10%取决于社会。

良好的生活方式能有效地促进儿童健康成长。合理安排有规律有节奏的生活制度，保证儿童有足够的户外活动和适当的学习时间，定时进餐及充分的睡眠可以促进儿童的生长发育。在合理的生活制度下，包括大脑在内的身体各部分的活动和休息都能得到适宜的交替，形成动力定型，使人体的生理活动有节律，加上及时补充营养保证能量代谢的正常进行，有利于促进儿童身体形态、生理功能及智力的充分发育。

目前儿童生活方式中存在很多不利于健康的问题，需对儿童适时的进行健康教育。

(1)不良的膳食习惯

现在随着生活水平的提高，儿童的食物选择越来越多，随之而来的问题是儿童偏食、大量饮用碳酸饮料、经常吃洋快餐、大量吃零食等。这些不良习惯不仅直接影响儿童的生长发育，还给成年后的健康留下隐患。(详见第二篇第三章)

(2)不良嗜好

吸烟、饮酒、沉迷电脑游戏，是儿童少年中常出现的问题。儿童少年在生长发育阶段，机体各器官尚未发育成熟，吸烟饮酒对儿童各器官系统的生长发育都有不良影响，使儿童发育迟缓，心、肺功能受影响，反应时间延长，记忆力下降，学习能力下降等。沉迷游戏，不仅使孩子近视眼发病率上升，还造成沉迷电脑游戏儿童运动时间大幅减少，从而影响身体发育。

4. 疾病对儿童生长发育的影响

任何引起生理功能紊乱的急慢性疾病对儿童的生长发育都能造成直接的影响，其影响程度决定于病变涉及的部位、病程的长短和疾病的严重程度。一些严重影响器官或系统功能的疾病，如胃肠道疾病，可干扰正常的消化吸收，造成营养不良，不仅限制正常的生长发育，使体重减轻，神经系统发育和免疫功能也受到干扰破坏，幼儿会出现语言和动作的发育时间推迟。

反复发作的呼吸道感染、风湿病、结核病等，可不同程度地影响儿童的体格和机能的发育，慢性支气管哮喘可影响儿童胸廓发育和成熟过程。儿童时期的急性传染病如麻疹、百日咳、急性肠道感染等，如果治疗不当或加上并发症时，也往往会影响儿童的生长发育。

慢性疾病往往会更严重地影响儿童的发育。在我国湖北，地方性甲状腺肿流行区患甲状腺肿的儿童，其身高、体重与当地正常地区正常儿童相比有极显著的差异。有些已达17～18岁的病孩，身高与正常7～8岁的儿童差不多，发育受到严重影响。某些内分泌疾病，代谢紊乱，造成骨骼发育障碍以及严重的器官功能不良等，限制儿童的生长发育。因此，不仅要积极防治各种急性传染病，还要大力控制和防治各种可引起生理功能紊乱的慢性疾病，才能保证儿童的正常发育。

5. 季节对儿童生长发育的影响

季节对生长发育无论在身高或体重方面都有显著影响。一般在春季身高增长最快，秋季(9～11 月)体重增长最快。炎夏季节有些儿童的体重甚至有所下降。全年体重的 2/3 增加在 9 月至次年 2 月的半年里，1/3 增加在 3～8 月之间。身高增加的季节变化与体重相反，在 3～5 月 3 个月中身高增加等于 9～11 月 3 个月身高增加的 2～2.5 倍。所以可以利用生长发育的季节变化特点，改善其他环境条件，促进儿童生长发育。

6. 环境污染对儿童生长发育的影响

工业化造成的污染不仅可引起各种疾病，而且影响儿童少年的身心发育，是个必须予以重视的问题。前苏联学者对受大气污染的城市学生进行了 10 年以上的观察，发现其身高、体重、胸围的发育与对照组相比未见明显差异，但呼吸差，肺活量均较低，肌力增长也处于停滞状态，周围血项以血红蛋白的下降最为明显，污染组 4～6 岁儿童中有 17.2%血红蛋白低于 110g/L，而对照组低于此数值的少得多；对照组儿童的血红蛋白高于 130g/L 以上者有 32.7%，而污染组仅有 6.1%，说明环境污染对儿童功能发育有较显著的不良影响。

二氧化硫、硫酸及含有铅、铜、锌、砷的飘尘污染区，儿童的身体发育较对照区显著落后，尤以女孩更明显，其青春期的生长激素增加现象不明显，身体发育的均匀性也受到影响。此外，污染区儿童中体型瘦小的明显多于对照区。

铅是环境污染中毒性最大的重金属之一，随着工业、交通运输业的发展，环境铅污染日益严重。铅可以影响儿童的生长发育和成熟程度，当儿童血铅大于 60μg/100mL 时，可导致心理发育迟缓和智力下降。其次是镉，可因饮水受严重污染而导致儿童骨骼发育的障碍。飘尘、空气中的化学物质(如二氧化硫、一氧化碳、烃类)污染环境，与儿童肺炎、支气管炎、鼻咽炎、耳炎等的发病率显著相关，当污染严重时，可影响儿童的生长发育。

环境激素对发育阶段的儿童健康有着很大的危害。环境激素是环境中一类具有雌激素样活性的化学物质，可干扰内源性雌激素的生理作用，并拮抗雄激素的效应。目前公认的环境激素有：真菌性雌激素、玉米赤酶烯酮、有机氯农药 DDT 等；工业化学物质如多氯联苯、二噁英、烯基酚类等；人工合成的乙烯雌酚、植物雌激素等。这些物质广泛存在于人们的生活环境，通过多种途径危害儿童健康，如农产品上的残留物、洗涤剂、消毒剂、除草剂、污染水源等。这些环境激素污染通过食物链会逐渐浓缩聚集，进入儿童体内，干扰机体内分泌功能，影响激素合成、释放、转运、代谢和结合过程，从而危害儿童生长、性发育和健康。

7. 社会因素对儿童生长发育的影响

社会因素对儿童发育的影响是多方面的，社会经济的发展为儿童生长发育提供了较好的物质和医疗保障，父母的职业、文化水平和家庭经济状况等不仅影响儿童的身体发育，同时也影响其心理发育。

生长发育还明显地存在城乡差异。城区儿童的发育水平高于郊区和农村儿童。其原因与城乡之间社会经济、生活水平的不同有关。近来由于我国农村经济及卫生水平得到较快提高，为进一步缩小城乡儿童在发育水平上的差距创造了条件。教育部、国家体育总局、卫生部等单位 2005 年全国学生体质与健康调研结果公告显示，我国汉族城乡学生的身高、体重和胸围的生长水平继续呈现增长趋势，如：与 2000 年相比，7～18 岁城男、城女、乡男、乡女身高分别平均增长 0.70cm、0.31cm、1.00cm 和 0.69cm，体重分别平均增长 1.52kg、0.82kg、1.32kg、0.92kg，胸围分别平均增长 0.24cm、0.14cm、0.26cm 和 0.16cm。调研结果同时显示，1985～2005 年的 20 年来，我国城乡儿童形态发育水平持续提高，并表现出生长速度加快、生长水平提高、青春期发育提前等现象，尤其是城市男女生，身高生长长期趋势的增长方式已表现为成年身高的增长。

物质的极大丰富，食物的多样化对儿童生长发育的影响是利害兼备的。有调查表明，近几十年来中国经济的发展使农村儿童的生长发育水平明显提高，突出表现在身高体重的增长上，肥胖儿童数量也明显增加，高血压、高血脂病存在低龄化趋势。

8. 心理因素的影响

心理因素对儿童生长发育的影响主要是通过对神经系统、内分泌系统和免疫系统的影响造成的。目前学生面临的择校压力、升学压力、学习成绩压力、父母离异造成的压力等都影响着儿童的心理健康，这些压力过强时会使儿童产生紧张、焦虑、抑郁等心理反应，长期的不良心理状态会进而影响学生生理机能，产生躯体不良反应，如有的孩子一看书就头痛，一到学校就肚子疼、拉肚子，不停地上厕所，甚至恶心呕吐，发低烧，放假或离开学校症状就会消失，有人把这种情况称为“情绪胃”、“假痛症”，属于心理性生理疾患。长期过度紧张，引起免疫力下降，导致躯体不适，出现胃肠功能紊乱，会导致儿童体重下降，影响发育。

第三节　体育运动对儿童生长发育的影响

体育锻炼是促进儿童生长发育的重要环境因素，是生长发育的动力。遗传使儿童的身体自然生长，积极持久的体育锻炼可在遗传的基础上，使儿童的身体在生长发育过程中实现自我再塑造，提高儿童在身体形态和生理功能的发育水平。

一、体育锻炼对儿童骨、关节、肌肉发育的促进作用

1. 对骨发育的促进作用

体育锻炼能促进骨的新陈代谢，加强骨的营养，改善骨的结构。通过对体校儿童与同龄一般儿童X光片的比较可以看出，锻炼促使骨密质增厚，骨松质的骨小梁的排列更加整齐而有规律，使骨能承受更大的压力，体校儿童的骨明显粗壮和坚固。此外，锻炼时，骨的血液供应量大大改善，使骨获得更多的营养，促使骺软骨增殖加速，使长骨长长。

2. 对关节发育的促进作用

体育锻炼能促进关节囊和韧带增厚，也增强了关节周围肌肉的力量。因此关节的牢固性增强了。锻炼使关节囊坚韧，特别是关节囊周围的肌肉力量增强，使关节的柔韧性增强，活动的幅度增大，灵活性增强，如杂技小演员，小运动员，能作关节活动幅度较大的动作。

3. 对肌肉发育的促进作用

人在一般生活状态下，肌肉活动量很小，肌肉中毛细血管大部分关闭。体育锻炼，肌肉运动增强，肌肉的毛细血管大量开放，开放数量可以从80条/cm^3增加到2000条/cm^3，是安静时的15～30倍，营养物质源源供应，使肌肉长得粗壮。动物实验表明，锻炼能使肌球蛋白增加40%～50%；还可使肌肉中储备氧作用的肌红蛋白含量增加，使肌肉能适应紧张工作。因此，儿童经常进行体育锻炼，肌肉增长速度相对增快，收缩力量有明显的增强，肌肉耐力增强，肌肉变得粗壮。一般人肌肉重量占体重的35%～40%，经常参加体育锻炼者的肌肉重量可达体重的50%。体育锻炼可使儿童身体整体的弹性以及柔韧性明显增强。

4. 体育锻炼对体格发育的影响

杨泽林等于1985～1990年选取观察组与实验组各50名儿童，男女各半，实验组每天一次体育课和一次课外体育活动，对照组每周两次体育课和一次课外体育活动。实验结果如下：

对比实验数据显示，儿童时期长期坚持每天体育锻炼，会使身体形态发生显著变化。

表 2-1-4 实验前后两组各指标增长值的比较

性别	指标	实验组			对照组		
		1985	1990	增长值	1985	1990	增长值
男	身高	120.04	144.26	24.22	120.07	138.73	18.66
	体重	19.53	34.00	14.47	19.56	33.43	13.87
	胸围	55.65	65.94	10.29	55.90	62.32	8.78
女	身高	118.68	147.54	28.86	118.20	143.20	26.62
	体重	19.22	36.56	17.34	19.50	33.70	14.20
	胸围	54.70	68.22	13.52	54.76	65.32	10.56

（引自参考文献 4）

二、体育锻炼对儿童心脏发育及功能的促进作用

1. 心肌增厚，收缩力增强

体育锻炼时，会使全身血流量增大，特别是骨骼肌肉中的毛细血管大量开放，要求心脏的供血能力加强，心肌收缩能力加强。长期锻炼，促进心脏的肌球蛋白含量增加，肌纤维变粗，心肌增厚，心肌收缩的力量增强，心肌内毛细血管增生。

2. 心功能改善

经常进行体育锻炼，使心脏每搏输出量增加，安静时的心率变慢。例如 11 岁小学男生的心率平均 82 次/分，而同龄体校男生心率平均 74 次/分。由于心脏收缩有力，每搏输出量增加，心率变慢，使心力储备能力增强，如每搏最大输出量，一般男子为 140～160mL，而运动员为 190～200mL，每分最大输出量，一般男子为 27～30L，而运动员为 35～40L。剧烈运动时，两者的心率可达到同样的高度，但运动员的每搏输出量大，可满足机体的需要。

一般认为体育锻炼可加大心脏容积和心脏收缩力，使每搏输出量增加，从而提高人体有氧工作能力，因此，每搏输出量的增加是心脏对运动训练的适应。

此外，从心肌微细结构改变情况可进一步说明训练改善心肌功能的机理。经过训练，心肌纤维内 ATP 酶活性提高；心肌肌浆网对 Ca^{++} 的储存、释放、摄取能力提高；线粒体和细胞膜功能提高，ATP 再合成速率增加，冠状动脉供血充足。

3. 血管弹性好

锻炼使全身血流量改善，心输出量增大，因此减少了血管壁胆固醇、脂肪等代谢物质的沉积，使血管弹性好。儿童、少年血管弹性好，将会减少成

年后患心血管疾病，如冠心病、高血压等的可能性。

三、体育锻炼对儿童肺功能及呼吸运动的促进作用

1. 促进肺的发育

儿童的肺正在发育，8 岁时肺的容积为初生时的 8 倍，而成年人为 20 倍。儿童的肺组织血管丰富，弹性差，充血较多而含气少。尽管儿童肺组织结构和成人基本相似，但肺泡数量仍较少，所以肺功能相对较弱。

体育运动，促进了肺的发育，使肺泡数目增多，肺容积增大，肺功能相应得到提高。

2. 呼吸运动机能增强

呼吸运动是在神经系统支配下，由呼吸肌的收缩而引起的胸廓节律性扩大和缩小的活动。儿童少年呼吸系统的机能较成年人差，体育锻炼，肌肉活动产生大量的二氧化碳，刺激呼吸中枢，使呼吸加深加快，由此使肋间肌、膈肌等呼吸肌得到锻炼，更加有力。呼吸肌的发育，扩大了儿童胸廓活动的范围，使得胸腔容积增大，如一般人膈肌收缩上下幅度为 4cm 左右，运动员可达 6～7cm，膈肌每下降 1cm，胸腔容积增大 250～300mL。体育锻炼促进儿童呼吸肌的发育，使呼吸运动的机能增强，呼吸频率、肺活量等的生理测试都有明显变化。

3. 呼吸频率减少，肺活量增大

人体每分钟呼吸的次数叫呼吸频率。儿童正在发育过程中，呼吸运动能力较弱，年龄越小呼吸频率越快。如 5～6 岁的儿童呼吸频率为 25 次/分，10～14 岁的儿童呼吸频率为 20 次/分，体校的儿童由于系统的体育训练，呼吸运动能力增强，呼吸频率为 14～16 次/分。

肺活量是衡量人体呼吸机能的重要生理指数之一。肺活量能反映肺的储备力量和适应能力，也能反映呼吸器官的最大工作能力。

肺自身是不能主动的扩张与缩小，但肺有弹性和扩张性，可借助其他力量来完成。肺通过胸膜与胸廓、横膈粘着在一起。在呼吸运动过程中胸廓的变化，带动肺，使肺随之被动地扩大和缩小。经常锻炼，儿童呼吸肌发育增快，胸廓活动范围增大，胸腔体积增大，促进了肺的发育，因此肺活量增大。例如，10 岁体校儿童比同龄普通学校儿童的肺活量平均大 350～400mL。15～16 岁小运动员比同龄非运动员的肺活量平均大 515mL。

近些年，随着学生课业负担加重，体育活动减少，我国儿童呼吸机能整体水平有所下降。2005 年全国学生体质与健康调研结果显示，我国大、中、小学各年龄组肺活量水平继续下降。2005 年与 2000 年相比，7--18 岁汉族城男、城女、乡男、乡女的肺活量水平分别平均下降 285mL、303mL、237mL、259mL。

四、体育锻炼对儿童消化系统的促进作用

儿童经常参加体育锻炼，对消化器官的机能发展有良好的影响，可以加强胃肠的蠕动能力，使消化液分泌增多，使机体的消化吸收能力提高，增加食欲，有利于增强体质。

在较剧烈的体育运动时，交感神经高度兴奋，引起腹腔内脏器官的血管收缩，肌肉中的血管舒张，血液进行重新分配，大量血液流入肌肉，从而保证剧烈运动时肌肉工作的需要。因此，供给消化器官的血液减少，消化腺的分泌能力降低，消化液减少，同时，副交感神经活动受抑制，胃肠运动减弱，消化能力随之减弱。

据以上特点，一定要安排好体育运动和进餐的时间，如运动结束后休息一段时间，待交感神经的兴奋性降低，心、肺活动平静下来，副交感神经兴奋逐渐提高，胃肠运动能力逐渐加强后再用餐。饱餐后，胃肠需要的血量多，若剧烈运动，会影响胃肠的消化功能，甚至会引起腹痛或呕吐。

五、体育锻炼对儿童神经系统的促进作用

1. 促进大脑发育

运动可以增加脑的血流量，从而供给脑细胞更多的氧气和养料，促进大脑皮层细胞建立广泛的突触联系，对儿童少年脑的发育起积极的促进作用。

2. 提高神经系统协调能力

儿童新陈代谢旺盛，神经兴奋过程占优势，所以活泼好动，但动作的协调性较差，动作往往不够准确。通过体育锻炼，完成连续较复杂的动作、稳定平衡等动作，提高儿童大脑皮层相关区域建立联系的协调性，从而使动作的协调性得到提高。如小运动员，不仅能掌握在平衡木上的平衡，而且能做高难动作。

3. 提高神经系统反应的灵活性

体育锻炼可使神经系统反应迅速灵活，使人体对外界的各种刺激的反应速度提高，灵活性提高。

利用声、光测试人的反射时间，一般人经过大脑皮层而实现反射活动，反应的潜伏期往往需要 0.3～0.5s。经过训练的运动员，需要 0.12～0.15s；优秀乒乓球运动员平均只需 0.1s；个别优秀运动员只需 0.07～0.09s，比一般人快了 3～5 倍。

通过体育锻炼，可以建立许多新的条件反射，使身体更加灵活，动作协调，如跌倒时做滚翻，加强对自身的保护。

4. 提高大脑的持久工作能力

学习、工作之余开展一些体育活动，会感到头脑清爽，精神饱满，记忆

力好。这是由于体育锻炼能使原来学习或工作时相应的大脑皮层得到休息，而且比一般安静时得到更深的休息（抑制）。从而提高了因疲劳而降低的视觉和听觉感受力，大脑持久的工作能力得到提高。所以体育运动后学习效率明显提高。

5. 能提高儿童对外界的适应能力

经常进行体育锻炼，神经系统调节机能提高，体温中枢反应迅速，身体对冷、热的耐受能力提高。经常进行体育锻炼的儿童，由于对天气冷、热变化适应能力加强，因此不容易患感冒，身体健康。

六、体育锻炼对内分泌系统及免疫能力的促进作用

1. 体育锻炼对内分泌系统的作用

儿童进行体育锻炼，在神经系统的调节下，内分泌腺能分泌多种激素。各种激素能调节和促进机体的新陈代谢，促进儿童的生长发育。

进行中等运动强度，时间在20分钟以上的运动，血浆中生长素含量增高，甲状腺素也略有增高。生长素能促进蛋白质合成和脂肪分解，促进软骨和骨的生长，所以，有助于儿童身高的发育。甲状腺素能促进机体的氧化分解过程，增加产热，调节糖类、脂肪、蛋白质的代谢，促进儿童的生长发育。

运动过程中，血浆中胰岛素含量减少，胰高血糖素含量增加。从而能保证运动时血糖不至于明显下降，有利于脑组织血糖的供给。

此外，肾上腺所分泌的多种激素，以及雄性激素等，在不同运动强度中，血浆中的含量都有不同的变化，运动时雄性激素分泌增多，可协助生长素加速生长。总之，运动能调节或促进内分泌腺激素的分泌，有利于儿童的生长发育。

2. 体育锻炼对机体免疫的作用

免疫是人体免疫系统的一种保护性生理反应。能防御致病微生物等的侵入，防止疾病的发生，并能清除人体代谢产生的衰老或被破坏的细胞。此外，还能识别、杀灭体内出现的异常细胞。

儿童参加体育锻炼，有利于免疫器官胸腺的发育。胸腺能产生多种T淋巴细胞，并分泌胸腺激素。有的T淋巴细胞，能直接杀灭病原微生物。有的T细胞有协助或激活其他淋巴细胞产生免疫作用。体育锻炼能使儿童体内中性粒细胞的吞噬能力增强，提高儿童非特异性免疫能力。

进行体育锻炼，呼吸运动增强，吸入的空气以及呼出的气体中所含有的微生物以及尘埃微粒，刺激鼻、咽、喉等呼吸道黏膜，这些黏膜下的淋巴组织，特别是淋巴器官扁桃体，能产生局部的免疫反应，保护机体的健康。

儿童时期扁桃体受到抗原的刺激，迅速增大，常是引起免疫反应后淋巴组织大量增生的正常表现。扁桃体对儿童的免疫机能有重要作用。

总之，体育锻炼能增强青少年体质、促进青少年健康成长。2007年中共中央国务院关于加强青少年体育锻炼增强青少年体质的意见中要求学校确保学生每天锻炼一小时。中小学要认真执行国家课程标准，保质保量上好体育课，其中小学1～2年级每周4课时，小学3～6年级和初中每周3课时，高中每周2课时；没有体育课的当天，学校必须在下午课后组织学生进行一小时集体体育锻炼并将其列入教学计划；全面实行大课间体育活动制度，每天上午统一安排25～30分钟的大课间体育活动，认真组织学生做好广播体操、开展集体体育活动；寄宿制学校要坚持每天出早操。

本章小结

1. 生长是指细胞繁殖、增大和细胞间质增加，表现为组织、器官、身体各部以至全身的大小、长短和重量的增加以及身体化学组成成分的变化。生长是一个逐渐量变的过程。

2. 发育是指细胞的分化，组织、器官和系统形态功能不断完善，心理、智力和体力的发展，是质变的过程。实际上，生长和发育密不可分，相互依存。

3. 生长发育是在机体与外环境相互作用下实现的，在发育过程中遗传基因决定各种遗传性状，但需要一定的环境条件才能发挥其作用。遗传决定了机体发育的可能范围，环境条件则影响着遗传潜力的发挥，最终决定了发育的速度及其所能达到的程度。影响儿童生长发育的环境因素有：营养、体育运动、生活方式、季节、环境、社会、心理等因素。

4. 人体生长发育的一般规律：生长发育是一个有阶段性和程序性的连续过程；生长发育过程是波浪式的；身体各部的生长速度也不均等，生长发育具有不平衡性和统一协调性；生长发育呈轨迹现象，具有生长关键期；生长发育包括生理发育和心理发育。

5. 长期积极地体育锻炼，对儿童少年的体格发育、内脏器官发育、神经系统和内分泌系统调节能力的发育、免疫机能的发育都起着积极的作用，能够在保障营养供应的前提下，发挥遗传的最大潜能。

探究与实践

1. 查阅一篇近年来对儿童生长发育情况的研究报告，从遗传及环境两方面因素进行分析。

2. 在周围同学中，按长期参加体育锻炼和不经常参加体育锻炼情况分成两组，测量两组同学的胸围、握力、肺活量。

第二章　儿童的生活和学习卫生

本章提要

儿童生活卫生
儿童学习卫生
儿童体育锻炼卫生
青春期卫生

孩子的故事

小李老师教一年级，他要求学生坚持每天早晨进行晨检。清晨同学们一进教室，就主动到晨检组长面前伸出小手，让组长检查指甲是否干净，衣服是否整洁。

编者点评

在日常生活中许多事情看似小事，如果做法不正确或是习惯不良，就可能会引起不良的后果，引发疾病，甚至影响儿童身体的正常发育。小学时期是儿童形成健康意识、养成良好卫生习惯的最佳时期，通过学校教育，使儿童获得卫生知识，养成健康的行为和良好的生活方式，形成好的卫生习惯，是小学日常教育工作的一个重要方面。

儿童少年时期的健康是成年健康的基础，关系全民族的身体素质。教育部在 2008 年颁布《中小学健康教育指导纲要》中指出：通过有计划地开展学校健康教育，培养学生的健康意识与公共卫生意识，掌握必要的健康知识和技能，促进学生自觉地采纳和保持有益于健康的行为和生活方式，减少或消除影响健康的危险因素。在生活与学习的各个环节都存在着影响儿童生长发育的诸多环境因素，学校教育要使儿童了解日常生活和学习过程中的卫生保健知识，增强卫生保健的能力和技能，形成健康意识，为一生的健康奠定坚实的基础。

第一节　儿童生活卫生

一、儿童生活卫生教育目标和内容

2008年教育部颁发了《中小学健康教育指导纲要》，其中关于儿童生活卫生教育的目标和内容按学段进行了明确的阐述：

1. 水平一(小学一、二年级)

(1)目标

知道个人卫生习惯对健康的影响，初步掌握正确的个人卫生知识；了解保护眼睛和牙齿的知识；知道偏食、挑食对健康的影响，养成良好的饮水、饮食习惯；了解环境卫生对个人健康的影响，初步树立维护环境卫生意识。

(2)健康行为与生活方式的基本内容

不随地吐痰，不乱丢果皮纸屑等垃圾；咳嗽、打喷嚏时遮掩口鼻；勤洗澡、勤换衣、勤洗头、勤剪指甲(包含头虱的预防)；不共用毛巾和牙刷等洗漱用品(包含沙眼的预防)；不随地大小便，饭前便后要洗手；正确的洗手方法；正确的身体坐、立、行姿势，预防脊柱弯曲异常；正确的读写姿势；正确做眼保健操；每天早晚刷牙，饭后漱口；正确的刷牙方法以及选择适宜的牙刷和牙膏；预防龋齿(认识龋齿的成因、注意口腔卫生、定期检查)；适量饮水有益健康，每日适宜饮水量，提倡喝白开水；吃好早餐，一日三餐有规律；经常开窗通气有利健康；文明如厕、自觉维护厕所卫生。

2. 水平二(三、四年级)

(1)目标

进一步了解保护眼睛、预防近视眼知识，学会合理用眼；了解食品卫生基本知识，初步树立食品卫生意识；了解体育锻炼对健康的作用，初步学会合理安排课外作息时间；初步了解烟草对健康的危害。

(2)健康行为与生活方式的基本内容

读书写字、看电视、用电脑的卫生要求；预防近视(认识近视的成因、学会合理用眼、注意用眼卫生、定期检查)；不吃不洁、腐败变质、超过保质期的食品；生吃蔬菜水果要洗净；睡眠卫生要求；生活垃圾应该分类放置；烟草中含有多种有害于健康的物质，避免被动吸烟。

3. 水平三(五、六年级)

(1)目标

了解食品卫生知识，养成良好的饮食卫生习惯；了解烟草对健康的危害，树立吸烟有害健康的意识；了解毒品危害的简单知识，远离毒品危害；了解青春期生理发育基本知识，初步掌握相关的卫生保健知识；了解日常生活中的安全常识，学会体育锻炼中的自我监护，提高自我保护的能力。

(2)健康行为与生活方式的基本内容

健康的生活方式(主要包括合理膳食、适量运动、戒烟限酒、心理平衡)有利于健康；购买包装食品应注意查看生产日期、保质期、包装有无涨包或破损，不购买无证摊贩食品；容易引起食物中毒的常见食品(发芽土豆、不熟扁豆和豆浆、毒蘑菇、新鲜黄花菜、河豚等)；不采摘、不食用野果、野菜；体育锻炼时自我监护的主要内容(主观感觉和客观检查的指标)；发现视力异常，应到正规医院眼科进行视力检查、验光，注意配戴眼镜的卫生要求；吸烟和被动吸烟会导致癌症、心血管疾病、呼吸系统疾病等多种疾病，不吸烟、不饮酒；认识常见毒品的名称，了解毒品对个人和家庭的危害，知晓自我保护的常识和简单方法，能够远离毒品。

二、培养儿童的卫生习惯

对儿童卫生习惯的培养要根据儿童的年龄特点和认知水平，以儿童生活实际和生活经验为基础，循序渐进地进行。儿童年龄越小，可塑性越大，容易建立条件反射，形成习惯。培养卫生习惯应适合儿童少年的生理和生活需要，儿童少年正在不断生长发育的过程中，对外界环境因素的适应能力也在不断提高中，因此卫生习惯的培养必须从简单到复杂，要考虑到他们原有的水平，不可脱离实际，要求过高，需要在了解他们的家庭经济与生活条件、卫生情况及周围环境影响等情况基础上，进行有针对性的培养。

儿童应培养的卫生习惯，其基本内容包括：个人身体和环境的清洁卫生，避免污染；有规律的日常生活，科学合理的生活起居习惯；良好的学习卫生习惯；合理的饮食卫生习惯；青春期卫生习惯等。

卫生习惯是条件反射长期反复形成动力定型的结果。卫生习惯是“习以为常”的卫生行为，必须通过反复实践来培养并加以巩固和保持。儿童卫生习惯的培养方法，必须符合儿童少年的生理和心理发展规律，在非条件反射的基础上，逐步建立各种有益的条件反射。先建立的条件反射为后来更复杂的条件反射准备条件。从心理上讲，先要培养儿童对外界具体事物(或动作)的兴趣，引起注意，从而产生感性认识。小学阶段，第二信号系统在培养卫生习惯方面的重要性就更加显著。在培养儿童卫生习惯的过程中要注意几个方面。

1. 成人以身作则

儿童少年本能地会模仿成人(特别是教师和家长)的言语行为。因此，成人以自己的行为给儿童少年做出好的榜样，是培养他们卫生习惯的重要方法之一。例如，在学校里，教师应经常保持姿势正确，服装整洁，早操、课间操、眼保健操要和学生一起认真做，在检查学生清洁之前先检查自己。

2. 家庭督促

儿童少年每日至少有 2/3 的时间生活在家庭中，要求他们能把在学校获得的卫生知识和正在形成的卫生习惯，回家后加以保持、巩固，家庭的合作与督促是非常重要的。学校应将合理安排日常生活制度和培养卫生习惯的具体要求及时口头或书面通知家长，以引起重视，争取合作。

3. 培养习惯与传授知识相辅相成

儿童的课堂卫生知识讲授要与课外卫生活动积极配合。例如课内讲到蚊蝇是疾病媒介生物，课外就应该组织消灭蚊蝇的活动，并进而养成见到蚊蝇就要消灭的行为习惯。

4. 晨间检查

对儿童的个人清洁卫生实行晨间检查，不但能及早发现急性传染病，有利于及早隔离、诊断和治疗，而且对督促儿童少年经常保持个人清洁、纠正不卫生习惯，能起到很大的作用。

从年龄阶段看，小学是培养儿童少年卫生习惯最重要的时期。要使学生具有健康的体质，必须培养锻炼身体、讲究卫生的习惯和良好的生活习惯。所以教育工作者、卫生工作者、家长及社会其他有关方面，都要重视对儿童卫生习惯的培养。

三、儿童的日常生活卫生习惯

1. 个人生活卫生

儿童的个人生活卫生是其作为个体的人在日常生活中经常使用的卫生习惯。儿童的代谢很旺盛，活动量大，通过身体各部分排出的代谢废物也比较多，所以需要经常洗头、洗澡、换衣，勤理发。勤洗手、剪指甲。保护牙齿，饭后要漱口，早、晚要刷牙，同时注意正确的刷牙方法和使用合适的牙膏；要使用自己专用的毛巾、手帕，要注意每天洗手绢。不要将手指、铅笔头之类的非食物东西放在嘴里，不用手揉眼睛，不挖耳孔、鼻孔。注意个人清洁卫生。

2. 公共卫生

环境的公共卫生质量的好坏，直接影响着这个空间中人群的健康，对儿童公共卫生习惯的培养与个人卫生习惯的培养一样重要。公共卫生的主要要求为：

(1)不随便吐痰

健康人的气管、支气管黏膜可以分泌少量的黏液来湿润与保护自身，但当呼吸道有病变时，就会产生较多的痰液，会刺激黏膜产生保护性反射将其排出体外。卫生部门的抽样调查表明，一个浸润型肺结核病人吐出的一口痰中就有 5 千多万个结核杆菌，一个普通人的痰液中也可以化验出各种各样的细菌、病毒、真菌、支原体等上百多种病原微生物。吐在地上的痰液干燥后，痰液里的病原微生物就会随风飘扬，在空气中传播。所以痰液可以比作是呼吸道的“垃圾”。肮脏的痰液不能随地乱吐，以免散播细菌，传染疾病，危害公共卫生。在有痰的情况下，可以用纸巾将痰液包好，扔进垃圾箱中。

(2)咳嗽、打喷嚏的卫生

当鼻腔黏膜受到异物或异味刺激时，会出现打喷嚏，所以，打喷嚏也是一种自发的保护性反射，同时也是伤风感冒时的一种症状。打喷嚏可将附着在鼻腔、口腔黏膜及气管上的有害物质、细菌、病毒等通过飞沫排出体外，细菌的排出量可达0.45～15万个，一个喷嚏可以排出一万多个小飞沫，打喷嚏的排菌量是咳嗽的几十倍。由于喷嚏的喷射距离远，顺风的情况下可达9m，并以30m/s的速度飞行。呼吸道传染病，都是通过飞沫传播的，所以，当预感到要打喷嚏时，一定要马上掏出纸巾把口鼻遮住，如果措手不及，也可以用手掩住，然后再将手洗干净，不要对着别人打喷嚏。

咳嗽一般是呼吸道发生炎症造成的反射性活动，咳嗽与打喷嚏一样都是深吸气后将气体喷出，在气体喷出的过程中会造成带菌的飞沫喷出，在流感流行期间，很多有咳嗽症状的学生坚持上课而不戴口罩，从而造成流感在班内传播，一个接一个的学生相继患病。因此，流感患者在坚持上课时要注意戴上口罩，避免呼吸道疾病的传播，维护其他同学的健康权。

(3)扫地及擦黑板卫生

每天扫地是讲卫生的好习惯，在扫地之前一定要注意先洒水，以免尘土飞扬。在被扬起的灰尘中，含有大量的细菌、病毒和寄生虫卵，还可能有某种致癌物质及重金属等有害物质，这些病原体、有害物质就会随呼吸进入体内，抵抗力低者就会得病；大量的灰尘吸入会导致尘肺；对某些物质过敏的儿童可导致支气管哮喘的发作。擦黑板也要注意以湿抹代替干揩，避免粉笔末在空中飞扬。

第二节　儿童学习卫生

学习的生理负荷主要落在高级神经系统，特别是第二信号系统；此外也需要视、听器官以及维持坐姿和书写等活动的肌肉群紧张。研究学习卫生的目的是防止学生学习负荷过重，提高教师教学和学生学习的效率。学习卫生包括学生学习的用脑卫生、作息制度卫生、学习的个人卫生(阅读卫生、书写和唱歌卫生等)、学习环境卫生等。

一、学习的脑力劳动特点和用脑卫生

教师要合理有效地组织学习过程，首先应了解其儿童生理心理基础，掌握儿童少年认识活动的年龄特点、大脑皮质功能活动特性、工作能力的变化规律及其影响因素。

1. 学习的生理心理基础

学习时，语言、文字、符号等刺激通过视、听分析器把兴奋传至大脑皮质的相应部位，经过神经元对这些兴奋的分析、综合，同时选择最重要的、符合愿望和兴趣或为解决课题所必需的信号，进行信息接收、编码和贮存，密码运演和程序编制等神经活动，从而产生知觉、注意、记忆、思维等一系列心理过程，完成提出的学习任务。

任何一种心理活动的实现都必须有脑的三个基本功能联合区参与，即：①保证调节紧张度或觉醒状态的联合区。②接受、加工和保存来自外部信息的联合区。③制定程序、调节和控制心理活动的联合区。因此，学习与脑的不同水平和大脑的许多部位有关。例如：学习时必须有大脑皮质保持适宜的紧张度，这主要靠丘脑和脑干网状结构的功能；知觉的形成，需要大脑皮层的枕区、颞区、枕—顶区、颞—顶区和额叶的工作；注意和记忆过程，需要丘脑、脑干网状结构、海马和同它相联系的边缘叶结构参与；思维活动必须由大脑半球后部和颞叶来保证；一切随意的和有意识的活动，都是额叶在起作用。在个体发育过程中，额叶是发育较晚的，其皮质高级部分(联络区和联合层)的面积到6～7岁才扩大到60%，12～15岁时才开始密切参与复杂和稳定的随意注意活动。上述各个功能区的发育水平是儿童认识活动发展的生理心理基础，这些区域的脑电变化可以反映脑力工作能力的状况。

2. 大脑皮层的功能活动特点

大脑皮层活动有其特性，如优势兴奋、镶嵌式活动、动力定型、始动调节及保护性抑制等。教学活动应遵循儿童少年大脑皮层活动特点进行，从而提高学生的学习效率，防止大脑过度疲劳。

(1)优势兴奋

机体所处的生活环境随时都有大量的刺激作用于机体，如温度、声音、光等各种刺激因素。但是人能够从作用于机体的大量刺激中只选出最强的或最重要的、符合于自己的兴趣、愿望或与达到某种目的有关的少数刺激，由这些刺激引起兴奋的大脑皮层区域，叫做优势兴奋灶。在大脑皮层兴奋与抑制的相互作用中，如果大脑皮层的某一区域的兴奋占有优势，就形成“优势兴奋灶”，这个兴奋灶的兴奋就称为“优势兴奋”。“优势兴奋”可以将脑的其他区域的兴奋吸引过来，并对脑的其他区域有抑制作用。通过对其他区域抑制作用，来进一步加强“优势兴奋灶”的兴奋度，“优势兴奋灶”的兴奋度越强，对其他中枢的抑制作用越强，此种状态下孩子的注意力越集中，对其他事物就可做到"视而不见"、"听而不闻"，这时的学习效率最高。"兴奋灶"的形成与兴趣有关，儿童对某一事物的兴趣高，其"优势兴奋灶"保持的时间长，注意力就比较集中。

儿童的大脑易疲劳，表现为"优势兴奋灶"容易消失。当"优势兴奋灶"的兴奋扩散时，孩子的注意力开始分散，表现为东瞧西看，小动作增多，"优势兴奋灶"失去优势，转为抑制。儿童越小，大脑的发育越不成熟，兴奋越容易扩散，有意注意不容易持久。许多学者从不同的角度对儿童持续注意研究发现，儿童的注意持续能力随着年龄而增长，6～7 岁儿童有意注意持续时间是 15 分钟左右，8～10 岁孩子的注意持续时间是 15～20 分钟，10～12 岁约有 25 分钟，12 岁以上孩子的注意持续时间可以达到 30 分钟以上，值得强调的是儿童注意持续能力受生理心理多种因素影响，存在一定的个体差异。因此，如果教师的教学方法、管理方法得当，就可以使孩子在学习或写作业时注意力集中，并保持较长时间。

(2)镶嵌式活动

整个大脑皮质约有 150 亿个神经元，在进行某一项活动时，只有相应部分的大脑皮层功能区兴奋(处于工作状态)，与此无关的区域则处于休息状态。在工作区中也有些神经元处于兴奋过程，另一些处于抑制过程。因而大脑皮质经常呈现兴奋区与抑制区、工作区与休息区互相镶嵌的活动方式即镶嵌式活动。由于脑的功能定位不同，随着活动性质的改变，兴奋区和抑制区、工作区和休息区便不断转换，新的镶嵌式不断形成。这不仅可使皮质上各个区域轮流休息，而且，由于新的兴奋区对其周围的负诱导，可使原先工作的部位加深抑制，从而得到较好的休息。据此，不同性质的课程轮换，脑力与体力活动的交替进行，就可以使大脑皮质较长时地保持工作能力，这是减少疲劳发生、提高学习效率的有效措施。

儿童年龄愈小，神经系统的发育愈不成熟，兴奋愈容易扩散而不易集中，随意注意不能持久，因此，同一性质的活动时间要更短，各种活动的轮换要更加频繁。丰富的学习活动如听、看、说、写等可使大脑皮层各功能区轮换兴奋与休息，从而提高儿童学习效果。

(3)动力定型

将条件刺激按固定不变的顺序重复多次后，大脑皮层上的兴奋和抑制过程在空间和时间上的关系就固定下来，由此建立的条件反射越来越稳定准确，即形成动力定型。儿童一切技能训练和习惯培养都是通过建立条件反射建立的动力定型。建立"动力定型"以后，神经通路变得更通畅，建立的条件反射愈来愈恒定和精确，而且时间本身和前面的一种活动，都成为条件刺激，大脑能以最小的能量消耗，收到最大的工作效果。如：每天早饭后按时到校、课间上厕所、做好课前准备、按时完成作业、按时睡觉等，在老师和家长的多次督促下，这种顺序和时间在大脑皮层上固定下来，有了规律，每到一定时间，大脑就知道该干什么了，干起来很自然。一切技能和习惯的训练与培养，都是动力定型的形成过程。

儿童的年龄愈小，机体的可塑性愈大，愈容易建立动力定型。因此，应从小养成有规律的作息、正确的动作技巧和学习方法、良好的卫生习惯。作息制度不要轻易改变，以免因重新建立动力定型，造成大脑神经细胞的巨大工作负荷，这样的负荷在弱型和惰性型儿童会更加感到困难，有时甚至可导致高级神经活动的病理性反应。

(4)始动调节

大脑皮层神经元的活动能力(兴奋性)是逐渐加强的，要有一个克服本身的惰性过程。大脑在开始工作时，工作能力较低，随后工作能力逐渐提高，这种生理现象为始动调节。始动调节是由于神经细胞本身的功能启动及神经系统对其他器官、系统的功能调节，需要一定时间；同时在工作开始后的一段时间内，因工作而增加了的功能损耗会引起恢复过程加强，故工作能力逐渐上升。这种始动调节现象，在学日、学周、学年开始时都能看到。在安排教学内容时，要注意大脑皮层这一特性，使学生学习难度逐渐加强，以适合大脑皮层的始动调节。一节课中教学内容的安排、一天中各种课程的安排、一周中各门课程的安排都应遵循这一特点。

(5)保护性抑制

任何活动都伴随着大脑皮质功能物质的损耗，如三磷酸腺苷的分解和高能磷酸化合物减少，就是损耗过程的一个重要方面。活动开始时，由于损耗过程开始而引起恢复过程加强，继续下去，损耗便超越恢复，当发展到神经细胞的损耗超过其功能限度时，皮质即进入抑制状态，这种抑制即为保护性抑制亦称超限抑制。在保护性抑制的过程中，神经细胞的功能活性暂时降低，大脑皮质处于休息状态以防止进一步的功能损耗，并加强恢复过程使功能迅速恢复，因此超限抑制是一种保护性生理功能，起着保护大脑皮质免于陷入功能衰竭的作用。疲劳和正常睡眠都是保护性抑制。

学习是儿童少年的一项重要任务，这是一种紧张的脑力劳动，如果连续学习的时间过长，学习难度较大，就会使大脑疲劳，大脑皮层由兴奋会转为抑制，神经细胞的活动降低，使大脑细胞暂时休息，出现保护性抑制。据以上特点，教师应努力寻找适合儿童年龄特点的教学方法，顺应儿童的生理特征因材施教，在教学过程中，必须注意学生疲劳的早期表现，及时组织休息以促使大脑皮质功能活性的恢复，注意科学用脑。对于儿童的学习和生活，应要劳逸结合，动静交替。

3. 脑力工作能力的变化规律与影响因素

(1)脑力工作能力的变化规律

脑力工作能力包括工作速度和准确性，反映高级神经的功能状态。正常情况下，它在整个学习过程中也有一定规律性变化，根据这种变化规律，可合理安排学习和作息制度。

学习日中学生脑力工作能力的变化，在一般情况下其规律是：学习日开始后逐渐升高，学习约 2 小时后才达到高峰。以后逐渐下降，午间休息后回升，然后又逐渐下降，到学习日末时下降至稍低于学习日开始前水平；有时到学习日末由于即将到来的休息性活动引起前驱性兴奋，使工作能力略有回升，有人称此为终末激发，终末激发与大脑储存的能量情况、个体的学习兴趣和情绪有关。这两种情况都符合大脑皮质功能活动的特点，即经过始动调节后脑的工作能力升高；随着工作时间的延长，神经细胞损耗超越恢复时，出现保护性抑制；适当休息后，工作能力恢复；到学习日末时，工作能力仍无严重下降。这是高级神经功能状态良好的类型。

(2)影响脑力工作能力的因素

影响学生脑力工作能力的因素有很多。首先是个体的情况，如：年龄愈小，兴奋过程愈占优势，兴奋和抑制过程都容易扩散，因而工作能力愈不持久；同年龄儿童中，神经类型属兴奋型或弱型者工作能力较低；患脑功能轻微失调的儿童，对任何事物都只能关注片刻；患慢性病或急性病刚刚痊愈以及一般身体虚弱者，工作能力较低。在一年级儿童中，有些儿童中枢神经和肌肉系统功能、身体形态发育水平、行为抑制能力未达到入学成熟者，其脑工作能力和学习成绩明显较低，但到二年级以后这种影响便逐渐减小。

学习和生活条件也与学生的工作能力有密切关系。如：学习负荷过重和睡眠不足，往往是影响工作能力下降的主要原因。此外，休息时间和方式，教学内容和方法，课程表安排，学习地点的采光照明、微小气候、噪声干扰情况，课桌椅和各种学习用品的卫生质量等，也对工作能力有影响。适当的体育锻炼能提高脑干网状结构兴奋性，从而提高工作能力。

心理状态和情绪，与学习能力有密切关系。教师在与学生的交往中，要了解其心理状态和情绪，找出由不良情绪所造成的主要心理状态，分析其原因，并用各种方法激发学生的良好情绪，使其保持对学习最佳的心理状态。通常所见的对学习不利的心理状态是过度兴奋，缺乏信心，消极和抑郁等。

4. 学习负担的评价

学习负荷主要决定于教学内容的难度和分量，与学习方法和教学方法也有一定关系。学习负荷的大小，在一定程度上可由学习时间长短来反映，卫生学上一般采用学习时间说明学习负荷。教师在教育教学过程中，要注意观察学生在学习过程中的工作能力和生理功能变动情况，发现学生出现早期疲劳现象，要及时组织合理的休息，注意防止学生学习负荷过重，避免疲劳发展为过劳。

(1)学习负荷过重的评价指标——疲劳、疲倦和过劳

疲劳是在过强刺激或长时的弱刺激作用下，大脑皮质细胞功能损耗超过其功能限度时所引起的超限抑制，此时皮质细胞停止工作，使功能迅速恢复。因此，疲劳的机理是前述的保护性抑制，是一定紧张程度和一定持续时间工作后的一种保护性反应，属于生理情况。其表现为各器官、系统的功能和全身的工作能力暂时降低，一经短期休息便能恢复，故亦称为急性疲劳。学习过程中不能要求不发生疲劳，但可以采取措施使工作能力更加持久，以延缓疲劳的到来，尤其重要的是必须防止疲劳发展为过劳。一般认为，学习过程中出现早期疲劳时，是学习生理负荷达到临界限度的指标。

疲倦是人的主观感觉，是机体对疲劳中一系列变化的反应。脑力疲劳的感觉是头昏脑涨，全身乏力，嗜睡或失眠，易激动，肌肉松弛，头部感觉发热而足部发冷等。疲倦与疲劳的生理机制基本相同，都与大脑皮质的保护性机制有关，因此疲劳时常伴有疲倦的感觉。但也有例外，有时由于情绪的兴奋，引起下丘脑中枢的积极活动，脑干网状结构和垂体一肾上腺系统的功能活性提高，使大脑皮质的兴奋过程占优势，此时疲倦感就不出现。例如，让儿童从事有兴趣的工作，到傍晚时虽然工作能力的客观指标已显著下降，他们仍不诉说疲倦。反之，当工作无兴趣或单调乏味时，尽管才开始工作不久，工作能力的客观指标尚未下降，他们也会感觉疲倦。幼小儿童的高级神经活动是兴奋过程占优势，因此疲劳开始时并不常伴有疲倦的感觉；少年时期则因甲状腺和肾上腺活动加强，提高了大脑皮质的兴奋性，往往过度兴奋。对他们来说，更要注意疲劳的客观指标。

过劳亦称慢性疲劳，是一种病理状况，非短时休息所能恢复，多由长期学习负荷过重所致，故不能以此作为学习负荷卫生标谁的依据。过劳时，从外表可见皮肤和黏膜苍白，软弱无力，萎靡不振，迟疑不决，有时出现手部震颤，工作能力表现为速度减慢，错误增加，学习过程中的工作能力变化曲线呈不良类型。精神状态表现为对周围事物冷漠，但情绪容易激动，有时爱哭；心理功能下降，如注意力不集中，记忆力减弱，逻辑思维、抽象、想象和推断等能力受障碍；学习成绩降低；主观感觉容易疲倦，有时发生头昏、头痛、失眠或嗜睡、食欲减退和消化不良等症状，甚至发展为神经衰弱症。而且由于学习时间过长，使睡眠、体育锻炼和户外活动减少，因而身体抵抗力下降，经常患流感甚至影响生长发育。

(2)学习疲劳的表现

学生在学日、学周、学年过程中，疲劳发生时首先表现在高级神经活动的障碍，特别是第二信号系统的活动。随着疲劳的进展，高级神经活动障碍

分两个时相。疲劳第一时相，一般称早期疲劳，其机理是优势兴奋灶的兴奋性降低，对周围皮质区的抑制解除。特点是兴奋过程或内抑制过程之一受到障碍。内抑制的生理作用是能使人在多个条件刺激中，选择对其本身有意义的刺激作出反应。当内抑制过程障碍时，条件反射的分化抑制的能力减弱，兴奋容易泛化而引起错误的反应。表现为：上课时行为显得不安静，交头接耳或做一些不相干的事情；条件反射实验可见错误反应增多，包括对阴性信号有反应、对阳性信号无反应、在未给信号时也有反应等；剂量作业试验的结果显示工作错误增加。也有些人在早期疲劳时，主要变化是兴奋过程障碍，因而兴奋性降低，表现为条件反射的反应时延长，反应量减小；剂量作业试验的工作速度减慢。疲劳第二时相，一般称显著疲劳，其机理是大脑皮质的保护性抑制加深和扩散。特点是兴奋过程和内抑制过程均减弱。表现为上课时出现呵欠和瞌睡；条件反射实验不仅错误反应增多，而且反应时延长和反应量减小，甚至有时出现后抑制现象，即在对阴性信号不反应后，紧跟着给予阳性信号也不引起反应；剂量作业试验结果，不但工作错误增加，而且工作速度也减慢。

疲劳两个时相的变化，也表现在反应与刺激“强度法则”关系的破坏程度上，出现均等相，即对任何强度的条件刺激发生相等强度的反应，这就是早期疲劳；出现反常相，即对强刺激呈弱反应而弱刺激呈强反应，或对强弱刺激都引起反应，有时甚至对强刺激的反应完全消失，这说明已发展到显著疲劳。疲劳的两个时相在儿童少年的不同年龄阶段都可看到，而第一时相前表现在幼小儿童尤其明显。但神经类型属弱型和有病的儿童，往往很快便进入第二时相，因而不一定能见到他们第一时相的表现。

在学习过程中，选用上述任何指标，在学习前和不同时间的学习后测定，将学习后的结果与学习开始前的比较，若高级神经活动或行为表现出现疲劳第一时相的变化，或其他指标开始变坏，即应暂停学习转入休息。因此，学习末了时，若学生只发生疲劳第一时相的变化，即可认为是学习负荷合理；反之，如果高级神经活动或行为表现出现疲劳第二时相的变化，或其他指标急剧变坏，即说明学习负荷较重。对群体的学习负荷作评价时，往往以半数人疲劳发生为界限，即当学习引起50％以上学生发生疲劳时，便认为是负荷过重。

二、作息制度卫生

作息制度一般是指一日生活制度，即对一昼夜内学习(或劳动)、课外与校外活动、休息、睡眠、自由活动和进餐等各项要素，合理地规定其时间分配和交替顺序。学校作息制度还包括学年和学周的安排。

1. 制定儿童作息制度的原则

(1)根据年龄和健康状况区别对待，为不同年龄阶段或不同健康状况的儿童少年分别制订作息制度，使其各项要素适合他们的功能发育水平和满足生理和生活的需要。

(2)按照大脑皮质功能活动特性和工作能力变动规律，安排各种活动及其与休息的交替。

(3)满足教育的要求，既要完成规定的学习任务，又要使身心健康成长，保证儿童少年德、智、体全面发展。

(4)校内与校外的作息制度互相联系和统一。

(5)作息制度不要轻易改变。

遵守合理的作息制度，可保证劳逸结合适当，生理和生活的需要得到满足，而且由于各种活动与生理过程按一定顺序进行，使大脑皮质的神经过程形成动力定型，因而节省神经细胞的功能损耗，神经过程也变得更加均衡和灵活。这样就可以达到提高学习效率，预防疲劳发展. 改善神经类型，加强对疾病抵抗力，促进生长发育的目的。

2. 学校作息制度

(1)学习年安排。学习年安排就是合理分配一年中的学习、劳动和假期。这应根据学生的年龄特点、学习年中工作能力变动规律及教育上的要求等因素而定。学期与假期轮换，可使学生在连续几个月的紧张学习或劳动以后，有一段较长时间的休息以恢复学习能力，从而预防疲劳发展，保护身体健康。假期不要用来补课，应多组织有益于身心健康的活动，如野营、文艺欣赏、科技活动等。

(2)学习周安排。根据学生的工作能力在学习周中的变化规律，周一的学习任务不宜太重，周五应安排较轻的学习，周末不要布置过多的课外作业，以免影响学生的休息。

(3)一日生活制度。在一日中生活各要素的卫生要求：

课业学习：学生课业学习包括上课和自习。学习负荷、学习时间、课程表编排和课的组织等是否合理，都对学生的学习效率有影响。尤其是学习负荷，当其过重时，不但引起疲劳发展，降低学习效率；而且往往造成睡眠和户外活动时间不足，使发育和健康也受到不良影响。儿童年龄愈小，大脑皮质兴奋过程比内抑制过程愈占优势，兴奋和抑制都容易扩散，随意注意不能持久，疲劳较早出现。因此，无论是每日学习时间或每节课的持续时间(表)，应根据学生年级不同而有所不同。

我国《儿童一日学习时间卫生标准》(GB/T17223～1998)儿童每日学习时间(包括自习)，1～2 年级不应超过 4 小时，3～4 年级不宜超过 5 小时，5～6 年级不宜超过 6 小时。

表 2-2-1　各年龄儿童自主注意时间

年龄	主动注意时间(分)
3—	7
5—	15
7—	20
10—	25
12～15	30

(引自参考文献 3)

课程表的编排：应考虑学生在学日和学周中的工作能力变化规律。在学日中，把最难的课程排在上午第二、三节，最易的在上午第四节和下午末节；早晨第一节课前安排短时间的早读，以适应大脑皮质功能的始动调节。

课程的组织：要注意如何提高学生的学习效率。上课开始和末了时，学生的工作能力比较差，应用来复述教材内容或布置作业，最好采用多种教学形式，使学生的感觉和运动分析器共同参与认识过程，并启发他们主动思考，这样可以提高学习工作能力，减少疲劳。

课外与校外活动：包括体育锻炼、文艺、科技、社团活动、社会工作和公益劳动等。这些活动既可促进体力和智力发育，培养公共道德，锻炼工作能力；又能起到使大脑皮质不同区域轮换工作的作用。

休息：学生在一节课末工作能力下降，课间休息是两节课之间消除疲劳的重要措施。根据大脑皮质镶嵌式活动的特性，课间应进行活动性休息，到室外吸取新鲜空气、游戏、散步、远眺等，这样既可以消除脑力疲劳和维持坐姿的肌肉静力性紧张，使眼的调节放松，又能加强教室的换气。但不宜进行过度的体力活动，否则会使学生再上课时仍过于兴奋，呼吸加快，不能很快地安静下来集中注意进入学习。

午间休息对消除上午学习引起的疲劳，恢复工作能力，保证下午和晚上的学习效率有着重要意义，应教育学生合理利用，最好有短时间的午睡，这样可使下午的工作能力提高。

三、学习的个人卫生

学生在学习过程中，除了学校提供良好的学习卫生条件、合理安排生活制度外，自己也必须注意的学习卫生主要有阅读卫生、书写卫生、唱歌卫生及考试卫生。

1. 阅读卫生与眼睛的卫生保健

阅读是紧张的视力活动和脑力活动。阅读时，不仅是大脑分析和综合功能的紧张活动，而且伴随有眼调节机能的紧张活动，如不注意卫生要求，不仅可能引起眼部肌肉的疲劳和中枢神经系统的疲劳，而且可以促成近视的发生。因此，阅读时应注意下列卫生要求。

(1)书本与眼的距离要适合。眼和物体的距离愈近，则所需调节度愈大，当物体与眼的距离小于 25cm 时，眼的调节度急剧上升，长时间的过近距离阅读会使眼的屈光状态向近视方向发展。因此，在儿童少年时期，书本与眼的距离最好保持在 30～35cm 之间。

(2)尽可能使书本的平面与视线成直角。在这种情况下，书本上每个字中两笔画延伸到眼睛所形成的视角最大，字在视网膜上所形成的影像最清晰。阅读时姿势端正可以使身体的重心稳妥地落在坐骨和靠背的支撑点的范围内，从而能减轻维持坐姿的肌肉疲劳。躺着看书、走路看书、乘车看书都是不卫生的不良习惯，必须改正。

(3)在光线充足的地方阅读。在光线不足的情况下阅读时，学生必须把书拿得更近才看得清楚，这样就会增加眼调节的紧张性。所以，教室应有足够的自然光线和人工照明，光线应由左侧射入，光线均匀，不眩目(见后面章节)。

(4)连续阅读的时间不可太长。小学低年级儿童一般在阅读 20～30 分钟后(随年龄增长可适当延长)应向远处眺望，使视觉器官和调节肌得到休息。每天阅读的总时数也应适当限制。同时要限制看电视、操作电脑与玩游戏机的时间，连续看电视不可超过 0.5～1 小时，操作电脑 10～30 分钟后要作适当的活动，一次玩游戏机的时间不超过 30 分钟。

(5)对字体的要求。一般说来，儿童作业本上所写字体的高度约为课本文字高度的 3 倍，即 9mm，在距离 1m 远处清晰可见。黑板上书写字体的大小应为作业本字体高度的 9 倍，即拼音字母与阿拉伯数字的高度约为 4cm，汉字应为 8cm。提出黑板字体 9 倍于作业本字体的要求，是因为教室最后一排座席距黑板为 9m 远。黑板长至少应为作业本宽度的 9 倍。

(6)眼睛的自身保健。为了减缓与克服眼睛的视觉疲劳，除了需要注意以上的用眼卫生之外，可以自己对眼睛进行自我保健。可以进行眼睛周围的穴位按摩，增加眼窝内的血液循环，改善神经营养，使之气血通畅，以达到缓解或消除眼肌紧张、痉挛和视神经疲劳的目的；也可以做眼保健操，达到同样的目的；或者做晶体操，通过看远和看近的交替活动，改善眼睛的调节机能，以达到消除视觉疲劳的目的。平时多进行望远活动训练，望远训练可以缓解眼睛调节装置的紧张状态，要有明确目标，不能望着漫无边际的天空。良好的阅读卫生与眼睛的卫生保健，可以避免视力异常。

2. 书写卫生

写字主要是手部细小肌肉的活动，这些细小肌肉在 6～7 岁才开始发育，儿童初学写字时，要注意正确的写字方法和握笔姿势训练。笔杆和练习本成60度角，拿笔时食指应较大拇指低，手指离笔尖要有3cm左右距离，使笔杆应用自如，不易产生疲劳。

写字时，应保持正确的姿势。良好的坐姿是：脊柱正直，写字时头部不过分前倾，不耸肩，不歪头，两肩之间的连线与桌缘平行，前胸不受压迫，大腿水平，两足着地(或踏板)，保持一个均衡稳定而又不易产生疲劳的体位。在看书写字时，眼与桌面上书本的距离一般应为30～35 cm。前臂可平放在课桌上，但不可将胸部紧靠在桌缘上，通常保持一拳距离，以避免胸部受压。

3. 朗读与唱歌卫生

朗读与唱歌卫生也是学习过程中不可缺少的环节，所以嗓音的保护也很重要。要保护好自己的嗓音，必须科学地朗读和唱歌。读书是要高、中、低声交替使用。唱歌时主要是喉头肌肉、声带和肺部紧张活动，这时吸气快，张口呼吸，所以应注意保护声带和预防呼吸道疾病。唱歌的地点要空气新鲜，冬天应避免在户外迎风处唱歌，以免吸入污浊和过冷的空气而引起感冒、咳嗽等呼吸道疾病。儿童的音带比较短，所以发出的声音调高而响亮，在唱歌时要选择音域不要太广，节律不易太复杂，音程跳动不宜太大的歌曲，以免造成声带的过度紧张。每次唱歌的持续时间，低年级儿童不宜超过5分钟，中高年级儿童不宜超过10分钟。刚刚进入青春期的学生，进入变声期，此时期的声带发育快而喉肌较弱，唱歌时容易互不协调而产生疲劳，应特别注意声带保护，否则会引起声带肥厚、闭合不全等喉科疾病，会造成嗓音嘶哑。

4. 考试卫生

考试是检验学生学习情况和老师教学效果的一种必要手段，但考试也给学生带来了不小的心理压力。许多学生在期中、期末考试之前喜欢开夜车，有的学生在升初中之前连续“开夜车”，这样突击复习、应付考试的做法及其不利于身体健康和生长发育。

学生们在临考前，学习本来就比平时紧张，一天下来，管理学习的神经中枢长时间处于兴奋状态，十分疲劳，这时的学习效率也不高，如能按时上床睡觉，保证充足的睡眠时间，便可使体内被消耗的能量物质重新合成，使大脑得到休息，使管理学习的中枢神经恢复功能，精力充沛地投入到第二天的学习中去。如果学习了一整天，夜晚再“开夜车”，减少了睡眠时间，大脑得不到有效的劳逸结合，必然会使已经疲劳的神经中枢更加疲劳不堪，不利于保持大脑的良好学习状态和长远的记忆效果。“开夜车”过多，还会引起头昏眼花、失眠多梦、健忘、周身无力等神经衰弱症状。

四、学习的环境卫生

学生在受教育阶段，不仅是接受和学习知识的阶段，同时也是身体生长发育的关键时期，学习的环境卫生对他们的全面发展至关重要。学校周围环境应该是安静、无空气污染和安全的环境；学校的总体布局要合理，具有一定的校舍、运动场地、试验园地和绿化地带。由于学生在校期间的大部分时间都分配在教室内，所以教室的教学环境尤其重要。

1. 教室的卫生学要求

(1)教室的基本卫生要求

普通教室是一个班级进行学习和各种活动的主要场所，也是学校建筑中数量多、功能要求高的房间，教室及其周围环境直接影响到教学效果和儿童的身心健康。教室的基本卫生要求是：①有足够的面积、合理的形式与尺寸，以便于课桌椅的合理安排和学生的流动与疏散；②有良好的朝向和适宜的光照条件；③有足够的空气量(空间)和良好的通风换气，以及采暖设备和防热措施；④室内应有满足教学和卫生要求的教学设备以及安静的环境；⑤室内装修、家具等要考虑儿童少年的特点，墙壁装修材料及家具表面应坚固耐用、光滑平整，不应有尖锐的棱角，以保障儿童的安全。

(2)教室面积、形式及课桌椅布置

《中小学校建筑设计规范》规定，儿童每人使用面积为 1.1m^2，教室定额人员为 45 人，其面积为 50m^2。教室可有各种形式：矩形、方形、多边形等，较为普遍采用的是矩形。课桌椅的布置应便于就座，便于教师巡回指导，符合良好的视听要求。因此，课桌椅的排列应满足下列要求：①前排桌前沿至黑板的距离不小于 2m，最后一排课桌后沿与黑板的距离不大于 8m；②教室后部应设置不少于 0.6m 的横向走道，课桌椅间的横向走道宽度不小于 0.55m；③课桌椅与侧墙面的净距离不小于 0.12m；④前排边座学生与黑板远端形成的水平视角(观察角)不小于 30°，该视角小于 30°时，儿童辨认黑板字的能力降低；⑤前排座位与黑板顶端形成的垂直视角不小于 45°(图 2-2-1)。

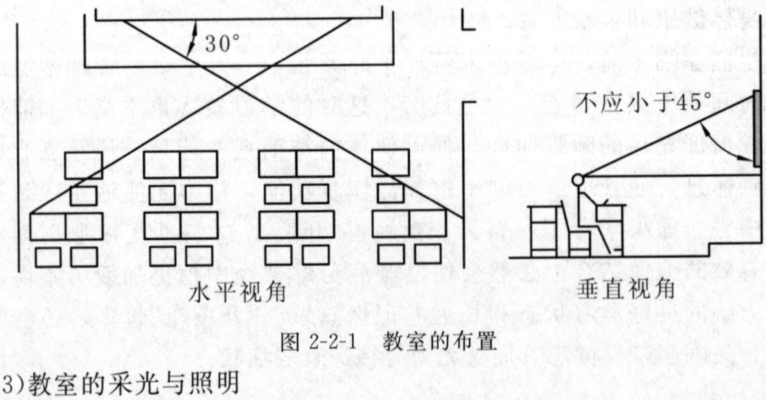

图 2-2-1　教室的布置

(3)教室的采光与照明

为了提高学习效率，保护视力，保证儿童身心健康，使他们能够在舒适愉快的视觉环境中学习和活动，教室内必须有充足的光线。教室的光线来源有自然光和人工照明——灯光。

教室的自然采光

教室自然采光的卫生要求主要是使各课桌面和黑板面上能有足够和均匀的光线，室内无直射阳光的照射，除北向窗以外各窗户均应备有半透光的窗帘，避免发生较强的眩光作用，各表面的亮度差较小，有协调的色彩及良好的反射等。

人工照明

为创造舒适愉快的视觉环境，教室除应有良好的自然采光外，还需要有合适的人工照明，以补充自然采光的不足。教室人工照明的主要卫生要求与自然采光的卫生要求基本上是一致的，即保证课桌面和黑板面上有足够和均匀的照度；不产生或少产生阴影；尽量减少眩光作用。教室灯具配置详见附录V。

控制眩光

在视野中，由于光亮度的分布或范围不适宜，或在空间或时间上存在着极端的亮度对比，以致引起不舒服和降低物体可见度的视觉条件称为眩光。在教室内尽量避免或减少眩光效应，在儿童视野内以看不到强烈的发光体(如透光窗、裸露的白炽灯或有强烈反光的物体)为最理想。

2. 课桌椅卫生

儿童少年在学校学习生活中，大部分时间是坐在课桌椅上渡过的。课桌椅是培养学生良好姿势习惯的外界条件，它与脊柱弯曲异常及近视眼的发生发展有一定的关系，也是影响学习作业能力及身体功能状况的一个因素。

(1)坐姿

坐姿可分为前位坐姿和后位坐姿两种情况。上体重心落在两坐骨结节之上或其前方的姿势为前位坐姿，此时，由背部肌肉的紧张及大腿来维持平衡；而后位坐姿时上体的重心落在坐骨结节之后，背部必须有倚靠。前位坐姿时，伸直躯干的骶棘肌、背阔肌、背长肌以及斜方肌等持续紧张，很快出现疲劳；而有倚靠的后位坐姿，则少有这种情况。教育上要求：后位坐姿适用于休息、听讲和看书；而写字时必须采取上体稍前倾的体位，但不要求过度前倾。

(2)课桌椅的尺寸

学生上课时能以良好的姿势看书、写字，这是课桌椅卫生要求的最基本出发点。不良的课桌椅导致学生不良的坐姿，是促使学生发生近视、驼背和脊柱侧弯的不可忽视的重要因素，所以课桌椅的尺寸必须适合就座儿童的身材。

椅高：即椅面(指椅前缘的最高点)离地面的高度，也叫椅面高。假如椅面太低，则大腿的前部便会抬起，减少支撑身体的面积。若椅面过高，则足离地，不但失去了足部的支持，同时下肢的血管和神经干也受到压迫，或者为了获得足部的支持点，而把臀部向前移动，这样不稳定的坐姿很容易产生疲劳。适宜的椅高应与小腿高相适应，等于腓骨头点高或再低 1cm(在穿鞋的情况下)，使腘窝下没有明显的压力。

桌椅高差及桌高：桌椅高差系桌近缘高与椅高之差。当椅高确定之后，再加桌椅高差则为桌高(即桌面近缘的高度)。桌椅高差在课桌椅中是最重要的因素，它对就座姿势的影响最大。假如桌椅高差太小，写字时上体必然前倾，或以单侧臂支持上体的重量于桌面，而使脊柱呈侧弯状态，或者弯腰低头，使脊柱后凸。假若桌椅高差太大，眼与书的距离就必然很近，两肩上提，或以单侧臂横架在桌面上，脊柱则呈侧弯状态。适宜的桌椅高差，对读写的儿童来说，应为其坐高的 1/3；身高高于 140cm 的学生，其桌椅高差则应再提高 1～2.5cm。桌椅高差也可以通过公式来计算：桌椅高差＝0.408×坐高－4.5cm。

表 2-2-2　学校课桌椅功能尺寸

桌椅型号及颜色标记	使用身高范围(cm)	桌高(cm)	椅高(cm)	椅靠背上缘高(距椅面)(cm)	椅靠背上下缘间距(cm)
1 号　白	165 以上	76	43	32	10 以上
2 号　绿	158～172	73	42	31	10 以上
3 号　白	150～164	70	40	30	10 以上
4 号　红	143～157	67	38	29	10 以上
5 号　白	135～149	64	36	28	10 以上
6 号　黄	128～142	62	34	27	10 以上
7 号　白	120～134	58	32	26	10 以上
8 号　紫	113～127	55	30	25	10 以上
9 号　白	119 一下	52	29	24	10 以上

(引自参考文献 4)

(3)桌椅距离：要使儿童在学习时保持良好的坐姿，不仅要注意桌高、椅高和桌椅高差，还要注意桌椅之间的距离，在椅深适宜的条件下，适宜的桌椅距离为 4cm 以内的负距离(图 2-2-2)，这样可以使儿童胸前(穿衣情况下)有 4～5cm 的自由距离。

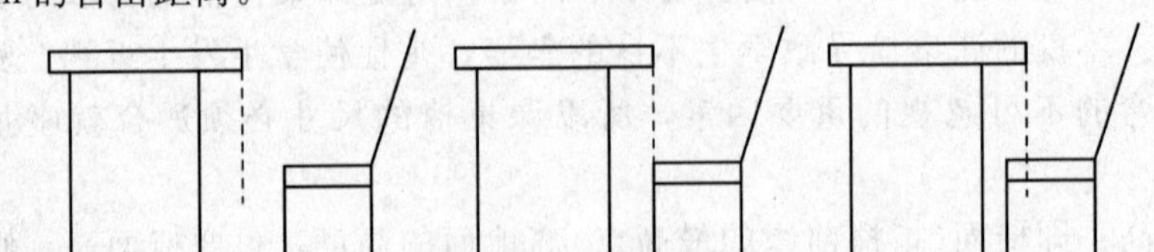

图 2-2-2　桌椅距离

3. 教室的通风、采暖及其他环境卫生要求

在儿童时期，身体的调节机能还不够完善，若室内的气温过热、过冷或骤然变化，都容易引起上呼吸道感染等疾病。此外，在教室内经常有数十名学生进行学习，室内空气很快变污浊，CO_2含量逐渐增加，不良气味加重，室内闷热的空气会引起学生疲倦、头痛、精神不振、注意力不易集中，导致脑力工作能力下降。新鲜空气对正在生长发育的儿童少年来讲是必不可少的。为了保证教室内有新鲜空气和适宜的微小气候，必须有合理的通风、采暖设备和适当的管理制度，以保障儿童少年的健康，提高他们的学习效果。

通风的目的是通过空气的流动，排出室内的污浊空气，送进室外的新鲜空气。在卫生学上，以儿童用室内空气中CO_2的含量(浓度)作为一项说明空气清洁程度的重要指标。根据空气的物理性状及气味等，提出教室空气中CO_2浓度的标准以不超过0.1%～0.2%(1000～1500ppm)为宜。应按不同季节和天气，规定合理的开窗制度，使室内有较好的空气条件。

表 2-2-3　教室空气 CO_2 含量变化

时间	第一节	第二节	第三节	第四节	第五节
课前	1.07	3.23	4.08	2.64	3.30
课后	3.38	4.58	5.69	4.04	4.46

注：第三节课后为课间操，学生人数45～46人。

(引自参考文献4)

第三节　儿童体育锻炼卫生

一、儿童体育锻炼要注意的问题

1. 体育锻炼要适合儿童身体素质的发育特点

儿童的身体正处在生长发育的旺盛时期，各器官系统的结构与功能日趋完善与成熟，在运动过程中，速度、耐力、力量、灵敏、柔韧性等素质，表现出一些年龄特征。开展体育锻炼应根据这些素质特征，安排适宜的锻炼内容。

(1)儿童体育锻炼及要注意的问题

身体素质与运动类型

小学阶段儿童大脑皮质兴奋性高，反应快，灵活性好；关节的柔韧性，伸展性也较好，肌肉方面儿童的屈肌力量发展较早；因此在全面锻炼的基础上，应根据儿童身体素质发展情况，着重发展平衡、柔韧、灵敏、协调以及

弹跳力等素质。可以多开展体操、韵律操、乒乓球、短跑、武术等运动，注意促进儿童下肢伸肌力量的发展。

表 2-2-4　不同年龄儿童身体素质发展情况

身体素质	发展最快年龄(岁)
平衡能力	6～8
模仿能力	9～12
反应速度	9～12
协调性	10～12
灵活性	10～12
柔韧性	10～12
节奏	10～12
速度	14～16
力量	13～17
耐力	16～18

(引自参考文献 4)

运动量

儿童的心脏发育不完善，神经系统对心血管系统的调节机能也不完善，大运动量会使心率过快，心动周期缩短，冠状动脉血液循环受影响，长此下去会使心肌受损。因此，儿童的剧烈活动时间不宜过长，运动量要合理，安排一些强度较大、持续时间较短的运动比较适宜，如 60 米、100 米、200 米跑等。

呼吸与运动协调配合

儿童通过体育课，开始接受系统的运动能力训练，如果注意培养儿童掌握呼吸与运动协调配合方法，会大大提高运动能力。

呼吸与运动协调配合方法包括肢体做伸展运动时应吸气，肢体做屈曲运动时应呼气；肩带和胸部固定时，应用腹式呼吸，而腹肌用力时，应用胸式呼吸；爆发用力和肢体做大幅活动时应憋气或吸气；进行周期性活动(长跑、游泳)，呼吸要有节奏，如长跑时两步一呼、两步一吸或三步一呼、三步一吸来配合跑步的节奏。另外，要注意运动时呼吸频率和呼吸深度的配合，尽量加大呼吸深度，避免呼吸频率过快。

(2)敏感期是发展儿童素质的“黄金时期”

各种素质的自然增长都有两个阶段，即增长阶段和稳定阶段。增长阶段又分快速增长和缓慢增长阶段。通常把快速增长阶段叫身体素质发展的敏感期，有人形容为“黄金时期”。

男孩7～15岁，女孩7～12岁，为身体素质发展的敏感期。这一时期积极参加体育锻炼，对提高身体素质极为有利，能收到事半功倍的效果。如经过一年游泳训练的9～10岁女孩，肌肉力量的增长，可以达到普通13～14岁女孩的水平。

2. 体育锻炼要注意儿童身体的全面发展

小学的体育教学或课余小运动员的训练，目的是要促进儿童的生长发育，全面增强其各器官系统的机能。小学阶段正是儿童生长发育的旺盛时期，体育课或训练，应使儿童的身体各个部分都能得到一定的锻炼。因此，体育课或训练的内容要力求全面多样，使儿童的体质全面增强。

注意儿童身体的全面训练，并不排斥专项训练。两者可以结合，但应注意以下几方面问题：①年龄越小，全面身体练习的比例宜越大；②训练水平越低，全面身体训练比例宜越大；③冬季全面身体发展练习一般应大些；④参加比赛阶段，应增加专项训练内容的比例。

身体的全面发展，大脑皮层建立的条件反射数量多，在此基础上，建立新的条件反射就容易。所以身体全面发展，为儿童开展专项训练，掌握新的运动技能，提高运动成绩打下基础，创造了条件。

3. 体育锻炼要循序渐进

人体从安静过渡到运动状态，要有一个过程；复杂的条件反射，要建立在简单条件反射的基础上；儿童对运动强度和所学的动作，需要多次重复，大脑皮层的兴奋与抑制才能协调，才能适应。所以，小学的体育课或训练，运动量应从小到大，动作技能应从易到难，训练时间要从少到多，而且要注意必要的重复练习，才能让儿童掌握所学动作，适应运动强度，提高运动成绩。

为了参加比赛，出成绩，突击训练，盲目加大运动量，提高动作难度，往往成绩没有提高，还会造成儿童肌肉拉伤、挫伤，关节脱位等运动损伤。

4. 体育锻炼应做好准备活动和整理活动

(1)体育锻炼要充分做好准备活动

准备活动是体育课、锻炼、比赛前有目的地进行一定身体练习，是为正式练习或比赛做好机体功能准备。

准备活动的生理作用

升高体温，增强代谢：进行准备活动，肌肉的收缩增强，促进了物质和能量代谢，使体温升高。体温升高1度，代谢率提高13%。体温的升高，增加了肌肉中的血流量，使肌肉获得更多的氧，还能提高神经系统和肌肉的兴奋性，降低肌肉的黏滞性，肌腱、韧带的伸展性和弹性增强。此外，关节滑膜分泌液增加，对扩大动作幅度，预防运动损伤有实际意义。

提高呼吸系统和循环系统的机能：通过准备活动，可以克服内脏器官的生理惰性，使呼吸、心血管系统动员起来，使神经系统做好充分准备，以协调适应机体运动的需要，减轻或避免运动时的极点现象。

专项准备活动有助于完成练习或比赛的正式动作：练习或赛前的专项准备活动，如篮球运动员赛前进行传球、投篮、运球等练习，再次加强和巩固已经形成的，运动技能暂时性的神经联系。因此，在比赛时，就能运球、传球自如，投篮命中率高。

减少运动损伤的发生：准备活动提高了肌肉、关节、韧带的弹性，伸展性。因此能减少肌肉、关节、韧带的运动损伤。准备活动时，要注意对练习或比赛动作容易损伤部位的活动，对预防运动损伤有实际意义。如：跑步或赛前，对踝关节、膝关节、大腿及小腿肌肉的活动，能预防或减少关节、肌肉的损伤。

准备活动的内容及活动量

准备活动内容：一般性准备活动，通常采用慢跑、徒手操、行进操或游戏等活动。专项准备活动，应根据练习或比赛项目安排内容及活动量。目的是使大脑皮层中即将参与活动的相关中枢已建立起的联系，使其协调性及兴奋性等达到适宜的状态，促进儿童或小运动员在练习或比赛时，能正常或超常发挥其技能，提高运动成绩。如短跑，应作几次起跑及冲刺练习，而且要一次比一次快，最后一次接近最快速度。

准备活动量(负荷)：年龄小、水平较低、运动时间长而强度较小的项目，活动量可以小些，气温较高时，活动量可小些。反之，练习强度大，气候寒冷，活动量可以大一些。总之，准备活动应该让学生微微出汗又不感到疲劳为宜。一节 40 分钟的体育课准备活动时间约占 5～8 分钟。

(2)体育锻炼后要有充分的整理活动

整理活动是体育课、训练或比赛以后，所做的使身体放松，机能恢复的轻松的练习和按摩。

整理活动的作用：整理活动能使肌肉放松，减少肌肉运动后的酸疼，有助于消除疲劳。整理活动能调整因激烈运动造成的暂时的机能失调，如欠氧债等。整理活动时，促使下肢血液回心，能调整心输出量，恢复脑血液正常供应，能避免或减轻因脑暂时性缺血而出现的重力性休克。

怎样进行整理活动：进行整理活动，动作应缓和，强度应由强到弱，尽量使肌肉放松，特别是要让参与练习或比赛的主要肌肉能得到舒展，放松。如短跑后要慢跑一段，接着做一些深呼吸，腿部的屈伸、放松摆动和小腿按摩。1 节体育课，整理活动时间不应少于 5 分钟。

5. 女性经期的体育锻炼

小学五、六年级的女生，多数会有月经周期的出现。学校、教师、家长应对她们进行月经周期生理卫生教育，让她们懂得月经期间怎样进行体育锻炼。

月经期间开展乒乓球、羽毛球、徒手操、托排球等运动量较小的活动，通过上、下肢运动，能改善盆腔内的血液循环。运动时，腹肌、盆底肌的收缩、放松，对子宫起着柔和的按摩作用。所以有防止经期淤血，有助于经血的排出。同时又能起到调整大脑皮层的兴奋和抑制过程，能减轻身体的不适感。

月经期间不要进行排球原地扣球、篮球跳起投篮、跳高、侧身推铅球、跳远、后倒或“桥”、俯卧撑等项运动。因为剧烈的跳跃和收腹运动，带闭气性的动作，腹内压明显增高，子宫受压受推，会造成月经过多，甚至发生子宫位置的变化。

学校应当为女生建立月经卡，以便根据她们的月经周期合理安排体育锻炼。

二、体育设施卫生

操场、球场是儿童进行体育运动的地方。单、双杠、跳箱、平衡木、爬绳、体操垫等等，是经常使用的器材。场地和器材的卫生，直接影响他们的健康，应当重视。

1. 操场的卫生要求

多数小学田径、球类等活动都在一个场地，通常称为操场。操场的跑道应平坦，随时清除跑道上的石块、杂物，在跑道终点线以后至少要延长15m。

操场如安置小足球门、篮球架，球门、球架等，其周围2m内不能放置障碍物，而且场地应平整，不起尘土。

跳远、跳高、爬杆等运动，要在沙坑或软垫条件下进行。

锻炼场地卫生非常重要，如果小学体育课场地不够，教师在水泥或柏油甬道上对学生进行跑步、立定跳远训练，由于地面硬度大，对学生膝关节健康影响较大，还会造成学生体育课后腿痛现象发生。

2. 体育器材的卫生

体育器材每天都要进行安全检查：器材结构是否有断裂、损坏，螺丝是否缺失，松紧是否适度，固定器材的索条是否完好。

体操垫要经常清扫、晾晒，爬绳等要检查是否因长时间不用，潮湿霉变而造成部分断损等。体育器械卫生好，不仅会减少儿童运动损伤的发生，更有利于他们身体的健康发展。

第四节 青春期卫生

一、青春期常见卫生问题

1. 女性尿道生殖系统卫生

女孩进入青春期后，随着雌激素的分泌增多，阴道黏膜开始有渗出物，子宫颈腺体和子宫内膜分泌物也开始增多，这些渗出物和分泌物混合在一起即为通常所说的“白带”，会从阴道排出。在月经中期，即将排卵时，由于宫颈内膜腺体分泌旺盛，这时的白带较多而且透明，排卵后3天左右分泌物开始变得有些浑浊这是正常现象。如果白带有臭味或呈现豆腐渣状，就应当进行妇科检查，一般是发生了感染。

由于女性的这一生理现象，所以进入青春期的女孩特别要注意外阴卫生。要做到：

(1)每天清洗外阴。在清洗外阴时最好用流动的水或专用洗外阴的盆，不要用碱性肥皂清洗。避免造成外阴干燥，破坏外阴的酸碱性。

(2)保证内裤卫生。由于白带的排出，内裤每天都要更换，内裤要单独用专用盆洗涤。最好选用透气性好纯棉内裤，这样会保证外阴部的透气和正常湿度，减少感染的发生。

2. 经期卫生

月经是正常的生理现象。月经期间一些腹痛、腰痛、疲倦等都是正常现象，科学的保健会使不适减到最低程度，对正常的学习、工作不会产生影响。在月经期需要注意：保持外阴部卫生，每天用流动的热水从前向后冲洗、注意下肢保暖、保持心情开朗、适当运动、加强营养、保证睡眠。不游泳、不食冰冷等刺激性食品、不用非达标的卫生巾、不做剧烈的体力劳动等。

3. 男性泌尿生殖系统卫生

阴茎末端膨大部分为龟头，阴茎在不勃起状态下，阴茎的皮肤在龟头的后部冠状沟处叠覆着，并包住了龟头的后半部，这部分叠覆的皮肤称包皮。包皮内层与龟头皮肤之间形成的腔隙叫包皮腔，在包皮内面皮肤和身体其他部位皮肤一样都有皮脂腺，龟头部也有一些小腺体，皮脂腺和这些小腺体分泌物就会积存在包皮腔内，与少量尿液、脱落的皮屑及污垢混合，就形成乳酪状的包皮垢，包皮垢长期附着在龟头表面或冠状沟内，会引起龟头炎症。

有些男性阴茎疲软状态下包皮完全包住龟头，而勃起状态下包皮也还有部分包裹阴茎龟头，不能露出冠状沟，这属于包皮过长。包皮过长的男性，由于不易清洗，更易形成包皮垢。

由于男性的这一生理现象，从儿童开始，要注意包皮卫生，最好每天将包皮上翻清洗，避免包皮垢积存。清洁包皮时用流动水或专用盆清洗，不需要特别的清洗消毒液，避免刺激龟头。

4. 乳房卫生

乳房主要由皮肤、乳腺、脂肪组织构成，每侧乳房有纤维组织将乳腺分隔成15～20个乳腺叶，以乳头为中心放射状排列。乳腺主要有乳腺管、乳腺泡和脂肪组织，在乳腺内还有一些纤维组织构成的纤维束，连接于皮肤和胸筋膜之间，形成乳房悬韧带，对乳房有一定的支持作用。进入青春期后女孩乳房开始发育，会出现两种现象。

一种现象是女孩在刚进入青春期时，心理上不能适应乳房的发育，为乳房隆起害羞，于是选择紧身内衣，希望通过内衣的束缚，使乳房不明显突起。这种做法会使乳房的血液循环不畅，使乳房发育迟缓或受限，长期压迫使乳头不能突出甚至内陷，成年后可能会影响哺乳。

第二种现象是有些女孩乳房发育较快、较大，但不懂得佩戴胸罩，这样在运动时乳房上下摆动，特别是经常喜欢剧烈体育运动的女孩，长期乳房的摆动会造成乳房悬韧带松弛，致使乳房下垂，影响乳房的美观。

因此，青春期的女孩要注意选择合适的胸罩，保护乳房的正常发育。

二、预防未成年人吸烟及饮酒

1999年《预防未成年人犯罪法》第十五条规定："未成年人的父母或者其他监护人和学校应当教育未成年人不得吸烟、酗酒。任何经营场所不得向未成年人出售烟酒。"2004年9月1日起开始执行的《中学生日常行为规范(修订)》第五点第三十七条规定：珍爱生命，不吸烟，不喝酒，不滥用药物，拒绝毒品。

1. 控制青少年吸烟

(1)吸烟对健康的危害

研究表明，烟草中含有的有害物质分为气体相和粒子相两类。气体相有害物质主要是CO，还有醛、氮氧化物、硫化物、氰化物等；粒子相有害物质是尼古丁、烟焦油。吸烟时吸烟者除直接吸入主流烟外，还吸入因燃烧引起的副流烟，副流烟中含有更多的CO和尼古丁，因此，被动吸烟害处很大。

尼古丁是主要的成瘾源，尼古丁刚进入体内，能刺激中枢神经系统兴奋，加快心跳，升高血压，而后出现对神经系统的抑制，使人对其形成一定的依赖性，需要继续吸烟维持兴奋。有实验表明，一支香烟的尼古丁含量可毒死一只小白鼠。

烟焦油含有众多烃类及烃的氧化物、硫化物及氮化物的极其复杂的混合物，其中包括苯并芘、镉、砷、β萘、胺、亚硝胺以及放射性同位素等多种致癌物，其中苯并芘是强致癌物。

在吸烟过程中，除了纸烟的外层部分外，基本上都是供氧不足条件下燃烧的，会产生大量的CO。CO与血红蛋白的亲和力比O_2高250倍，当人们吸入较多的CO时，CO与血红蛋白结合形成大量的碳合血红蛋白，而氧合血红蛋白大大减少，造成组织和器官缺氧，进而使大脑、心脏等多种器官产生损伤。

有关资料显示，吸烟的青少年患咳嗽、痰多、肺部感染以及肺功能受害者比不吸烟的青少年显著增多。吸烟能导致心血管疾病、呼吸道炎症、肺气肿等疾病，吸烟还是导致患口腔、呼吸道及肺部等多种癌症的主要危险因素。

2007年7月世界卫生组织在曼谷召开的《烟草控制框架公约》第二次缔约方大会的与会者指出，到2020年，吸烟将导致1.3亿人死亡。现在，每年因吸烟导致的死亡人数约为1000万人，其中70%来自发展中国家。

我国是烟草生产大国，也是烟草消费大国，更是烟草受害大国。我国卫生部“2008年中国控制吸烟报告”的主题为“禁止烟草广告和促销，确保无烟青春好年华”。报告中指出，在我国1.3亿青少年中，吸烟者约1500万，尝试吸烟者不下4000万，而遭受二手烟危害的高达6500万。到2025年，因烟草所致疾病的死亡将达到高峰，每年大约有200万人将死于与烟草有关的疾病，到2050年，这个数字会增加到300万。到本世纪中叶，累计死亡总数将达一亿，其中有一半将在35～69岁之间死去，他们正是今天花样年华的儿童与少年。从这个意义上说，控制烟草就是拯救生命，加强控烟才能确保青少年的美好年华。

(2)青少年吸烟的诱因

青少年吸烟的诱因是多方面的，有好奇模仿、同伴影响、认识模糊及媒体影响等。

好奇与模仿：青少年的好奇心强，看到成年人吸烟就想尝试吸烟的滋味。有些青少年错误认为吸烟是成熟、老练的表现，于是模仿成年人吸烟。

同伴影响：吸烟的中学生中，很多学生吸的第一支烟是同伴给的，初吸烟者往往是碍于面子、逞强，开始学习吸烟。

认识模糊：一些青少年认为吸烟“体现男子汉气魄”、“很酷”、“很时尚”，吸烟成为他们向伙伴炫耀的手段，另一些青少年则认为，吸烟可以融洽同学之间的关系。

媒体影响：大众传播媒介对青少年抽烟的影响主要集中在电影电视等影像作品上。电视剧、电影当中，剧中人抽烟画面的频繁出现，一些正面人物在做重大决定或深思时、一些年轻朋友聚会时，往往手持香烟，影视作品将烟草与成功、独立、潇洒、性感等概念相联系，美化了烟草形象，对青少年吸烟有极强的诱导作用。

(3)拒绝吸烟教育

儿童少年初始吸烟年龄在13岁左右，也就是进入初中阶段，而进入高中后吸烟人数显著增加。对学生进行拒绝吸烟教育，让学生懂得吸烟和被动吸烟有害健康的知识是预防学生吸烟的重要工作内容，儿童是最具可塑性的人群，从小学阶段开始进行拒绝吸烟教育，让学生初步了解吸烟有害健康的知识，帮助学生形成拒绝吸烟的意识，有利于初中阶段进一步教育学生远离烟草。

2. 禁止儿童少年饮酒

饮酒后约20%的酒精立即在胃中吸收，其余全部被小肠吸收。吸收进血液中的酒精，除了极少数(10%)由汗、尿、唾液和呼吸排出外，余下的90%要经过肝脏分解代谢。儿童少年肝脏发育不完善，肝脏的解毒功能比成年人弱，饮入酒精后，不能及时将进入血液的酒精代谢，酒精随血液循环会进入人体各系统的组织器官，儿童少年处于生长发育阶段，各组织器官尚未发育成熟，酒精对其机体生理功能带来的毒害远比成年人严重得多。

酒精对消化系统的影响：儿童少年消化道黏膜柔嫩，血管丰富，酒精的刺激可引起食道、胃黏膜充血、发炎，导致病变。儿童少年肝脏组织功能不完善，饮酒会加重肝脏的代谢负担，影响肝脏的解毒功能。儿童少年饮酒可能引起消化不良，维生素缺乏，患肝病的危险增加。

酒精对神经系统的影响：儿童少年神经系统发育不成熟，是大脑细胞广泛建立突触联系，智力发育关键时期，大脑中的海马区主管学习和记忆功能，大量饮酒容易使大脑海马区受损，对认知能力造成长久的不良后果。酒精可致头晕、头痛、注意力不集中，情绪不稳定，记忆力减退等。儿童少年饮酒常常缺乏自制，醉酒后不仅影响身体健康，还会因不能自控情绪发生打架斗殴等现象。

酒精对内分泌系统的影响：酒精可直接作用于脑垂体，影响儿童垂体的发育和分泌功能，使腺垂体生长素分泌减少，影响儿童的身高生长。高浓度的酒精，会影响儿童少年甲状腺、肾上腺和性腺发育。

3. 儿童少年的禁酒教育

引发儿童少年饮酒的原因与吸烟的原因基本一致。对儿童少年的禁酒教育要引起学校、家庭和社会三方面的广泛和一致认识。在小学中进行未成年人饮酒危害的知识教育，让儿童初步了解酒精对其身体发育的不良影响，了解国家相关的法律法规，加强对儿童社会抵制技能的训练，即在同伴劝饮情况下，既能顾及同伴之间的友谊，又能顶住压力有效的拒绝饮酒。家庭中和社会媒体也要减少各种能对儿童饮酒产生潜移默化影响的因素。

本章小结

1. 儿童个人卫生教育内容：个人身体和环境的清洁卫生，避免污染；有规律的日常生活，科学合理的生活起居习惯；良好的学习卫生习惯；合理的饮食卫生习惯；青春期卫生习惯等。

2. 大脑皮层功能活动特点：始动调节、优势兴奋、镶嵌式活动、动力定型、保护性抑制。

3. 疲劳：是在过强刺激或长时的弱刺激作用下，大脑皮质细胞功能损耗超过其功能限度时所引起的超限抑制，此时皮质细胞停止工作，使功能迅速恢复。学习过程中出现早期疲劳时，是学习生理负荷达到临界限度的指标。疲劳第一时相，一般称早期疲劳，其机理是优势兴奋灶的兴奋性降低，对周围皮质区的抑制解除；特点是兴奋过程或内抑制过程之一受到障碍。疲劳第二时相，一般称显著疲劳，其机理是大脑皮质的保护性抑制加深和扩散；特点是兴奋过程和内抑制过程均减弱。

4. 疲倦：是疲劳的主观感觉，是机体对疲劳中一系列变化的反应。疲劳时常伴有疲倦的感觉，但也有例外。

5. 阅读和写字卫生要求做到三个一：眼睛距离书本一尺，胸部距离桌缘一拳，手指尖距离笔尖一寸。

6. 适宜的椅高应与小腿高相适应，等于腓骨头点高或再低 1cm(在穿鞋的情况下)，使腘窝下没有明显的压力。适宜的桌椅高差，对读写的儿童来说，应为其坐高的 1/3。

7. 儿童的身体正处在生长发育的旺盛时期。在运动过程中，速度、耐力、力量、灵敏、柔韧性等素质，表现出一些年龄特征，开展体育锻炼应根据这些素质特征，安排适宜的锻炼内容。

8. 准备活动是体育课、锻炼、比赛前有目的地进行一定身体练习，是为正式练习或比赛做好机体功能准备。准备活动的生理作用：升高体温、增强代谢，提高呼吸系统和循环系统的机能。专项准备活动有助于完成练习或比赛的正式动作，减少运动损伤的发生。

9. 青春期卫生不仅要教育儿童注意加强泌尿生殖系统的卫生，还要杜绝儿童吸烟和饮酒。

探索与实践

1. 编制一个儿童运动卫生知识与意识情况的调查问卷。

2. 调查班级同学在一日的作息中是否会科学用脑。

第三章　儿童饮食营养卫生

本章提要

营养素的食物来源和功能
儿童合理的营养及饮食卫生
儿童营养状况评价及营养健康教育

孩子的故事

现在很多儿童在学校吃由快餐公司配送的营养午餐，可是老师在管理午餐时发现孩子们几乎只吃配送餐量的一半甚至更少。小李老师也遇到了这个问题，她问孩子为什么不爱吃营养餐，有的学生说油太少，有的孩子说肉太少，有的学生说绿叶菜不好吃，面对这些回答小李老师一时不知所措。

编者点评

正规的送餐公司是根据学生热量需要进行计算的配餐，可能相对家庭的餐食脂肪和蛋白质略少，碳水化合物和蔬菜较多，这样的餐食能够满足儿童生长发育和下午学习需要的能量，如果老师能每天结合配餐的内容，给孩子讲解科学的营养知识，孩子会逐渐接受营养配餐的。

第一节　营养素的食物来源和功能

营养素是儿童生长发育的物质基础。儿童处于旺盛的生长发育阶段，必须不断地从外界摄入足够的营养素来满足生长发育和旺盛的新陈代谢所需要的热能。儿童营养素摄入不足，会造成生长发育迟缓，影响神经系统发育，导致学习能力下降，还会产生营养不足造成的各种疾病。

一、热能与儿童生长发育

1. 热能与热能单位

人体每时每刻都在消耗着热能，热能是在营养物质的氧化过程中由化学能转化并释放出来的。食物中能产生热能的营养素有蛋白质、脂肪和碳水化合物。过去营养学中热能以千卡(kcal)为单位，定义是：将一升蒸馏水从摄氏14.5℃升高至15.5℃时所需的热量。人体每天所消耗的能量大部分以热能的形式散发到体外，小部分以机械能的形式出现，如骨骼肌所完成的外功。当人体处于休息状态的时候，肌肉没做任何外功，这时人体消耗的能量完全以热能的形式散发于体外。根据能量转换原理，机械能也可换算成热能(每千克·米的功相当于0.0024 kcal的热)。这样人体每天消耗的能量都可以用热能来计算。食物中的化学能，也同样可用热能来计算。目前国际统一使用的热量单位为“千焦耳”(kJ)，千卡(kcal)已不使用。

1千焦耳(kJ)＝0.239千卡(kcal)　1千卡(kcal)＝4.1855千焦耳(kJ)

据测定，每克蛋白质在体内完全氧化所放出的热量平均为17.16kJ，每克碳水化合物在体内完全氧化所放出的热量平均为17.16kJ，每克脂肪在体内完全氧化所放出的热量平均为38.92kJ。

2. 儿童的热能消耗

儿童的热能消耗可以分为以下五部分：

(1)基础代谢需要

基础代谢　是在一定条件下维持人体最低的能量消耗，即人体在清醒、静卧、空腹(禁食12h)和恒温条件下(20℃左右)的环境温度等条件下所消耗的能量，这些能量主要用来维持体温和神经、循环、呼吸等器官系统的生理活动以及维持肌肉张力、腺体分泌、细胞等活动。基础代谢的高低与年龄有关(表2-3-1)，儿童的基础代谢较成人约高出10％～15％，儿童年龄越小，基础代谢相对越高，每千克体重所需热量也就越多。

表2-3-1　人体每日总热能需要(kcal/kg体重)

	生后8周	10个月	4岁	14岁	成人
基础代谢	55	55	40	35	25
食物特殊动力作用	7	7	6	6	6
排泄	11	10	8	6	6
活动	17	10	25	20	10
生长发育	20	12	8～10	14	0
总计	110	104	87～89	81	47

(引自参考文献1)

基础代谢消耗能量计算　确定基础代谢的能量消耗，需要测定基础代谢率。基础代谢率是指人体在基础状态下，每小时每平方米体表面积(或千克体重)的能量消耗。基础代谢率的表示单位为：kJ/(m^2·h)或kcal/(m^2·h)、 kJ/(kg・h)或 kcal/(kg・h)。因此，基础代谢消耗能量的计算方法分体表计算法和直接计算法等。

基础代谢(消耗的能量)＝体表面积(m^2)×基础代谢率 kJ/(m^2・h) ×24h

体表面积(m^2)＝0.00659×身高(cm)＋0.0126×体重(kg)－0.1603

年龄、性别的基础代谢率不同，计算时要根据基础代谢率表(表 2-3-2)。

表 2-3-2　人体基础代谢率[kJ/(m^2・h)]

年龄(岁)	男	女
1—	221.8	221.8
3—	214.6	2124.2
5—	206.3	202.5
7—	197.9	200
9—	189.1	179.1
11—	177	168.6
13—	174.9	158.8

(摘选参考文献 2)

在实际应用中直接计算法可根据体重、身高和年龄直接计算基础代谢的能量消耗。

男：基础代谢＝66.47＋13.57×体重(kg)＋5.00×身高(cm)－6.76×年龄(y)

女：基础代谢＝65.50＋9.46×体重(kg)＋1.85×身高(cm)－4.68×年龄(y)

(2)脑力和体力活动的需要

肌肉活动的热能消耗是机体热能消耗的主要部分，儿童每天要上课、写字、站立、走路，而且他们特别爱动，整天活蹦乱跳，活动强度大，为此要消耗大量的热能。一般体力活动消耗能量在人体总能量的 15%～30%，体力活动消耗能量与运动强度和持续时间、体重及肌肉发达程度等有关。

(3)生长发育的需要

小学阶段的儿童正处于生长旺盛的时期，身高、体重不断增长，组织器官加速发育分化，这些都需要大量热能。只有当每天身体获得的能量超过消耗时，物质才能在体内积累，生长发育才能顺利进行。生长发育需要的能量是儿童少年所特有的。

(4)食物特殊动力作用需要

机体由于摄取食物(营养素的消化、吸收)而引起体内热能消耗增加的现象，即食物特殊动力作用，也称为食物的热效应。摄入普通的混合食物，食物特殊动力作用约为自身产能的 10%。蛋白质食物特殊动力最大为自身产能的 30%～40%，脂肪为 4%～5%，碳水化合物为 5%～6%。

(5)排泄物中丢失的热量

部分食物没有被消化吸收，随粪便、尿液排出体外，排泄物中丢失的热量约为基础代谢热能的10%。如1g蛋白质在体外燃烧约产热23.439kJ，而在体内氧化产热为17.16kJ，相差的6.279kJ热量是由于蛋白质在体内代谢产生的尿素通过排泄被人体丢失了。研究证明，1g蛋白质在体内代谢所生成的尿素，如果继续燃烧，还可以放出6.279kJ热量。

由于儿童具有以上特点，他们的热量需要相对地比成人的大得多。例如，按每天每千克体重所需热量计算，成人只要125.565kJ，15岁男孩需要196.719kJ，而6岁儿童则需要334.84kJ。一般来说，儿童每天热量供给量7～10岁约8371kJ，10～13岁约9626kJ。

3. 能量供给

中国营养学会建议居民碳水化合物提供的能量占总能量的55%～65%，脂肪占20%～30%，蛋白质10%～15%为宜。少年儿童年龄越小，蛋白质提供的能量占总能量的比例越应适当增加。

二、营养素来源及功能

食物的营养是通过它所含的营养成分来实现的，这些营养成分叫营养素。因此，营养素是指食物中所含的、能够维持生命和健康并促进机体生长发育的化学物质。人体需要的营养素近50种，大致可分为六类：蛋白质、脂类、糖类、矿物质、维生素及水。

营养素的作用是：提供机体进行各项生理活动和保持体温所需要的能量；为机体生长和组织修复提供原料；调节机体的生理功能。

每日膳食营养素的供给量是反映人们膳食质量或营养需要达到满足程度的标准，是根据机体对营养素的需要量所决定的，供给量一般比需要量充足些。

1. 蛋白质的来源和功能

(1)蛋白质的生理作用

蛋白质是一切生命的物质基础，蛋白质的功能是生命的表现形式，没有蛋白质，就没有生命。

构成细胞的成分　蛋白质是人体一切细胞、组织的主要成分，是生命的物质基础。据测定，肌肉组织干物质的3/4是蛋白质、脑组织干物质的1/2是蛋白质。另外，皮肤、毛发、血液等的主要成分都是蛋白质。

组织修复　人体在新陈代谢过程中，旧组织需要不断更新，损伤的组织需要修复都要蛋白质来参与完成。

调节生理功能　如调节新陈代谢的激素和酶、参与免疫的抗体等主要是由蛋白质构成的。

提供热能　蛋白质能够为人体提供热能，但不是人体能量的主要来源。

(2)蛋白质的组成及种类

人体摄入的蛋白质经消化作用被分解成氨基酸才能被人体吸收，氨基酸进入人体后重新合成蛋白质，形成人体蛋白质。构成人体内的氨基酸有20种，在构成人体的20种氨基酸中，有9种氨基酸在体内不能合成，必须从食物中获取，称为必需氨基酸，这9种必需氨基酸分别为：赖氨酸、亮氨酸、异亮氨酸、组氨酸、苯丙氨酸、苏氨酸、色氨酸、缬氨酸和蛋氨酸。其他氨基酸在体内可以合成，不一定要由食物供给，称为非必需氨基酸，如谷氨酸、丙氨酸等。

食物中蛋白质有两种来源：一种是动物蛋白质，如鱼，肉、蛋、奶所含的蛋白质，另一种是植物蛋白质，如谷类和豆类等所含的蛋白质。动物性蛋白质，所含的必需氨基酸种类、含量及比例与人体所需近似，易消化吸收，故营养价值高。植物性蛋白质相对质量不如动物蛋白，且不宜消化吸收。

(3)食物中蛋白质营养价值的评定

评定食物中蛋白质的价值要从质和量两方面来考虑。有些食物，虽然蛋白质的质量很高，但含量很少，就不能算是营养价值高的食品。对于蛋白质的评价应从蛋白质含量、蛋白质消化吸收程度和被人体利用程度三方面来认识。

蛋白质的消化率：蛋白质的消化率是指蛋白质在机体消化酶的作用下，被分解的程度。蛋白质在消化道内被分解得越彻底、消化率越高，被机体吸收利用的可能性就越大，其营养价值越高。动物性食品蛋白质消化率都高于植物性蛋白的消化率(表2-3-3)。很多植物性蛋白往往外面包裹着纤维素，与消化酶接触程度低，消化率就低，如大豆整粒食用的消化率只有60%，而加工成豆腐后，其消化率达到90%。

表2-3-3　几种食物蛋白质的消化率(%)

食物	真消化率	食物	真消化率	食物	真消化率
鸡蛋	97±3	大米	88±4	大豆粉	87±7
牛奶	95±3	面粉	96±4	花生酱	88
鱼、肉	94±3	小米	79	菜豆	78

(摘选参考文献1)

蛋白质评分：蛋白质评分主要从蛋白质中氨基酸所含的比例与人体需要是否相接近来考虑。因此，营养价值较高的蛋白质，不仅所含的必需氨基酸种类齐全、含量丰富，而且各种必需氨基酸的比例与人体需要的相接近，其所含的各种氨基酸会被人体充分利用。蛋白质评分标准以鸡蛋蛋白质或人奶蛋白质中所含的氨基酸比例为参考，定为100分。蛋白质评分越接近100分，其氨基酸的比例越接近人体需要，质量越好，蛋白质的生物学价值也越高(表2-3-4)。

表 2-3-4　几种食品蛋白的评分

食品	评分	食品	评分
全蛋	100	花生	65
人奶	100	小米	63
牛奶	95	全麦	53
大豆	74	芝麻	50
稻米	67	玉米	49

(引自参考文献 5)

蛋白质的生物学价值：蛋白质的生物学价值表示蛋白质被人体吸收后利用的程度，是食入的蛋白质在体内被吸收的氮量与吸收后被机体储留利用的氮量之比值(表 2-3-5)。

表 2-3-5　几种食物蛋白的生物学价值

食　品	生物学价值	食品	生物学价值
鸡蛋蛋白质	94	猪肉	74
鸡蛋蛋黄	96	大米	77
鸡蛋白	83	白面粉	52
鱼	83	熟大豆	64
牛肉	74	花生	59
脱脂牛奶	85	白菜	76

(引自参考文献 5)

(4)提高蛋白质的营养价值

把几种营养价值较低的蛋白质混合，可以使蛋白质的营养价值提高，这就是蛋白质的互补作用。例如，谷类食物中赖氨酸含量较少，但色氨酸含量较多；有些豆类食物赖氨酸含量较多，而色氨酸含量较少。如果把这两类食物混合食用，使两种氨基酸含量互相补充，在比例上接近人体的需要，就提高了蛋白质的营养价值。由此我们不难看出豆粥的营养价值较纯米粥和纯豆粥的营养价值都高。

另外，一些食品还可以通过加工加强人体对其的消化率，从而提高营养价值。如黄豆的外皮纤维素含量较高，黄豆内含有蛋白酶抑制素，影响人体对其的消化。如果将黄豆加工成豆浆，就可以去掉纤维素，加热一段时间就可以有效地破坏蛋白酶抑制素，由此使人体对大豆蛋白的消化率提高到 90%。

(5)儿童对蛋白质的需要量

儿童对蛋白质的需要量相对大于成人，而且生长发育越旺盛，蛋白质需要量越大。其原因是：儿童不仅需要蛋白质来保证组织的更新和修复，而且还要为增加新的细胞、组织积累原料。所以，要求在儿童每日摄入的总热量中，蛋白质应占12%～15%，而成人只要10%～12%。我国营养学会1988年10月修订的膳食营养素供给量标准，7～8岁儿童每日需要约60g蛋白质，这个数量比美国及世界卫生组织规定得高，其原因为我国膳食中蛋白的来源以植物性蛋白偏多，蛋白质的质量稍差。需要指出的是，蛋白质需要量与热能摄入量有密切关系，如摄入热能不足，机体内的蛋白质就会氧化补充热能，膳食中的蛋白也不能被有效利用。因此，必须供给机体足够的热量，才能保证蛋白质的有效利用。

长期缺乏蛋白质时，可导致生长发育迟缓、体重减轻、容易疲劳、循环血容量减少、贫血、抵抗力减弱、创伤和骨折不易愈合、消瘦，严重缺乏时可引起营养不良性水肿。

2. 脂类的来源和功能

(1)脂类组成

营养学上的脂类主要是甘油三酯、磷脂和固醇类。食物中的脂类95%是甘油三酯。脂肪是由甘油和脂肪酸组成的。脂肪酸有两种，一种为饱和脂肪酸，另一种为不饱和脂肪酸。植物油中不饱和脂肪酸含量较高，其中还有不少是人体不能自己合成的必需脂肪酸。这些必需脂肪酸不仅容易吸收，营养价值也比动物油脂高，所以，儿童应该尽量多吃植物油。

(2)脂类的生理作用

组成人体的重要成分：磷脂是构成细胞膜和细胞器膜的主要成分，也是脑和神经组织的组成成分。

促进维生素吸收：脂肪能溶解一些脂溶性维生素并帮助身体吸收，如维生素A、D、E、K等。

供能：脂肪是人体储能和供能的重要物质，脂肪氧化是体内产热主要形式之一，1g脂肪氧化产热38.92kcal，比同量的糖和蛋白质氧化的产热量大一倍以上。脂肪是体内转化能量的主要物质。人体摄入热量多时脂肪被贮存起来，一旦机体需要又可被氧化而释放热量。

保护和保温作用：贮存在皮下和内脏周围的脂肪，既能防止人体热量的散失，维持正常体温，又能保护机体和内脏器官，防止因震动和撞击而引起损伤。

内分泌作用：类脂可被各种腺体利用，产生特殊的分泌物，如胆固醇既是胆汁的主要成分，又是合成维生素D、性激素和肾上腺皮质激素的原料。

(3)儿童对脂类的需要量

儿童正值生长发育过程中，需要摄入一定量的脂类为生长提供原料，特别是脑和神经的发育需要磷脂的供应。儿童新陈代谢旺盛，活泼好动，需要消耗能量较多，脂肪为其提供大量的能量。对于脂肪的需要量，儿童每日每公斤体重约需 3g。按照脂肪供给热量的情况计算，由膳食脂肪供给的热能以全日总摄入热能的 25％～30％为宜。含脂肪的食物有两类：一类是动物性的，一类是植物性的(表 2-3-6)。

表 2-3-6 食物中的脂肪含量

食物名称	脂肪含量(g/100g)	食物名称	脂肪含量(g/100g)
猪肉(肥瘦)	37	鸡腿	13
猪肝	3.5	鸡蛋	11.1
牛肉	2.3	核桃	58.8
羊肉	3.9	花生(炒)	48
鲤鱼	4.1	葵花籽(炒)	52.8

(摘选参考文献 1)

脂肪和胆固醇作用虽大，但吃多了对身体不利。脂肪在体内贮存过多，会引起肥胖病、高血压和糖尿病。摄入动物脂肪多，缺乏不饱和脂肪酸，胆固醇不能正常代谢，胆固醇沉积在血管壁会引起动脉粥样硬化。动脉粥样硬化从青少年时期就可逐步发生。据调查 16 岁左右的青少年每 100mL 血液中胆固醇含量超过 200mg 者，成年后发生冠心病的机会比一般人高 2～4 倍。因此，从小学时期起就应养成合理摄入脂肪，不多吃油腻食物、少吃动物脂肪的好习惯。

3. 糖类的来源和功能

(1)糖类的组成

组成糖类物质的化学元素为碳、氢、氧。因此，人们称糖类为碳水化合物。糖类包括单糖、双糖、寡糖和多糖。食物中常见的单糖有葡萄糖、果糖、半乳糖等；双糖有蔗糖、乳糖、麦芽糖等；寡糖(3～10 个单糖)有低聚果糖(一个葡萄糖和多个果糖结合形成，存在于蔬菜水果中)、棉籽糖(葡萄糖、果糖和半乳糖构成的三糖，豆类食品中)；多糖有两类，一类为能被人体消化吸收的多糖，如：淀粉、糊精等；另一类为不能被人体消化吸收的，如：纤维素、果胶类物质。

(2)食物中糖类的功能

人体内主要的供能物质：每克葡萄糖经过氧化，可放出 16.7kcal 的热量，供人体完成体力和脑力活动所需，葡萄糖是脑细胞的直接能源物质。人体每日由糖类供给的热能占总能量供给的50%以上。但是，人体内贮备的糖原很少，一般仅够半天之用，所以，无论是儿童还是成人，都要靠一日三餐来及时补充。

构成人体的成分：糖与蛋白质合成的糖蛋白，是许多激素、酶和抗体的基本成分，糖蛋白中的黏蛋白是构成软骨、骨和眼睛的角膜、玻璃体的重要成分；糖与脂类结合成的糖脂，则是神经组织的重要成分。

参与遗传物质的合成：核糖和脱氧核糖参与遗传物质核酸的形成。

提供膳食纤维：人体内没有分解纤维素的酶，因此纤维素不能被人体消化吸收。但是纤维素能促进肠道蠕动，有助于排除体内的废物，特别是清除肠道内的有毒物质。近年来研究发现，食物中的纤维素还能降低血液中的胆固醇、降低血糖及降低肠癌发病率。

(3)糖类的来源

我们平时吃的食物，如大米、白面、玉米面、马铃薯等，都含有大量淀粉，蔬菜和水果中含有大量纤维素和果胶质，这都是日常糖类的来源。

(4)儿童对糖类的需要量

一般淀粉通过消化，其中的70%～80%被分解成单糖而被人体吸收利用。假如我们每日吃500g白面，仅其中的糖产生的热量就有6673kcal。何况白面中还有脂肪和蛋白质，加在一起所产生的热量将有7523kcal，占13岁男孩每日所需热量(约10880kcal)的70%左右，基本上能满足需要。

单糖和双糖只能提供热量，没有其他营养，如果摄入过多，不仅会影响其他营养物质的摄入，还会转化成脂肪储存在体内，造成肥胖。

4. 维生素的来源和功能

维生素是维持人体生命活动过程中所必需的一类低分子有机物。维生素的生理功能既不是构成组织的原料，也不是供应能量的物质，现在已经知道，大多数维生素构成人体辅酶的组成成分，在机体物质代谢和能量代谢中起重要的作用。已知的维生素有20多种，大多数不能在人体内合成，必须由食物供给。维生素可分为水溶性和脂溶性两大类。水溶性维生素有维生素B_1、维生素B_2、维生素B_{12}和维生素C等，脂溶性维生素有维生素A、维生素D、维生素E等。现将一些维生素的来源、功能和缺乏症列表如下：

表 2-3-7 几种维生素的来源、生理功能和缺乏症及儿童需要量

名称	来源	生理功能	需要量	缺乏症
维生素 A	动物内脏，禽蛋类，黄、绿色蔬菜等。	形成视紫红质的原料；维持上皮组织的健全所必要的物质；促进正常的生长发育。	750μg	暗视力下降、夜盲、皮肤、黏膜干燥、干眼病、生长发育不良。
维生素 D	肝脏，蛋黄，奶油。	促进肠道对钙、磷的吸收；促进骨组织钙化；增加肾小管对磷的重吸收能力；促进细胞的分化和代谢。	10μg	佝偻病
维生素 B_1（硫胺素）	肉类、动物内脏、蛋类、豆类、酵母。	以辅酶的形式参与糖类代谢，促进糖氧化；参与部分脂肪酸和氨基酸的代谢；调节神经系统的正常功能。	1μg	脚气病，神经炎。
维生素 B_2（核黄素）	动物肝脏、乳汁、蛋类，绿色蔬菜、豆类。	参与体内生物氧化与能量代谢，维护皮肤与黏膜的完整性。	1.4μg	结膜充血、口角炎，脂溢性皮炎。
维生素 C	鲜蔬菜水果、鲜枣及猕猴桃含量较高。	促进胶原蛋白合成易于伤口愈合；参与胆固醇代谢，降低血胆固醇的含量；使三价铁还原为二价铁，有利于铁的吸收；增强人体免疫力。	45μg	坏血病：血管脆性加大，皮下、牙龈出血。

（引自参考文献 5）

5. 矿物质的来源和功能

(1)常量元素

人体所必需的营养素中，有不少是无机盐成分，如钙、磷、钠，钾、氯、硫等，机体对这些元素需要量在 100mg 以上，称为常量元素。

人体内的钙、磷是骨和牙齿生长的主要成分。在儿童的整个生长发育期，钙、磷等的蓄积量可以猛增 40 倍以上，而这都必须依靠膳食提供，所以，儿童每日的膳食钙需求量为 800～1000mg，远高于成人。儿童一旦缺钙，牙齿萌出迟，生长发育慢，骨骼发育不健全，严重缺钙会导致儿童得佝偻病。

人体内的无机盐如钠对维持细胞的晶体渗透压起着重要的作用，保持体内的水盐平衡。一些酸性离子如硫、氯、磷及碱性离子钙、钠、镁、钾等共同维持着体内的酸碱平衡。另外，一些无机盐离子，对肌肉的兴奋性起调节作用，充当多种酶系统的激活剂。

(2)微量元素

微量元素是指人体内含量甚微的元素。一般每千克体重只含几毫克，但在生理功能上却很重要。人体需要的微量元素主要有铁、锌、铜、碘、硒、氟等。人体对这些微量元素的需要量每日均在100mg以下。

铁　铁是构成血红蛋白的重要成分，参与体内氧的运输。铁的存在形式不同，被人体吸收利用的差别很大。一般动物性食品中的铁多以血红素铁的形式存在，易被人体吸收，而植物性食品中的铁常以Fe^{3+}的形式存在，在消化道中被酸还原成Fe^{2+}才能被吸收，并且这种铁的吸收量一般不超过10%。铁的主要食物来源是猪肝、瘦肉、鸡蛋、动物全血、鱼类等。

锌　锌也是人体必不可少的微量元素，在体内的含量只有铁的一半。锌参与体内60多种酶的合成，锌还参与核酸及蛋白合成，因此，锌在机体代谢中起着重要的作用。儿童缺锌，生长发育迟缓、偏食、味觉改变。动物性食品含锌较多。

碘　碘在人体内主要参与甲状腺素合成，其生理作用主要表现为甲状腺素的生理作用(详见第一篇第九章)。碘的主要食物来源为海产品。

硒　硒具有抗氧化、保护心肌和心血管健康、增强人体免疫力、抗肿瘤、促进儿童生长等作用。硒的主要食物来源是动物内脏和海产品。

表2-3-8　儿童每日对微量元素的需求量

年龄/微量元素	4岁	7岁	11岁
铁	12mg/d	12 mg/d	16 mg/d(男)、18 mg/d(女)
锌	12 mg/d	13.5 mg/d	18 mg/d
碘	90μg/d	90μg/d	120μg/d
硒	25μg/d	35μg/d	45μg/d

(参考文献1)

第二节　儿童合理的营养及饮食卫生

一、合理营养

合理营养是指对人体提供符合卫生要求的平衡膳食，使膳食的质和量都能适应人体的生理、生活和劳动以及一切活动的需要。合理营养要求各类食物的数量和质量根据季节、气候变化及人们的不同性别、年龄、生理状态乃至职业、环境进行饮食调配，注意食物的多样化和容易缺乏营养素的补充。儿童生长发育迅速，新陈代谢旺盛，所需热量和各种营养素的数量也相对较成人高，合理营养，平衡膳食非常重要。食物中含有人体所必需的各种营养素，用以满足儿童少年紧张的学习和体育运动所需的能量。每日膳食中营养素供给量是反映人们膳食营养需要达到满足程度的标准，是根据机体对营养素的需要量而确定的。供给量一般比需要量充足些，人们常说每日膳食中营养素“供给量标准”，它随着人类对合理营养知识的不断认识和食物生产的不断发展而经常调整和改善。合理膳食包括平衡膳食、合理膳食制度及合理的膳食加工等方面。

1．平衡膳食

平衡膳食要求热量保持平衡即摄入食物能供给足够的热量；热能物质的比例适当即学生蛋白质、脂肪、糖类这三种营养物质的需求比例为1∶0.7∶4；充足的维生素和矿物质保证生长发育各种生理功能需要。简单说平衡膳食就是使各种营养素互相搭配，充分发挥营养素的互补作用，其比例适合儿童的热量需要及发育需要。儿童的饮食要注意粗细搭配，每日饮用300mL左右的牛奶，1～2个鸡蛋及其他动物性食品100～150g，谷类及豆类食物供应300～500g。平衡膳食不等于吃得越好越有利于健康，如美国的调查表明，美国的中学生吃得越来越好，但营养却越来越不平衡，为此美国农业部要求在学生中推行全面营养的“素食”，减少脂肪、胆固醇和钠的含量。

2．合理的膳食制度

合理的膳食制度是保证儿童营养的重要环节，它包括进餐次数、时间和热量分配。一般情况，进餐次数为一日三餐，每餐间隔4～5小时(此时间为混合性食物在胃内的排空时间)。时间过长，学生易产生饥饿感，影响学习。三餐的热量分配应为早餐的热量为30%，午餐的热量为40%，晚餐的热量为30%。

我国儿童不进早餐的现象非常严重，据调查统计，约有30%～40%的儿童不进早餐或简单应付，这对他们的健康和学习带来极为不良的影响。从晚餐到第二天清晨，大约经过12小时，胃已排空，儿童肝糖原贮存能力差，而血糖是大脑直接的供能物质，上午的学习活动非常繁重，大脑细胞需要大量的热能和营养素供应以维持有关学习中枢高度的兴奋，只有摄入充足的食物，才能保证上午脑力和体力活动的需要。早餐中提供的糖类吸收进入血液后，供大脑消耗，使大脑工作效率提高。当血糖降低时大脑的工作效率会随之降低。美国康纳斯博士通过对8～13岁三组学生的血糖检测和智力测验，进行早餐对比观察发现，不同的早餐质量使儿童正常血糖水平维持的时间长短不同，智力测验的水平高低也不同。早餐质量高(两个鸡蛋和面包)的观察组学生，血糖维持正常水平的时间长(约4小时)，智力测验的得分最高；早餐质量差(两片高糖奶油面包)的观察组学生血糖维持正常水平的时间较短(约2小时)，而后血糖开始降低，这组学生智力测验的得分较低；而完全不吃早餐的一组学生，智力测验的得分最低。由此看出，充足的热量和足够的蛋白质，能够使人的智力有效发挥。

3．合理的膳食加工方法

食品的营养价值除受食品中营养的种类、含量、质量的影响外，很大程度上受食品加工、烹饪、贮存方式的影响。合理的膳食加工可以使食物易于消化吸收的同时，减少加工过程对营养素的破坏，通过各种食物搭配，提高食物的营养价值。如通过合理的膳食加工方法，可加强植物蛋白的消化率，提高蛋白质的营养价值(蛋白质互补)，降低食物中的饱和脂肪酸含量(如撇去肉汤中的油后做汤菜)。儿童消化器官发育还不完善，消化能力差，饭食应做得软些，易于消化；要注意多食用鱼类、奶类等优质蛋白；加工时还要注意膳食的感官效果，通过色、香、味来促进儿童消化液的分泌，增强食欲。

食物烹饪过程中，一些营养素会流失破坏，如淘米的过程中会使维生素B_1损失率达30%～60%，维生素B_2和尼克酸损失率达20%～25%，矿物质损失可达70%。谷类食物加工方法不同，引起营养素损失的程度不同，如蒸米饭比捞蒸饭B族维生素的损失少，米饭在电饭煲中保温时间越长，B族维生素的损失越多。谷类食物在高温下煎炸，维生素B_1基本全部损失。蔬菜在加工过程中主要损失的是矿物质和维生素，特别是维生素C。蔬菜煮5～10分钟，维生素C的损失达70%～90%。因此蔬菜加工要先洗后切，急火快炒，有效保存蔬菜中的维生素。

对于同一种食物，不同的加工方法所获得的营养成分也有所区别，如番茄，凉拌可减少维生素C的损失，但用油炒食可提高人体对番茄红素(脂溶性)的吸收量。

二、营养与健康

合理的膳食不仅能满足儿童热能和各种营养素的需要，还能够提高儿童的抗病能力，使儿童正常的生长发育。儿童平均一日热能需要量约为8468KJ，根据人体热量和营养素需求以及食物热能计算，人体每日摄入食物中的蛋白质、脂肪和碳水化合物的比例为3∶4∶13，最好蛋白质食物中动物蛋白和植物蛋白比例各为50%。

儿童由于偏食或其他原因造成长期膳食结构不合理，就会发生营养失衡，给生长发育带来一些问题，从而影响身体健康。

1．营养缺乏

营养缺乏是由于长期营养素摄入不足或其他原因造成营养素不能满足人体的需要，而出现生化方面和病理形态学方面的改变，临床上可发生营养缺乏病症。营养素缺乏或不足的发生原因可分为原发性和继发性两种。

原发性营养不良是由于膳食中营养素摄入不足引起的营养缺乏症。致病原因有三方面：其一是挑食、偏食、忌食、不正确减肥造成的某些营养素摄入量过少；二是食物加工过精，使某些营养素损失，如长期吃精制米面会造成维生素 B_1 缺乏；三是经济原因造成食物摄入不足。

继发性营养不良主要是由于疾病造成对营养的消化吸收不好、体内对某些营养素的利用发生障碍、对某些营养素的需求增加或排泄过多造成。儿童营养缺乏，尤其是长期严重营养素缺乏，不仅影响身高生长，造成生长发育迟缓，影响儿童神经系统发育导致智力低下，某些营养素缺乏还会影响生殖系统发育。

2. 营养过剩

营养过剩即摄入的营养超过机体对热能和营养素的需要量，一方面造成多余营养素在体内积存，另一方面引起机体发生一些生理病理改变，如：脂肪性食物或动物性食物摄入过多会引起肥胖、动脉粥样硬化等，长期进食动物内脏、鱼虾等海鲜品，同时大量饮酒，则会引起痛风症。

任何营养素的摄入都不宜过量，如：维生素 D 摄入过量会导致中毒，表现为恶心、呕吐、腹泻、头疼、发热等症状，严重的中毒可导致死亡，儿童维生素 A 摄入过量也会导致中毒。人体需要的无机盐等元素如镁、锌、硒、氟等摄入过量同样能引起机体发生中毒现象。

三、食物中毒

食物中毒是指人体摄入含有生物性（致病性细菌及其毒素、真菌毒素）和化学性有害物质的食品或把有毒有害物质当做食品摄入后所出现的非传染性的急性、亚急性疾病。

1. 引起食物中毒的食品

(1)被致病菌或毒素污染的食品，如沙门氏菌污染的肉、蛋、奶类食物，大肠杆菌污染的饭菜。

(2)被有毒化学品污染的食品，如：被重金属、亚硝酸盐、农药等污染的食物。

(3)有毒动植物：河豚、动物甲状腺、毒蕈、发芽马铃薯、冬季生扁豆等。

(4)真菌毒素和霉变食物：赤霉病麦、霉变米、花生（黄曲霉）等。

2. 食物中毒的特点

(1)发病潜伏期短、来势急剧，呈暴发性，可在短时间内呈现群体发病。

(2)发病与食入食物有关，病人都有食入污染食物史。

(3)临床表现相似，以恶心、呕吐、腹痛腹泻等肠道症状为主。

(4)集体发病，人与人之间无直接传染。

3. 食物中毒的预防

(1)防止食品污染，控制病原体繁殖及毒素形成普及食品卫生常识，食品加工过程中生熟分开，防止生熟食物交叉污染；食物加热要充分，注意消毒饮食器具，暂时储存时要注意置于低温环境。

(2)加强对有毒动植物及化学污染物危害的宣传

宣传有毒动植物的危害，让人们了解毒蕈的形态特征，防止误食。普及食品安全常识，了解常见化学污染物污染食品的途径及预防中毒的方法，如农药对蔬菜的污染、错将亚硝酸盐当做食盐，过量或滥用食品添加剂等。

第三节　儿童营养状况评价及营养健康教育

一、营养状况评价

1. 体重

体重是指人体总重量。年龄别体重是指按某一年龄来说应有的体重。在一定程度上代表儿童的骨骼、肌肉、皮下脂肪和内脏重量及其增长的综合情况。不仅能评价个体近期和远期营养状况及发育情况，还可研究群体的营养状况。这一指标敏感，在短期内可以观察出变动情况。在测量体重时，要用磅秤，误差小于100g。

年龄别体重评价标准：一般来说，年龄别体重小于标准年龄别体重60%为严重营养不良，在标准体重的60%～80%范围为中度营养不良，80%～90%为轻度，90%～110%为正常，110%～120%为超重，大于120%为肥胖。需要指出的是，上述标准并非绝对，还要参考年龄别身高及身高别体重。

2. 年龄别身高

年龄别身高是反映远期营养状况的指标，常作为评价生长发育和营养状况的基础。

3. 身高别体重

所谓身高别体重是指相对于某一身高应有的体重，以厘米为单位，按身高每厘米分组的体重。是一项反映近期营养状况的指标，它能反映出某项措施实施前后的营养变动情况，可以观察个体或群体某段时间内的营养状况变化。身高别体重还能反映儿童身材的匀称程度。

身高别体重评价标准：低于标准身高别体重的75%为严重营养不良，在标准身高别体重的75%～85%范围为中度营养不良，在标准身高别体重的85%～90%范围为轻度营养不良，在标准身高别体重的90%～110%范围为正常，在标准身高别体重的110%～120%范围为超重，大于标准身高别体重的120%为肥胖(参见附录Ⅲ)。

4. 综合评价

我国卫生部规定，在评价儿童体格发育时，应从年龄别身高、年龄别体重、身高别体重三方面进行综合评价。尤其在判断营养不良时，应采用综合评价法。如果单纯年龄别身高低于正常范围者叫发育迟缓；单纯身高别体重低于正常范围者叫做消瘦；如果上述均低于正常范围，则为严重慢性营养不良。

5. 其他评价

还有一些关于儿童营养状况评价，如皮脂厚度、营养指数、上臂围等。

二、儿童的营养教育

在学校里，应对儿童进行营养教育，在学生的接受能力范围内，让儿童认识食物的营养价值，食物和人类健康的关系，学会选择食品，远离高热量、高脂肪及高盐食品，培养儿童健康意识。在营养健康教育时，一定要使儿童懂得早餐的重要性，改掉不良的饮食习惯。对儿童进行健康教育的方法可以多样化，如指导学生调查身边的同学、叔叔、阿姨的饮食习惯及饮食爱好，调查他们的健康状况，高年级的学生还可以写出小论文，通过社会实践，进行自我教育。

本章小结

1. 基础代谢是在一定条件下维持人体最低的能量消耗，即人体在清醒、静卧、空腹(禁食 12h)和恒温(20℃左右)的环境温度等条件下所消耗的能量，这些能量主要用来维持体温和神经、循环、呼吸等器官系统的生理活动以及维持肌肉张力、腺体分泌、细胞生活等活动。

2. 营养素是指食物中所含的、能够维持生命和健康并促进机体生长发育的化学物质。人体需要的营养素近 50 种，大致可分为六类：蛋白质、脂类、糖类、矿物质、维生素及水。营养素的作用是：1)提供机体进行各项生理活动和保持体温所需要的能量；2)为机体生长和组织修复提供原料；3)调节机体的生理功能。

3. 对于蛋白质的评价应从蛋白质含量、蛋白质消化吸收程度和被人体利用程度三方面来认识。蛋白质的消化率是指蛋白质在机体消化酶的作用下被分解的程度。蛋白质评分主要从蛋白质中氨基酸所含的比例与人体需要是否接近来考虑。蛋白质的生物学价值表示蛋白质被人体吸收后利用的程度，是食入的蛋白质在体内被吸收的氮量与吸收后被机体储留利用的氮量之比值。

4. 维生素是维持人体生命活动过程中所必需的一类低分子有机物。大多数维生素是构成人体一些辅酶的组成成分，在机体物质代谢和能量代谢中起重要的作用。

5. 人体所必需的无机盐成分每日需要量在100mg以上的称为常量元素，每日需要量在100mg以下为微量元素。

6. 食物中毒是指人体摄入含有生物性（致病性细菌及其毒素、真菌毒素）和化学性有害物质的食品或把有毒有害物质当做食品摄入后所出现的非传染性的急性或亚急性疾病。

探索与实践

1. 做一个儿童早餐情况小调查。
2. 根据儿童一日热能和各种营养需求，编写儿童一日营养食谱。

本篇参考文献

1. 孙长颢．营养与食品卫生．北京：人民卫生出版社，2008.
2. 葛可佑．中国营养科学全书．北京：人民卫生出版社，2004.
3. 柏友萍．学校卫生学．安徽：安徽教育出版社，2004.
4. 叶广俊．现代儿童少年卫生学．北京：人民教育出版社，1999.
5. 杨培禾．儿童生理卫生．北京：科学出版社，2001.
6. 童立亚．学校卫生学．上海：上海教育出版社，2000.
7. 高德伟．性健康教育学．内蒙古：内蒙古人民出版社，1995.
8. 张欣，庞淑兰．儿童少年卫生学．北京：科学出版社，2009.
9. 季成叶．儿童少年卫生学．北京：人民卫生出版社，2008.

第三篇　儿童常见疾病预防及安全教育

第一章　儿童常见病及其预防

本章提要

健康和疾病的概念

儿童常见传染病的特征及其预防措施

儿童常见躯体疾病的特征及其预防措施

小学校和儿童应对突发公共卫生事件的策略

孩子的故事

开学的第一天，佳文和柳逸来上课了，当他们走到班主任刘老师面前问好时，把刘老师吓了一跳，原来好不容易瘦下去的小胖墩怎么又胖了好多，衣服穿在身上都包紧了，走到教室还直喘气……刘老师与他们父母进行沟通才知道，放假后孩子与老人生活在一起，孩子想吃什么老人给吃什么，又缺乏必要的运动，一假期体重又增加了许多，家长也露出了无奈和懊恼的表情。

编者点评

本已是小胖墩又出现了“啤酒肚”，牙上布满龋洞，小脸上架起厚镜片，目前儿童生活日益优越，健康问题却越来越严重。

近年来我国居民的疾病谱和死因谱已经有了很大变化，慢性非传染性疾病取代传染性、感染性疾病成为主要死亡原因，其中恶性肿瘤、脑血管病、心血管病和呼吸系统疾病分列前四位。我国人口的健康教育，要从儿童抓起。青少年的疾病谱和死因谱也发生了根本性变化。蛔虫、沙眼、贫血、营养不良、肥胖、龋齿、视力不良等6种中小学生常见病中，蛔虫、沙眼、贫血、营养不良的患病率显著下降，健康状况明显改善。全国城乡学生的沙眼患病率分别从1992年的15.88%和17.87%，下降为2000年的7.5%和8.0%；2005年教育部调查显示我国学生人群中蛔虫感染率继续下降，7岁、9岁汉族乡男、乡女粪便蛔虫卵检出率分别为8.14%、8.38%和6.57%、7.29%，比2000年分别下降了2.6、1.3和2.3、1.3个百分点。贫血患病率明显下降，贫血程度以轻度为主，中、重度基本消失，2005年与2000年相比，我国城乡学生中的低血红蛋白检出率继续下降，汉族7岁年龄组城男、城女、乡男、乡女的低血红蛋白检出率分别为12.92%、13.66%和20.04%、24.36%，比2000年分别下降7.8、9.7和5.8、3.4个百分点。12岁年龄组城男、城女、乡男、乡女的低血红蛋白检出率分别为6.94%、10.41%和12.61%、13.92%，比2000年分别下降6.3、7.1和5.3、6.4个百分点。营养不良患病率也是明显下降，1995年我国中小学生营养不良患病率为21.2%，到2000年下降为19.5%，营养不良程度构成发生改变，学生重度营养不良已很少见。但是学生近视患病率仍居高不下，全国学生体质健康监测结果显示：2002年小学生、初中生和高中生的视力不良检出率分别为26.96%，53.43%和72.80%，到2004年分别上升为32.5%，59.4%和77.3%。有2/3左右的省份儿童青少年恒牙充填率低于40%，全国平均的乳牙龋齿充填率不足10%，少数省份甚至是空白。儿童青少年肥胖率迅速上升，远远高于发达国家儿童青少年肥胖的增长速度。2002年我国营养调查结果显示，一些大城市和发达农村地区的青少年超重肥胖率达到20%左右。

小学生的传染病和躯体疾病必然导致抵抗力下降、反应迟钝、记忆力下降，影响发育。这些健康问题主要是由于生活方式、行为习惯、营养不平衡、运动不足等各种原因引发的。

第一节　健康和疾病的概念

一、疾病的概念、分类与疾病谱的变化

1. 疾病的概念

健康与疾病在个体生活过程中，可以相互转化而无绝对明显的界限。因此，我们不能仅仅学习什么是疾病，研究什么是健康也是尤为重要的。健康不是体格健全的同义词。一个单臂或独脚的人，他们可能是健康的，可以进行出色的表演、运动或劳动，但体格并非是健全的。

1946年世界卫生组织(World Health Organization，WHO)曾经把健康定义如下：健康不仅是没有疾病(disease)或病痛(infirmity)，而且是一种躯体上、精神上以及社会上的完全良好状态(state of complete well-being)。实际上，并不存在普遍适用的、“绝对”的健康标准。此外，所谓“社会上的完全良好状态”的含义也不够具体，缺乏明确的衡量标准。近年来，多数学者认为可

以将健康的定义修改补充如下：健康不仅是没有疾病或病痛，而且是一种躯体上、精神上以及社会上的良好状态；这种良好状态有赖于机体内部结构与功能的协调，有赖于对调节环境稳定的维持。一个健康的人必须具有在他本人所处的环境中进行有效的活动和工作的能力。并且能够与环境保持协调的关系。可见，在不同的群体，不同的个人，或者个人在不同的年龄阶段，健康的程度或水平，可以各不相同。

然而，疾病迄今尚无统一的定义。根据目前的认识，可将疾病的概念概括如下：疾病是机体在一定病因的损害性作用下，因自稳调节(homeostatic control)紊乱而发生的异常生命活动过程。多数疾病中，机体对病因所引起的损害发生一系列抗损害反应。自稳调节的紊乱，损害和抗损害反应，表现为疾病过程中各种复杂的机能、代谢和形态结构的异常变化，而这些变化又可使机体各器官系统之间以及机体与外界环境之间的协调关系发生障碍，从而引起各种症状、体征和行为异常，特别是对环境适应能力和劳动能力的减弱甚至丧失。

疾病的概念概括了疾病如下的基本特征：

第一，疾病是有原因的。疾病的原因简称病因，它包括致病因子和条件。目前虽然有些疾病的原因还不清楚，但随着医学科学的发展，迟早总会被阐明的。疾病的发生必须有一定的原因，但往往不单纯是致病因子直接作用的结果，与机体的反应特征和诱发疾病的条件也有密切关系。

第二，疾病是一个有规律的发展过程。在其发展的不同阶段，有不同的变化，这些变化之间往往有一定的因果联系。掌握了疾病发展变化的规律，不仅可以了解当时所发生的变化，而且可以预计它可能的发展和转归，及早采取有效的预防和治疗措施。

第三，疾病时，体内发生一系列的功能、代谢和形态结构的变化，并由此而产生各种症状和体征，这是认识疾病的基础。这些变化往往相互联系和相互影响，可以分为两类，一类变化是疾病过程中造成的损害性变化，另一种是机体对抗损害而产生的防御代偿适应性变化。

第四，疾病是完整机体的反应，但不同的疾病又在一定部位(器官或系统)有它特殊的变化。局部的变化往往是受神经和体液因素调节和影响的，同时又通过神经和体液因素而影响到全身，引起全身功能和代谢变化。

第五，疾病时，机体内各器官系统之间的平衡关系和机体与外界环境之间的平衡关系受到破坏，机体对外界环境适应能力降低，劳动力减弱或丧失，是疾病的又一个重要特征。

2. 疾病的分类

传统的疾病分类有多种方法，如按照病程长短分为：最急性、亚急性、急性和慢性疾病；按照病因分为传染病、寄生虫病、内科病、外科病、产科病等等；按照系统分为心血管系统疾病、神经系统疾病、呼吸系统疾病、泌尿系统疾病、内分泌系统疾病、生殖系统疾病、运动系统疾病、消化系统疾病等等。

目前我国的疾病分类按照世界卫生组织的要求，采用国际疾病分类(International Classification of Diseases，ICD)。ICD是由世界卫生组织颁布的，是目前国际上共同使用的统一的疾病分类方法，是国际标准分类。ICD的目的是对不同国家或地区在不同时间收集到的死亡和疾病数据进行系统地记录、分析、解释和比较，其中包括对各人群组一般健康状况的分析，疾病发病和患病的监测以及有关的其他健康问题。1989年国际疾病分类进行了第十次修订，目前我国普遍使用的是第十版，即ICD—10，细分为23种疾病：某些传染病和寄生虫病，肿瘤，血液及造血器官疾病和某些涉及免疫机制疾病，内分泌、营养和代谢疾病，精神和行为障碍，神经系统疾病，眼和附器疾病，耳和乳突疾病，循环系统疾病，呼吸系统疾病，消化系统疾病，皮肤和皮下组织疾病，肌肉骨骼系统和结缔组织疾病，泌尿生殖系统疾病，妊娠、分娩和产褥期疾病，起源于围产期的某些情况，先天性畸形、变形和染色体异常，症状、体征和临床与实验室异常所见，损伤、中毒和外因的某些其他后果，疾病和死亡的外因，影响健康状态和与保健机构接触的因素，传染性非典型肺炎(严重急性呼吸道综合征)，以及肿瘤形态学。

3. 疾病谱的变化

随着医学科学技术的发展和社会经济生活水平的提高，从上世纪50年代起，我国的疾病谱和死因谱开始变化，影响人们健康的主要疾病由过去的急性传染病转变为慢性非传染性疾病。传染病仍旧是影响人们健康的多发病，但在死因谱中已不再占据重要地位。目前主要的疾病死因为心脑血管病、恶性肿瘤及慢性呼吸道疾病。大量研究表明，诱发这几类疾病的因素中，生活方式因素是第一位的，生物因素退居其次。不良生活方式如吸烟、酗酒、饮食及营养不当、缺乏运动、生活不规律等等的长期作用，加上环境污染的日益加剧，共同导致这些慢性疾病的发作。因此，预防这些疾病必须从小开始，要确立健康意识，预防为主，未雨绸缪，纠正不良的生活方式，培养健康的生活方式。

二、预防接种(人工免疫)的原理

预防接种就是把预防某种疾病的菌苗或疫苗通过注射或口服的方法，接种到人体内，使人体产生对这种疾病的抵抗力，以提高人群内的免疫能力，达到预防和消灭传染病的目的。预防接种(人工免疫)可分为人工自动免疫和人工被动免疫两种。

1. 人工自动免疫

接种菌苗、疫苗、类毒素后，刺激人体免疫系统，使机体产生免疫力。预防接种后不是马上能产生免疫力，而是需要1～2个星期甚至更长时间。各种疫苗注射的量和次数也不相同，如百日咳菌苗、白喉类毒素、破伤风类毒素三联疫苗，第一次注射必须连续打三针(每隔1个月注射1针)才有效。进行任何预防接种产生抵抗力只能维持一定的期限，不能管一辈子，因此必须根据各种疫苗产生的抵抗力维持时间的长短注射加强针。例如卡介苗能维持3～4年，百白破三联疫苗只能维持1～2年，超过这段时间，就有被传染这种病的可能性。

2. 人工被动免疫

将已制备好的人或动物免疫血清或抗毒素，给接触过某种病的人或有可能发病的人进行注射，使其迅速获得暂时性免疫。人工被动免疫见效快，但维持时间短，一般情况这种免疫只能持续2～3周。

三、常用生物制品的种类

1. 疫苗

广义上看，凡是以人工接种方法刺激机体，使机体产生免疫能力的一切病原微生物制品，统称为疫苗。但在卫生预防中，目前只把由病毒、立克次氏体等制成的生物制品称为疫苗。疫苗有减毒活疫苗(痘苗、小儿麻痹、麻疹、流感疫苗等)、死毒疫苗(乙型脑炎、斑疹伤寒、狂犬病疫苗)两种。

2. 菌苗

是由细菌制成的生物制品。如卡介苗、百日咳菌苗等。菌苗制品很多，分死菌苗和活菌苗两类。

3. 类毒素

类毒素是用细菌产生的外毒素加入甲醛，变为无毒性但有免疫性的制剂，如破伤风、白喉类毒素等。

4. 免疫血清

免疫血清是抗毒、抗菌、抗病毒血清的总称。

接种疫苗可以有效地预防相应疾病的发生。我国目前已经将脊髓灰质炎疫苗、百白破三联疫苗、麻疹疫苗、卡介苗和乙肝疫苗纳入国家免疫计划，部分省区还将乙脑疫苗和流脑疫苗纳入了免疫计划。按照国家免疫程序，所有儿童都必须全程接种纳入国家免疫规划的所有疫苗。然而我国目前的预防接种现状并不乐观，2004年卫生部调查发现，约27%的县四苗(脊髓灰质炎疫苗、百白破三联疫苗、麻疹疫苗、卡介苗)全程接种率低于85%，儿童出生后24小时以内接种乙肝疫苗的首针及时接种率低于60%的有9个省。另外，流动儿童的预防接种率远远低于本地儿童，造成即使在经济发达的东部地区仍有麻疹等传染病的流行。计划免疫是保护儿童健康的有效措施，需要儿童家长和各级卫生部门的积极配合和实施。

第二节 儿童常见传染病的特征及其预防措施

传染病是由病原体引起的，能够在人与人之间、人与动物之间、动物与动物之间传播的疾病。

病原体也叫病原物，是能引起所有疾病的微生物和寄生虫统称。

传染病与一般躯体疾病的区别是具有传染性。传染病在人群中流行，必须同时具备三个环节：传染源、传播途径和易感人群。预防传染病要从这三个环节入手。

一、水痘

水痘是由水痘带状疱疹病毒初次感染引起的急性传染病，传染率很高，水痘患者为主要传染源，主要通过飞沫经呼吸道传染，接触被病毒污染的尘土、衣服、用具等也可能被传染，自水痘出疹前1～2天至皮疹干燥结痂时，均有传染性。水痘好发于冬春两季，常在幼儿园或小学校内引起流行。一旦患了水痘应注意隔离，在完全治好以前不应去幼儿园或上学。即使是与水痘患者接触过的小孩，也应隔离观察2～3周。因为感染病毒后不是立即发病，一般要经14～17天的潜伏期，长者可达3周。

本病起病较急，可有发热、倦怠、食欲减退等全身症状，一般1～2天内发疹。首先发于躯干，逐渐延及头面部和四肢，呈向心性分布，即躯干多，面部四肢较少，手掌、足跖更少。初起为红色小丘疹，数小时后变成绿豆大小的水疱，周围绕以红晕。水疱初呈清澈的水珠状，壁薄易破，伴有瘙痒。经2～3天而干燥结痂，以后痂脱而愈，不留疤痕。在发病3～5天内，皮疹陆续分批发生，故同时可见丘疹、水疱、结痂等不同时期的皮损，病程约2～3周。发热及成批出现周身性红色斑丘疹、疱疹、痂疹是本病的典型特征。

本病无特效治疗，主要是对症处理至预防皮肤继发感染，保持清洁避免瘙痒。

二、流行性感冒

流行性感冒(简称流感)，是指由流感病毒引起，具有高度传染性的急性呼吸道传染病。多在冬末春初流行。流感病毒易发生变异，当人群对变异的病毒尚无免疫力时，常酿成世界性大流行，如2005年的禽流感和2009年春季的甲型H1N1流感(猪流感)。流感发病快，传染性强，发病率高，主要通过病人咳嗽、喷嚏等空气飞沫传播，发病三天内传染性最强。

典型流感潜伏期短，畏寒高热，体温可达39～40℃，全身疼痛，显著乏力，呼吸道症状较轻。有时伴有颜面潮红，眼结膜外眦充血，咽充血，软腭上有滤泡。流感可引起上呼吸道感染、肺炎、中枢神经及胃肠道等各种症状。

高烧时应卧床休息，多饮水、给予流质或半流质饮食，进食后以温盐水或温开水漱口，保持鼻咽及口腔清洁。病儿居室要有阳光，空气新鲜。高热烦躁者可给予解热镇痛药物。

三、风疹

风疹是由风疹病毒引起的一种急性传染病，多发生在冬春两季，主要通过呼吸道飞沫传染。风疹病人是唯一传染源，传染期为发病前5～7天和发病后3～5天，起病当天和前一天传染性最强。

风疹潜伏期平均为18天，一般症状比较轻，仅有低热及很轻的感冒症状。在发热的当天或第二天面部出现浅红色疹子，很快遍布全身。皮疹持续3～5天消退。发热即出疹，热退疹也退，常常在耳后，枕部及颈部有淋巴结肿大，这些都是本病的常见特征。

风疹可无任何并发症，也不需要特殊治疗。一般1周左右可痊愈。

四、流行性腮腺炎

流行性腮腺炎俗称“痄腮”，是由流行性腮腺炎病毒引起的急性呼吸道传染病。一年四季均可发病，但以冬春季节较多见。本病传染性较强，常在幼儿园和小学中发生流行。流行性腮腺炎的潜伏期为8～18天，病人是传染源，呼吸道飞沫是主要传播途径，接触病人后2～3周发病，腮腺肿大前24小时至消肿后3天为传染期。

本病起病大多较急，无前驱症状。有发热、畏寒、头痛、咽痛、食欲不佳、恶心、呕吐、全身疼痛等症状。发病数小时后出现腮腺肿痛，主要表现为一侧或两侧耳垂下肿大，肿大的腮腺常呈半球形，以耳垂为中心边缘不清，表面发热有触痛，张口或咀嚼时局部感到疼痛。10岁以上开始性发育的男孩可能并发睾丸炎，此外，脑膜炎和心肌炎也是常见合并症。

五、肺结核

结核病俗称“痨病”，是由结核杆菌引起的慢性传染病，可侵及许多脏器，以肺部受累形成肺结核最为常见。患者是重要的传染源，发病初期是排菌量最多，传染性最强的时期。肺结核传染的途径主要有两种：一种是飞沫传播，即患有结核病的人说话、咳嗽、打喷嚏时病菌随飞沫散布到空气中，健康人吸入后就会感染；另一种方式是尘埃感染，结核病人吐出的痰落在地上，干燥后病菌同尘埃混在一起，被扬起后漂浮空中而传染给健康人。肺结核对人体的危害极其严重，由于结核菌破坏了肺内血管，常引起病人咳血。全身症状多表现为低热、盗汗、消瘦、乏力等。通过接种卡介苗可以有效地预防结核病。

由于抗生素和卡介苗的使用，结核病的流行趋势在世界范围内有很大下降，而近年来肺结核在全球各地死灰复燃，1995 年全世界有 300 万人死于此病，是该病死亡人数最多的一年，为此，世界卫生组织于 1995 年底把每年的 3 月 24 日定为“世界防治结核病日”。目前全球每天仍有 5000 人死于结核病，而每年罹患结核病的人数超过 800 万。我国结核病发病率也有所上升，仍是当前一个突出的公共卫生问题。尤其在农村地区，不重视接种，或接种无效没加强接种，农村青少年中结核反应强阳性者增多。据统计强阳性者发病率为 10%，因此，强阳性者一定要注意及时进行治疗。

六、病毒性肝炎

病毒性肝炎是由多种不同肝炎病毒引起的一组以肝脏损害为主的传染病，肝炎病毒至少有 5 种，即甲、乙、丙、丁、戊型肝炎病毒，分别引起甲、乙、丙、丁、戊型病毒性肝炎。甲型肝炎和戊型肝炎是通过胃肠道传播的；乙、丙型肝炎主要是血液传播、母婴传播、密切生活接触所致的体液传播。病毒性肝炎主要表现为乏力、食欲减退、恶心、呕吐、肝肿大及肝功能损害，部分病人可有黄疸和发热。有些患者出现荨麻疹、关节痛或上呼吸道症状。

甲型肝炎的主要传染源是急性患者和隐性患者。自发病前 2 周至发病后 2～4 周内的粪便具有传染性，而以发病前 5 天至发病后 1 周最强。此病病死率不高，多在儿童及青少年中流行，黄疸型较多，病程约 3～4 个月，休息后可自愈，不发展成慢性肝炎。戊型肝炎发病多见于成年人和老年人，病死率比甲型肝炎高。

乙型肝炎的急性患者自发病前 2～3 个月即开始具有传染性，并持续于整个急性期。HBsAg(＋)的慢性患者和无症状携带者中凡伴有 HBeAg(＋)、或抗 HbcIgM(＋)、或 DNA 聚合酶活性升高或血清中 HBV DNA(＋)者均具有传染性。

我国是个肝炎大国，病毒性肝炎发病数位居法定管理传染病的第一位，而乙型肝炎危害最大。我国大约有 7.5 亿人被乙型肝炎病毒感染，其中大约有 1.2 亿人血中长期带有乙型肝炎病毒(乙肝病毒携带者)，此外，人群中约有 2000 万人是慢性乙型肝炎患者。慢性乙型肝炎病程迁延，如得不到及时治疗，将会发展为肝硬化甚至肝癌，严重危害人类健康。所以乙型肝炎是我国严重的公共卫生问题，是人民致贫返贫的重要因素之一，在一定程度上制约了我国经济的发展和国民健康素质的提高。

七、细菌性痢疾

细菌性痢疾简称菌痢，是由痢疾杆菌引起的以腹泻为主要症状的急性肠道传染病。夏秋季发病较多，主要发生于幼儿和学龄儿童。急性患者的传染性极强，慢性患者和带菌者更是长期贮存病原菌，只要粪便中有细菌排出就有传染性。粪便里的痢疾杆菌可以直接污染水源、衣服、玩具等生活用品，也可以通过病儿的手或苍蝇、蟑螂的爬叮而污染食物、食具，健康的儿童如果喝了被污染的水，或者吃了被污染的食物以及手沾污了痢疾杆菌，就可能得痢疾。细菌性痢疾主要表现为发热、腹痛、腹泻、里急后重、脓血样大便等症状。

八、麻疹

麻疹是由麻疹病毒引起的一种急性呼吸道传染病。麻疹病人是唯一的传染源，麻疹病毒经由空气飞沫传播，喷嚏、咳嗽和说话等为主要传播方式。麻疹潜伏期10～12日，传染期从发病前2日至皮疹出现后5天内，皮疹出现后第2天传染性已很小，一般病程约为10日。患麻疹后可对此病终身免疫。

麻疹的主要特征是发热、呼吸道炎症(咳嗽、流涕等)和遍及全身的斑丘疹。发病初期表现为发热、咳嗽、流涕、明显的咽部充血等上呼吸道症状，发烧后2～3天出现颊黏膜 Koplik 斑：在两侧颊黏膜上第一臼齿处可见直径0.5～1.0mm白色小点，周围有微血管扩张的红晕，很快增多，融合扩大成片，表浅糜烂，2～3日消失。多在发热后3～4天出现皮疹，皮疹始见于耳后、颈部，2～5天布满全身，出疹期约3～5天后进入恢复期，全身症状明显减轻。麻疹易引发支气管肺炎，能危及儿童生命。

九、流行性脑脊髓膜炎

流行性脑脊髓膜炎简称流脑。在流脑病儿或健康带菌者的鼻咽部，都有脑膜炎双球菌，通过说话、咳嗽、打喷嚏散布到空气中，再随空气进入到周围人的鼻咽腔内，若抵抗力低下，细菌则在体内生长繁殖，引起发病。流行性脑脊髓膜炎潜伏期2～3天，初期症状和一般呼吸道传染病的症状差不多，随着病情的加重，出现剧烈的头痛、颈后痛及喷射样的呕吐，病儿表情淡漠，嗜睡或烦躁不安，甚至抽风、昏迷，皮肤出现出血点。潜伏期末至整个病程期间均有传染性，发病初期传染性最强。

十、急性结膜炎

急性结膜炎是指人的眼结膜急性炎症，引起急性结膜炎的可以是病毒，也可以是细菌。我们通常说的“红眼病”主要是指病毒性结膜炎，这种结膜炎传染性很强，发病率也高，有时可以在一个学校或一个局部地区流行。病人的泪水及眼屎内含大量病毒，健康儿童接触病儿污染过的物品，如毛巾、手帕、脸盆、水、书、课桌等，24 小时后即可发病，夏天游泳池也是传染红眼病的场所。一般急性结膜炎往往伴随着上呼吸道感染，有发热、流鼻涕、咳嗽、头疼、眼睛磨疼、怕光、流泪、眼屎多等症状。病人眼睑结膜充血、红肿，结膜上可出现点状或小片状出血。

有病人的班级，对密切接触者，应用庆大霉素、卡那霉素、新霉素等眼药交替滴用，对班级课桌椅进行消毒。

十一、沙眼

沙眼是由沙眼衣原体引起的一种慢性传染性眼病，我国《学校卫生工作条例》中明确提出要预防此病。沙眼主要通过日常接触传染，凡接触过沙眼病人使用过的毛巾、手绢、洗脸盆和书籍等，以及接触过沙眼病人分泌物的用品后，再用手揉眼睛，就有可能感染沙眼。目前全世界沙眼患者为 8000 万人，主要见于发展中国家、贫困和农村地区。全世界的失明人士中，约 3% 是由沙眼导致。沙眼多发生于儿童及少年时期，中小学生患病率为 10%～15%。沙眼衣原体侵犯眼结膜和角膜，引起颗粒性结膜炎、角膜炎等。患沙眼的症状是：眼有摩擦感、怕光、流泪、眼分泌物增多，病情严重时，有眼球干涩，倒睫。

医治沙眼应以预防为主，不混用他人脸盆、毛巾，不揉眼睛，毛巾脸盆定期消毒。

第三节　儿童其他常见躯体疾病的特征及其预防措施

一、龋齿

1. 病因

龋齿俗称“虫牙”(因在我国乡间龋齿被认为是牙虫所致)。龋齿是牙齿组织受口腔内酸物质的侵蚀作用，使牙组织脱钙、缺损，导致疼痛、咀嚼功能障碍的一种常见病，在小学生中为高发病。关于龋齿的病因研究有很多理论和学说，其中较为广泛认可的是四联因素理论。此理论的基本观点是：龋齿病是含糖物质(特别是蔗糖)进入口腔后，在牙菌斑内经致龋菌的作用下，发酵产酸，这些酸从牙齿结构薄弱处侵入，将牙齿的无机物溶解，破坏牙釉质而产生的。在龋齿形成过程中，必须具备的条件是：

(1)致龋细菌及牙菌斑：口腔中主要的致龋细菌是变形链球菌，其次是乳酸杆菌和放线菌。这些细菌与唾液中的黏蛋白和食物残屑混合在一起，牢固地黏附在牙齿表面和窝沟中，这种黏合物叫做牙菌斑或菌斑。菌斑中的大量细菌产酸，造成菌斑下面的釉质表面脱钙、溶解，长时间作用产生龋洞。调查证明口腔中菌斑多的儿童龋齿患病率也高。

(2)饮食：食物中含有大量的糖类，这些物质既供给菌斑中细菌生活和活动能量，又通过细菌代谢作用使糖酵解产生有机酸，使牙釉质脱钙破坏，继之某些细菌又使蛋白质溶解形成龋洞。致龋的糖类很多，最主要的是蔗糖。

(3)易感的牙齿：正在发育、发育不良、有损伤的牙齿，排列不整齐、拥挤重叠的牙齿，容易积留食物残渣和细菌的牙齿均为易感牙齿。资料统计显示：从2～14岁是乳牙、恒牙患龋齿病的易感期，此时的牙齿正在发育过程中，牙釉质薄，Ca^{2+}、F等元素含量少，抗龋能力差，由于第一、二恒磨牙牙面的窝沟较多，不易清理，是龋齿发病率较高的恒牙。

(4)时间：龋齿病是一种慢性病，从初期浅表损害到形成龋洞一般需1.5～2年，因此即使致龋细菌、适宜的环境和易感宿主同时存在，龋病也不会立即发生，只有上述三个因素同时存在相当长的时间，才可能产生龋坏。

2. 儿童青少年患龋情况

乳牙患龋率高峰约在5岁左右，恒牙患龋高峰约在15岁左右。我国龋齿的发病率很高，据1999年第二次全国流行病调查显示5岁儿童患龋率为76.55%，龋均4.48，农村地区的患龋率和龋均显著高于城市。2005年第三次全国口腔健康流行病学调查报告显示各个年龄组的患龋率分别为：5岁年龄组，66.0%(乳牙)；12岁年龄组，28.9 %(恒牙)；全国5岁和12岁两个年龄组龋齿患病水平都呈现下降的趋势，其中5岁儿童乳牙患龋率从76.6%下降到66.0%，龋均从4.48下降到3.50。12岁儿童恒牙患龋率从45.8%下降到28.9%，龋均从1.03下降到0.54。世界卫生组织规定龋病的患病水平以12岁恒牙龋均作为衡量标准，我国在世界上属于很低水平。

3. 龋齿病的危害和预防

乳牙是儿童的咀嚼器官，在促进颌骨发育、引导恒牙正常萌出上起重要作用。龋齿易造成乳牙早失。乳牙早失会导致咀嚼功能下降，加重胃肠消化负担，影响食物的消化和吸收；其次，乳牙早失使得颌骨得不到足够咀嚼力的生理刺激，造成颌骨发育不足，影响脸型发育和正确发音，还会给儿童心理造成一定影响；再次，乳牙早失后继替恒牙尚未萌出，以致恒牙错位萌出，形成牙列拥挤畸形。龋齿病还可继发牙根尖发炎，病变区的有害代谢产物或细菌的毒素，可由血液或淋巴带到身体其他器官产生心内膜炎、关节炎、慢性肾炎、虹膜睫状体炎等疾病。因此，特别要注意学龄前及低年级小学生的乳牙及刚萌出的恒牙的龋病预防。

龋齿病的预防应根据龋病发生的四联因素理论，采取综合性预防措施。

(1)祛除牙菌斑

祛除牙菌斑，破坏致龋细菌的生态环境。创造清洁环境是防龋的重要环节，最实际有效的办法是刷牙和漱口。1989 年我国第一个爱牙日提出的口号是：人人刷牙、早晚刷牙、正确刷牙、用保健牙刷和含氟牙刷刷牙。据报道刷牙能除去牙齿光滑面上 85％的菌斑，但对牙缝隙中的牙菌斑不能有效的去除。如使用牙间刷，牙缝隙中菌斑的清除率可大大提高，另外，选择小头牙刷，牙刷在口腔内上下运动灵活，能较好地清除牙菌斑。某些添加化学制剂的药物牙膏与氟化物共同使用，对抑制牙菌斑的形成及预防龋齿有明显效果。1989 年卫生部制定的小学生使用的牙刷规格为牙刷毛不超过三排，每排 6～7 束。

(2)调节饮食预防龋齿

致龋食物主要是指糖类食物，特别是蔗糖及蔗糖含量高的食物。一定要让小学生养成少吃零食和糖果糕点的习惯，睡前不吃糖，尽量做到吃完糖后漱口，不给致龋细菌提供营养和能量。

(3)增强宿主的抗龋能力

牙齿的抗龋力主要表现在牙齿本身的解剖结构和理化成分上。如牙齿发育时期所遗留的窝沟太深或牙齿排列拥挤不齐，往往容易使食物残渣、细菌滞留，牙齿矿化程度低，釉质表面含氟量少，则釉质在酸中的溶解度增高。

牙面的窝沟，特别是磨牙窝沟是釉质发育过程中遗留下的薄弱结构，点隙裂沟是窝藏口腔各种细菌的场所，其中易形成牙菌斑，这些部位极不容易清洁，为龋病的发生提供了有利条件。第一恒磨牙的封闭年龄以 6～7 岁为宜，双尖牙、第二恒磨牙一般在 12～13 岁为宜。临床研究发现窝沟封闭的龋齿降低率在 60％～99％，有很好的防龋效果。在牙齿表面涂氟化物也可以有效地预防龋齿。食物中的矿物质，特别是 Ca^{2+} 、P 对牙齿的矿化很重要，因此，要加强儿童 Ca^{2+} 、P 的补充，培养儿童好的饮食习惯，全面均衡的营养，可增强儿童牙齿的抗龋力。

二、近视眼

近视眼已成为全球日益关注的公共问题，已经纳入 WHO 的视觉 2020 计划。2004 年我国卫生部和教育部的联合调查显示，学生近视患病率分别上升为小学生 28％、初中生 60％和高中生 85％，7～9 岁年龄段近视检出率明显升高。2005 年教育部关于全国学生体质与健康调研结果显示，各学段城乡学生视力不良检出率分别为：小学生 31.67％(其中城市为 39.72％，农村为 23.44％)，比 2000 年增加 8.5 个百分点。

1. 近视眼的形成

近视是因眼屈光不正导致眼睛辨认远方物体能力下降的一种身体缺陷。它是眼对光的屈折力同眼轴长度不相适应造成的。通常分屈折性近视即眼轴长度正常而晶状体屈折力过强，轴性近视即晶状体屈折力正常但眼轴长度过长两种情况。近视眼在无调节状态下，平行光线进入眼内，经屈光系统屈折后，在视网膜前方形成焦点，然后以散开的形式，通过玻璃体后在视网膜上形成一个朦胧图，从而形成一个不清晰的景象。

屈折性近视又称假性近视，属于功能性近视。在这个阶段，结合药物治疗，注意用眼卫生，坚持做眼保健操，消除睫状肌的紧张，使晶状体屈折力正常，可以使视力恢复。如果不注意保护视力，就会造成睫状肌持续收缩，晶状体凸度过大，而不能恢复；或由于眼内压不断升高，巩膜组织长期受眼外肌的机械压迫，使眼球壁不断延长，导致眼轴过长，由假性近视形成真性近视(轴性近视)。这是目前国际上比较通认的近视眼形成机制的解释。

2. 影响近视眼形成的因素

遗传因素

近视眼有一定的遗传倾向，高度的近视眼更是如此，如父母均为高度近视者，子女患近视的机会较一般人多，轻度的近视就不很明显。目前认为，近视的遗传形式即可能是显性遗传，又可能是隐性遗传。显性遗传一般发病晚，不会发展成高度近视；而隐性遗传的近视有发展成近视的倾向，高度近视一般都属于隐性遗传。

环境因素

环境因素是近视发生的主要因素。大量的调查显示城市学生近视眼发病率高于农村学生，重点班级学生近视眼发病率高于非重点班的学生，看电视、玩游戏机、操作电脑时间长的学生近视眼发病率高。因此，可以说长时间不良环境下的用眼，会导致近视眼的发生。

关于遗传因素与环境因素对近视眼形成的影响，朱文思教授的观点认为遗传因素对学生近视眼的作用有限，只是近视发生发展的生物学前提，它提供近视眼发展的可能性，而环境条件则是决定近视眼发展的现实性。

3. 预防近视

儿童预防近视，要注意以下几点：

(1)注意读书卫生　读书、写字时要有正确的坐姿，脊柱保持正直，身体不前倾，不耸肩，不歪头，眼与书本的距离保持在 30～50cm；写作业或看书 1 小时左右要休息 15 分钟；不要在走路、乘坐汽车时看书，也不要在光线暗淡或强光下看书、写字，因为在这些情况下眼睛必须频繁地调节，很容易使眼疲劳。

(2)注意看电视卫生　儿童在看电视时，每过半小时到 1 小时就应该休息 5～10 分钟，眼与屏幕之间的距离，应该是电视对角线长度的 5～7 倍；屏幕的高度可以略低于眼高；为了避免电视光耀眼，室内可以开一盏小灯。

(3)注意电脑操作卫生　儿童操作电脑时，眼与屏幕距离以 50～60cm 为宜，屏幕中心高度应比眼的平视线低一些；根据不同的年龄，合理安排操作时间，一般每操作10～30分钟后休息几分钟。

(4)要注意儿童的视力检查　学龄儿童最好每半年检查一次视力，以便及早发现视力异常，及早治疗。

(5)坚持做眼保健操　眼保健操是系列的穴位按摩，通过按摩，改善眼的血液循环，消除眼肌的疲劳，对视力保健非常重要。教师要指导学生按照准确的穴位，用适当的力量做眼保健操才能达到好的效果。

(6)多参加户外活动，多吃含Zn^{2+}、Ca^{2+}的食物，多吃粗米粗粮，少吃糖果，减少脂肪的摄入，食物多样，不偏食不挑食。

三、缺铁性贫血

贫血是指外周血中单位体积内红细胞数或血红蛋白低于正常值。正常婴儿和儿童的红细胞数和血红蛋白量随年龄的增长而有差异，小儿诊断贫血的标准是：6个月～6岁儿童血红蛋白含量<11g/100mL血液，6～14岁儿童血红蛋白含量<12g/100mL即视为贫血。据北京医科大学妇婴保健中心对全国29个城市儿童健康状况的调查显示7岁儿童的贫血发病率男孩达42.1%，女孩达44.8%。此后随着年龄的增大患病率逐渐降低，但是12岁的男女发病率比例仍分别达到27%和32.9%。

缺铁性贫血又叫营养性小细胞性贫血，是贫血中最常见的一种，是由于体内缺铁或铁的利用发生障碍导致血红蛋白合成减少而造成的。形成缺铁性贫血的因素主要有以下几方面：

1. 生长发育过快　儿童少年正处在生长发育时期，随身高和体重增长血量需要相应增加，生长发育愈快，铁的需要量愈多。

2. 铁的供给和摄入量不足　许多营养调查发现我国儿童食物中易被吸收的血红素铁含量较低，造成铁供给不足，使机体发生缺铁性贫血。另外，消化道慢性疾病引起肠吸收不良所致的铁吸收障碍也可造成缺铁性贫血。

贫血一般表现为皮肤、黏膜逐渐苍白或苍黄，以嘴唇、口腔黏膜及指甲床最明显。病儿常感觉疲乏无力，烦躁不安或精神不振，食欲不振，小学生上课时注意力不容易集中，经常走神，学习成绩下降，理解力下降，常常头晕眼花，有时耳朵里边有响声。儿童贫血还会影响生长发育，调查发现患缺铁性贫血的儿童的体重身高的均值比正常值往往减少1～2个标准差。儿童处于生长发育最快的时期，一旦出现贫血，则肌体供氧能力变差，胃肠道黏膜细胞分泌转运动能减退，影响了营养物质的消化和吸收，将加重机体营养不良。此外，贫血时婴幼儿脑部供氧不足，必定影响神经—内分泌功能，营养不良及神经内分泌功能障碍的加重会对小儿体重及身高的正常发育构成不利影响。

科学膳食对预防缺铁性贫血是极为重要的。要多吃含铁丰富且铁吸收率高的食品，如动物肝脏、瘦肉、鱼、蛋类、豆制品等，适量补充维生素C，以促进非血红素铁的吸收。一般动物性食物所含血红素的铁吸收好，且不受其他因素影响；植物性食物中所含的草酸、鞣酸等物质会妨碍铁的溶解和吸收。儿童应养成不挑食、不厌食的良好饮食习惯，同时不应喝茶水、咖啡，因为其中所含的鞣酸会影响铁的吸收率。合理利用铁强化食品也可以有效预防机体缺铁。

四、中暑

炎热的夏天在太阳照射下进行体育活动，常会发生恶心、疲倦、体温升高甚至昏倒、肌肉痉挛等现象，这就是“中暑”。在正常情况下，人体温度总是在37℃左右，体温维持相对稳定是保证人体进行正常生理活动的重要条件之一。在新陈代谢过程中，人体内营养物质不断地被氧化而释放出能量，供给人体活动的需要，最后转化为热能。人体的各个器官都会产生热量，只是产热量多少不同而已。在剧烈运动时，骨骼肌产热可占总热量的75%～80%。人体的散热方式有辐射、对流、蒸发和传导四种。当外界温度高于体温时，对流、辐射散热方式不能进行，主要靠蒸发散热。在上述情况下，由于骨骼肌产生大量的热，主要散热方式是通过汗液的蒸发，但有时尽管大量出汗，仍不能及时地把体内产生的多余热量散掉，这样会使体内热量蓄积而致体温升高，体温升高就会影响酶的活性，使正常的一些生理功能发生障碍，出现中暑的症状。

由于引起中暑的原因不同，中暑的不良反应也不一样，所以中暑有不同的类型。例如：日射病、热射病及热痉挛型等。

日射病是由于无遮盖的头部受到暴晒，头部皮肤和颅骨就会将太阳的辐射热阻留，使头部局部温度上升，中枢神经系统受刺激，致使高热，头痛，甚至昏迷。

热射病是由于教室等房间内过热，热的辐射致儿童发病。表现头晕、头痛、全身无力、口渴、发热、心跳加快，严重时可发生昏迷。

由于环境过热，使人体大量出汗，出汗过程中人体不断损失盐分，组织里和血液中的钠离子就会减少，造成低钠血症，从而引起肌肉痉挛现象，严重时可引起抽风，这是热痉挛性中暑。

不论哪种类型中暑，严重者都会出现血压下降，脉搏细快，甚至昏迷，如不及时抢救，就会导致死亡。因此，学生在炎热夏季进行体育锻炼时，应注意运动量，如有不适感应立即停止运动；另外，夏季要注意教室温度不要过热，学生不要在烈日下久晒。发现中暑病人，应立即移到阴凉通风场所，使其平卧，头部抬高，松解衣扣。还可以在额部、太阳穴上涂抹清凉油、风油精等，或服用藿香正气水等中药，用冷水或酒精为患者擦身并补充些含盐的清凉饮料等。病情严重者，应立即送往医院急救。

夏天要有中暑的预防意识：出门记得要备好防晒用具，最好不要在上午10点至下午4点时在烈日下行走，如果此时必须外出，一定要做好防护工作，如打遮阳伞、戴遮阳帽、戴太阳镜，最好涂抹防晒霜，并带上充足的水。此外，在炎热的夏季，防暑降温药品，如十滴水、仁丹、风油精、藿香正气水等一定要备在身边，以防应急之用。外出时的衣服尽量选用棉、麻、丝类的织物，少穿化纤类的衣服，以免大量出汗时不能及时散热，引起中暑。体弱者要少外出。

五、脊柱弯曲异常

脊柱弯曲异常是儿童少年时期比较常见的一种姿势性缺陷。正常的脊柱从后背看是正直的，脊柱棘突连线应呈一直线，颈肩线、肩胛下角和腰凸左右对称，如果发生不对称现象，则可认为发生了脊柱侧弯。儿童的任何年龄组都可能发生脊柱侧弯，如小学生体位不正或长时间一侧紧张，坐、立、行的姿势不正确，一侧长时间负重都会引起脊柱变形造成驼背或脊柱侧弯。在学校里学生使用的课桌过低，容易使脊柱呈后凸状态出现驼背；课桌过高，学生就会经常把右臂架在桌面上，脊柱容易发生侧弯。调查显示脊柱侧弯在青少年时期发病率是最高的，尤其是10岁～15岁这一年龄段，我国青少年的发病率为1%～3%。在青少年脊柱侧弯发病人群中女生的发病率高于男生，男女比例大概为1∶4。脊柱变形不仅影响儿童少年的体态和体力，而且严重时会妨碍内脏器官的正常活动和发育。

轻度脊柱侧弯的儿童可在医生指导下进行形体锻炼以矫正姿势和减轻畸形。吊单杠、做引体向上是一个不错的办法，还可经常向侧凸的反向做体操动作，睡觉时则身体可单向卧，例如左侧凸则睡觉时左侧卧，并在凸起的一侧垫一个小枕头。

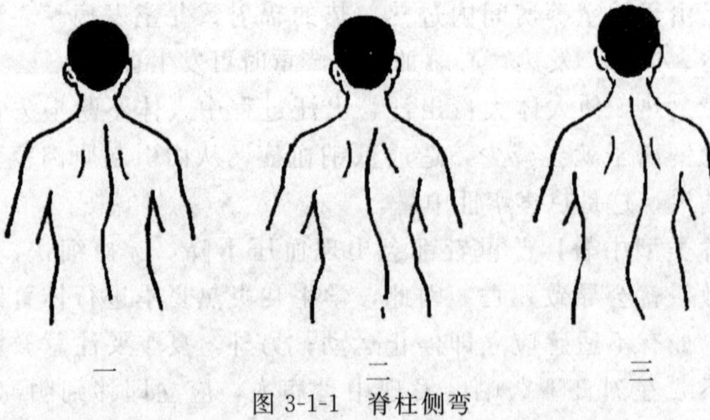

一　　二　　三

图 3-1-1　脊柱侧弯

一、正常脊柱；二、脊柱左凸；三、脊柱右凸

六、肥胖症

肥胖是指人体的脂肪成分数量过多，脂肪含量超出了人体正常的数量，过多的脂肪在体内堆积，使体态臃肿，体重超出标准身高别体重的20%。其中，超过20%为轻度肥胖，30%为中度肥胖，50%以上为重度肥胖。

肥胖是一个世界性的儿童健康问题。1997年，欧美各国中小学生肥胖检出率为男生16%～22%、女生20%～25%，分别比15年前增长60%和65%。2005年全国学生体质与健康调研结果显示，7～22岁城市男生，超重和肥胖的检出率分别为13.25%和11.39%，比2000年分别上升了1.4和2.7个百分点；7～22岁城市女生，超重和肥胖的检出率分别为8.72%和5.01%，比2000年分别上升了0.7和0.9个百分点；7～22岁乡村男生，2005年超重、肥胖检出率分别为8.20%和5.07%，比2000年分别上升了1.8和1.6个百分点；7～22岁乡村女生，超重、肥胖检出率分别为4.61%和2.63%，比2000年分别上升了1.2和0.4个百分点。7～22岁汉族学生中超重与肥胖检出率继续增加，成为影响学生营养健康状况的另一大因素。虽然我国学生目前的肥胖流行状况尚远低于发达国家的水平，但是在我国发达地区学生肥胖综合防治已经刻不容缓。目前认为引起单纯性肥胖的原因有以下几方面：

1. 饮食营养　摄入的营养素超过机体能量消耗和代谢需要，多余的能量便转化为脂肪储存于体内，引起肥胖。不良饮食习惯，如吃饭速度快、晚上进餐多；婴儿烦躁或哭吵时即给予食物会使婴儿从小养成不高兴就寻找食物的习惯；喜食高脂肪膳食、含糖饮料或快餐等高热量食物；此外，精神创伤以及心理异常等因素也可致儿童饮食过量。

2. 活动过少　缺乏适当的活动和体育锻炼，即使摄食不多，因能量消耗过低，也可引起肥胖，而肥胖儿童由于活动不便和笨拙亦不喜爱活动，形成恶性循环。

3. 遗传因素　肥胖儿童常有家族史。父母皆肥胖的后代肥胖率高达70%～80%；双亲之一(特别是母亲)为肥胖者，后代的肥胖率为40%；双亲正常的后代发生肥胖者仅为10%～14%。目前认为肥胖基因(ob)和肥胖抑素受体基因(db)是部分人类肥胖发生的必需基因，属于单基因遗传缺陷。

肥胖症的发病是环境因素和遗传因素共同作用的结果。肥胖症对儿童的危害很大：肥胖症会影响儿童的生长发育，使骨龄提前，身高低于正常儿童；肥胖儿童有潜在发生冠状动脉硬化的危险；在肥胖儿中患高血压的人数远高于正常儿童；如果肥胖儿成年后仍然肥胖，发生糖尿病的可能性增大；另外，肥胖有可能造成儿童一些心理问题，影响儿童的情绪健康发展，严重时会造成某方面心理障碍，影响学习成绩。

七、扁平足

扁平足是常见的足病，系指站立时足弓塌陷，足内缘接触地面而有足痛症状者。此病由四种原因引起：遗传、先天性足骨畸形、足部外伤或慢性劳损、足内在肌或外在肌力弱或麻痹痉挛等。常见的扁平足有两种，姿势性平足症和痉挛性平足症。姿势性平足症在劳累、久站或行走时有足部疼痛或不适，跟外翻足扁平，前足外翻，伴有舟骨结节处肿胀和压痛，休息后症状可减轻或消失。晚期为痉挛性平足，经较长时间休息，症状亦难改善。

检查是否扁平足的方法很简单，让孩子踩上白色粉末，踏在一张深色纸板上，留下足印(注意踩时不要摇晃足部)，然后沿足印内侧画一条直线，量出足印最凹的地方到直线的距离。正常足的足弓空白区的宽度与足印最窄区的宽度之比是 2∶1，轻度扁平足之比是 1∶1，中度扁平足之比是 1∶2，无凹陷存在，即为重度扁平足(图 3-1-2，图 3-1-3)。

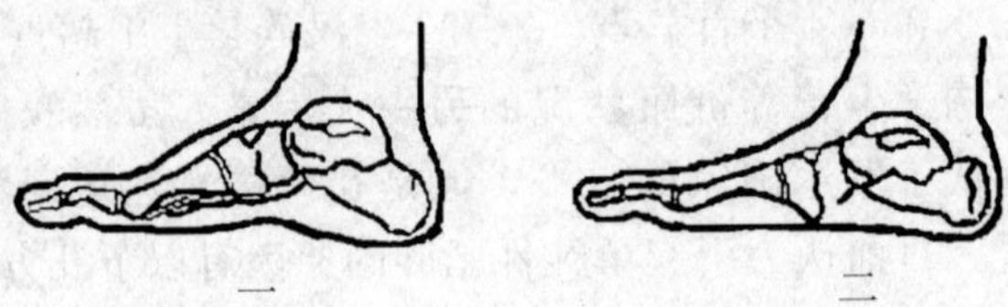

图 3-1-2　正常足和扁平足侧面图

一、正常足；二、扁平足

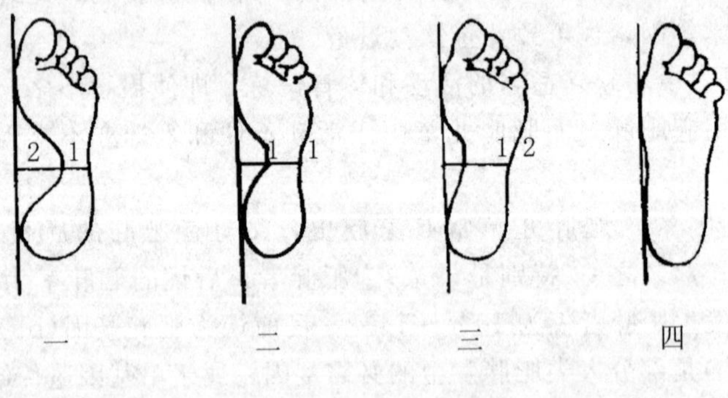

图 3-1-3　正常足和扁平足的足底类型

一、正常足；二、轻度扁平足；三、中度扁平足；四、重度扁平足

预防扁平足，首先应鼓励孩子经常参加适量的体育锻炼，让他们身体的肌肉及韧带得到适当的刺激，像跳绳、跳高、跳远等活动可以使足弓得到较好的锻炼；在进行体育锻炼时，应尽量穿软底鞋，最好穿专业的运动鞋，切忌让孩子穿太小的鞋；孩子 11，12 岁以后，虽然处于生长发育快速期，但由于肌肉力量的发育比骨骼慢一些，因此不要因其身材高大而经常安排从事成

年人的工作；若扁平足已经比较明显，可让孩子练习用脚尖或脚外侧走路，可取得一定矫正效果，无法矫正的扁平足应去医院骨科进行矫治。

第四节　小学校和儿童应对突发公共卫生事件的策略

2003年国务院颁布的《突发公共卫生事件应急条例》中明确，突发公共卫生事件是指突然发生的、造成或者可能造成社会公众健康严重损害的重大传染病疫情、群体性不明原因疾病、重大食物中毒、职业中毒以及其他严重影响公众健康的事件。群体性食物中毒与传染病疫情是我国最主要的突发公共卫生事件，也是最常见的学校突发公共卫生事件，严重危害学生的身心健康，引起群体恐慌，扰乱教学秩序，甚至影响社会安定。

近几年，突发公共卫生事件接连发生，如2003年的“非典”，2008年的禽流感和2009年的甲型H1N1流感的暴发，给人们的工作和生活带来了严重影响。学校是一个人群集中且年龄结构特殊的场所，尤其在传染病爆发疫情时，学校往往首当其冲受到威胁。然而由于我国特殊的学业压力，带病上学已成为“正常”的现象，这提示应对教师、家长开展卫生应急教育，提高自我防护意识和自觉隔离意识，有病休息是对自己的保护，也是对他人的尊重。

一、学生集体食物中毒

学生集体食物中毒是近几年来学校常见的、多发的突发性公共卫生事件。学生集体食物中毒可分为化学性食物中毒和细菌性(生物性)食物中毒。化学性食物中毒多由食物中残留的农药、化肥以及其他一些人工添加的化学物质未清洗干净所致，人为的投毒事件以及因加工不合理导致食物中毒也属于化学性食物中毒，如学生饮用了未煮熟的豆浆或者食用未煮熟的四季豆、梅豆等。细菌性食物中毒较多见，主要是由于加工、储存、运输等过程中食物污染，从而导致食物中毒。细菌性食物中毒还多发生于学校集体活动期间，如校庆、运动会等。此类食物中毒的发生均为供餐单位或学生食堂硬件设施较差，操作间无明显功能分区或功能区划分不合理以及管理混乱所致。

防治学生集体食物中毒事件的重点是要加强对学校食品卫生的监督。各级各类学校应严格遵守《学校卫生工作条例》，积极配合卫生执法部门对学校食堂及学校内饮食店的卫生监督工作；卫生执法部门要严格按照《食品卫生法》的要求严格执法；学校食堂和学生供餐单位应严格遵守《学校食堂与学生集体用餐卫生管理规定》，学校食堂的改建、扩建及新建均应主动请当地卫生监督部门审核，食品采购，食品加工，餐具、炊具的清洗消毒要建立严格的质量控制点，并制定相关的卫生管理制度。这些措施能够确保学校集体食物中毒得到有效控制。

二、突发性传染病

1. 传染性非典型性肺炎

传染性非典型性肺炎简称非典，全称重症急性呼吸困难综合征(Severe Acute Respiratory Syndromes，SARS)，是一种因感染新型冠状病毒导致的以发热、干咳、胸闷为主要症状的严重急性呼吸道传染病，严重者出现快速进展的呼吸系统衰竭。本病传染性极强、病情进展快速，如不及时治疗，会导致病人死亡。主要通过近距离呼吸道飞沫、直接接触病人呼吸道分泌物及密切接触传播。

应急要点：

(1)发现疑似患者应及时送医院就诊，一旦确诊，必须立即住院并隔离治疗，护送病人者应戴口罩防护，同时配合流行性疾病调查人员做好相关调查。

(2)如出现SARS疫情，尽可能不去医院和商场、影剧院等通风不畅和人员聚集的地方等公共场所，学生应在家休息，不要去学校以免感染疾病或引起疾病的传播，外出时戴上口罩，回家后洗手、洗脸消毒。

(3)家庭居室和办公室要经常开窗通风，即使在冬季，每天也要开窗通风3次以上，每次至少10～15分钟，平时勤用肥皂和流动水洗手。

2. 人禽流感

高致病性禽流感是在鸡、鸭、鹅等禽类之间传播的急性传染病。在特殊情况下，也可以感染人类。如出现发烧、头痛、发冷、哆嗦、浑身疼痛无力、喉咙痛、咳嗽等症状，且48小时内不退烧者，应马上到医院就诊。发生禽流感疫情时，应采取强制性的防疫措施。

应急要点：

(1)远离家禽及排泄物，吃禽肉要煮熟煮透。

(2)如果发现鸡、鸭、鸽子等禽鸟突然大量发病或不明原因死亡，应尽快报告动物防疫部门，及时进行诊断并采取必要的隔离措施，必要时接种禽流感疫苗，并对工作场所彻底消毒。

(3)12岁以下的儿童极易受到感染，应尽量避免其触摸禽类动物，同时多吃富含维生素C的食物或果品，有助于增强抗病力。

3. 甲型H1N1流感

甲型流感病毒H1N1亚型，是一种之前从未在人和猪身上出现过的新型甲型流感病毒。它引起的流感发病人群多为青壮年，而不是季节性流感的易感人群：老人和儿童。甲型H1N1流感传播的途径可能是通过接触受感染的生猪或接触被甲型H1N1流感病毒污染的环境，或通过接触感染甲型H1N1

流感病毒的人。患甲型 H1N1 流感后的症状与普通的人流感相似，包括发热、咳嗽、喉咙痛、身体酸痛、头痛、发冷和乏力等，有时还会出现腹泻和呕吐，重者会继发肺炎和呼吸衰竭，甚至死亡。

应急要点：

(1)H1N1 流行期间，学校要严格师生晨、午检制度和住宿生的晚检制度。有发热或流感样症状的师生不得进校，一旦发现发热或有流感样症状者，应立即采取隔离措施，通知家长带学生到医院就医，并居家隔离 7 天，待完全治愈后方可返校。对确诊甲型 H1N1 流感的人员，需持有关卫生部门出具的没有传染性的复课证明方可复课。隔离期间要做好追踪监测工作。

(2)坚持每天消毒。学校应加强校园管理，搞好环境室内卫生。对学生宿舍、食堂、教室、图书馆、实验室、厕所等人群聚集的场所要每天进行消毒。

(3)加强人员管理。流行期取消举行大型聚集性活动。对外来人员要严格执行出入体温检测、记录、车辆消毒制度。

(4)教育师生员工养成良好健康的生活习惯。做到室内常通风，勤洗手，保证充足的睡眠，加强体育锻炼，根据天气及时增减衣服，不与有发热或流感样症状的人接触，尽量不到人员密集的公共场所(特别是封闭的场所如商场、超市、影院、网吧等)，必要时戴口罩，咳嗽、打喷嚏及时捂住口鼻。

本章小结

1. 健康不仅是没有疾病或病痛，而且是一种躯体上、精神上以及社会上的良好状态；这种良好状态有赖于机体内部结构与功能的协调，有赖于多调节环境稳定的维持。一个健康的人必须具有在他本人所处的环境中进行有效的活动和工作的能力。并且能够与环境保持协调的关系。

2. 疾病是机体在一定病因的损害性作用下，因自稳调节紊乱而发生的异常生命活动过程。

3. 预防接种就是把预防某种疾病的菌苗或疫苗通过注射或口服的方法，接种到人体内，使人体产生对这种疾病的抵抗力，以提高人群内的免疫能力，达到预防和消灭传染病的目的。接种疫苗可以有效地预防相应传染性疾病的发生。

4. 龋齿俗称“虫牙”，是小学生中的高发病。龋齿形成过程中必须具备的 4 个条件是致龋细菌及牙菌斑、饮食中含有大量的糖类、易感的牙齿和时间。

5. 近视通常分屈折性近视(又称假性近视)和轴性近视(又称真性近视)两种，是遗传因素和环境因素共同作用的结果。预防近视的措施主要有注意读书卫生、注意看电视卫生、注意电脑操作卫生、注意儿童的视力检查、坚持做眼保健操、多参加户外活动、饮食多样。

6. 突发公共卫生事件是指突然发生的、造成或者可能造成社会公众健康严重损害的重大传染病疫情、群体性不明原因疾病、重大食物中毒、职业中毒以及其他严重影响公众健康的事件。群体性食物中毒与传染病疫情是我国最主要的突发公共卫生事件。

探究与实践

1. 怎样理解健康和疾病概念的内涵?
2. 调查本地区儿童常见传染病的发生状况。
3. 小学生龋齿的常见成因有哪些?调查学生龋齿发生情况。
4. 小学肥胖儿童及饮食习惯情况调查。
5. 小学生近视眼和脊柱发育状况调查及成因分析。
6. 什么是突发公共卫生事件?如何应对?

第二章 儿童的安全教育

本章提要

意外伤害与儿童的安全教育

儿童意外伤害及运动损伤的预防和临时处理

儿童突发事件中的自我保护

孩子的故事

暑假的一天，学生小辉到水渠边捞小鱼，由于刚刚下过雨，水渠边很滑，小辉没有在意，看到小鱼、小虾、小蝌蚪非常多，精神振奋。突然他看到距离较远处有一条大鱼浮上水面，兴奋异常，根本顾不上水深危险，就用抄子捞。可是抄子短，够不着大鱼，只好往前迈步，脚下一滑，跌入水中。由于刚刚下完雨，水很深，不会游泳的他，挣扎了几下就沉入水底。尸体六天六夜都没有找到，第七天被找到时，已经浮肿变形了。

编者点评

研究显示，全世界每年有100多万14岁以下的儿童死于意外伤害，我国每年约有5万名儿童死于意外伤害，意外伤害占儿童死亡原因总数的26.1%，而且这个数字还在以每年7%～10%的速度快速增加。

目前意外伤害是儿童青少年致伤、致残、致死的最主要原因，如交通事故、溺水、自杀和外伤等，死亡率是疾病死亡率的2倍。其中5～14岁孩子意外伤害发生的原因多为车祸，而男孩遭遇意外伤害的人数要多于女孩。意外伤害发生比例的顺序依次为交通事故、中毒(误服药物发生中毒多见于0～4岁儿童)、跌伤、烧伤(主要因失火、炉火、火柴、电器、热水、热油、蒸汽、爆竹、强碱、酸等造成)、溺水(以夏秋季节为多)。尽管学校、社会、家庭三方对意外事故给孩子们带来的伤害逐渐重视，但仍存在不少薄弱环节，安全教育迫在眉睫。

第一节 意外伤害与儿童的安全教育

一、我国意外伤害的发生情况

意外伤害是指突然发生的各种事件对人体所造成的损伤。交通事故、溺水、火灾、触电、自杀、跌伤等都属意外伤害。

据同济医科大学儿童少年卫生保健研究室对全国11个城市43974名幼儿及中小学生的调查资料表明：意外伤害的发生率为24.1％，其中轻度伤害为22.19％，中、重度6.23％，造成身体缺陷和永久伤害的人数占4.13％。造成意外伤害的主要原因是：家长照顾不周占20.05％，孩子间打闹或打架占14.80％，体育课和课外活动占10.12％，幼儿园和学校安全措施不完善占6.20％，其他原因占40.24％。在意外伤害中男性高于女性，由此造成的死亡率也是男性高于女性。另外，据我国11城市抽样调查资料，儿童少年意外伤害发生的场所依次为：家庭内(26.06％)、学校内(23.15％)、上学途中(15.84％)、其他公共场所(15.08％)、体育运动场(9.02％)、幼儿园和游乐场(各4.0％)、其他场所(2.85％)。

现在对意外伤害的研究认为，意外伤害虽然是一种突然发生的事件，但它也是一种疾病，既有环境因素，也有内在的发生规律，意外伤害不是完全不可预料的，通过有效的措施是可以预测、预防和控制的。1992年美国学者将意外伤害正名为伤害，2000年后世界卫生组织在一些报告中也将意外伤害称为伤害。通过社会、学校、教师和家庭对学生进行安全教育，可以提高小学生自我保护意识和自我保护能力，有利于预防小学生意外伤害的发生。

二、交通安全教育

交通事故的发生会给受害儿童及其家庭带来巨大的不幸，影响其终生甚至带来生命危险。道路交通伤害是我国意外伤害的首位原因，是15～29岁人群的首位死因。据上海市中小学生死亡因素调查报告，交通事故是小学生意外伤害死亡的首要原因。造成车祸的主要原因是：横穿公路或在公路上游戏(占61.5％)，上学在公路上骑车或抢道(占19.2％)，扒车(占15.4％)，翻车(占3.9％)。在城市交通伤亡事故中，骑自行车为主要肇事者约占1/3。因此，一定要对儿童进行交通安全教育，要教育小学生了解并遵守交通规则，红灯停、绿灯行；过马路要走人行横道、地下通道或走过街天桥等；走路、骑车要靠右侧，走慢车道或人行道，不逆行，不抢行；乘坐公共电、汽车，不要抢挤，在车上要扶好把手，不在乘车、乘船时打闹；不在马路边或胡同里追逐、踢球、练自行车、滑旱冰等。骑自行车行驶时，不要抢行、猛拐、争道，不要在机动车道内行驶，不要打闹；通过铁路道口时，在火车到来前，自觉停在道口停止线或距道口最外侧铁路5米以外处。应提倡小学生戴黄色安全帽，特别要教育农村小学生不要扒车。教育小学生有交通法制观念，现在家用汽车多了，如果家长开车带学生外出，看到家长喝酒或没有系安全带，要敢于批评家长的错误，当即予以纠正。通过交通安全教育，提高小学生的安全意识和自我保护意识。

三、游泳安全教育

2000年全球约有41万人死于溺水。溺水导致伤害仅次于交通事故，是意外伤害的第二位死因。溺水在儿童意外伤害死亡中占40%左右，多发生于小学高年级和初中学生。我国居民死亡资料统计报告显示，溺水是我国0～14岁儿童的第一位死因。2008年中国18省、直辖市城市学生调查表明22.8%的学生曾经到过不安全场所游泳。因此，学校要开展溺水预防和干预工作，教育小学生到游泳池或规划好、有安全保障的天然游泳场去游泳，不能独自或几人结伴到运河、水草较多的河流湖泊中游泳；不能在水库的下游玩，即便没有水的河床也不能久留；水温较低时不要游泳；组织小学生集体游泳时，要注意加强保护和救护措施，讲解游泳的安全及卫生常识；在下水前做好准备活动，不能在水中逞能，超体力游泳，要避免游泳时间过长，否则过度疲劳会引起腿部肌肉痉挛(俗称“抽筋”)造成溺水。

小学生还要有冷静自救的意识。万一不小心掉入水里，千万要冷静，不能慌张。不能慌乱的盲目扑腾，会使体力过快消耗，还会呛水，应努力憋气，让身体上浮，头露出水面时，要立即大声呼救。如果有人救助，要掌握配合要领，借助救援人员的力量，保持上浮姿势，随力前行，不能紧紧地缠抱着救援人员，以防双双被淹没。

四、预防触电教育

随着家庭现代化，各种家用电器进入家庭，各种插板、插头、电线也比较乱，同时由于双职工父母忙，小学生放学回家后常独自在家，进行触电教育十分必要。有关资料报道，儿童少年因触电而死亡的人数，占儿童少年死亡总人数的10.6%。预防触电教育的内容有以下几方面：

1. 使学生了解电的传导特性、电的作用，认识电。
2. 使学生了解安全用电常识、触电的危险性，预防触电。
3. 使学生了解发生触电后紧急处理方法，减轻触电造成的危害。
4. 使学生了解躲避雷雨的方法。

此外，对小学生还要进行春游的安全教育、劳动及体育锻炼安全教育、游戏中的安全教育等。

第二节　儿童意外伤害及运动损伤的预防和临时处理

一、急救及外伤处理的原则

意外事故有大有小，伤势有轻有重。在意外发生的最初几分钟里，如当事者具有救护、自救的知识，能冷静、沉着、迅速地采取急救措施，往往能在很大程度上争取时间，减少事故造成的损失，减少儿童伤残和死亡。

1. 判断意外事故的轻重

根据发生意外的原因判断哪些是可迅速危及生命的意外，如淹溺、触电、雷击、外伤大出血、气管异物、车祸和中毒等。这一类事故必须在现场争分夺秒进行抢救，防止可以避免的死亡。还有一类意外伤害虽不会顷刻致命，但也十分严重，如各种烧烫伤、骨折、毒蛇咬伤、狗咬伤等，如迟迟不作处理或处理不当，也可造成死亡或终生残疾。

2. 急救处理的原则

(1)抢救生命。首先要注意的是受伤儿童的呼吸、心跳是否正常。如果受伤儿童心跳、呼吸不规律，快要停止或刚刚停止，当务之急就是设法暂时用人为的力量来帮助病儿呼吸，以恢复其自主呼吸，支持病儿心脏正常功能。在常温下，呼吸、心跳完全停止4分钟以上，生命就会岌岌可危；超过10分钟，病儿很难复苏。因此，当病人的呼吸、心跳发生严重障碍时，如果不立即进行急救，只等送医院再救，往往造成不可挽回的后果。

(2)减少痛苦。在现场抢救中要尽量减少病儿痛苦以改善病情。因为意外伤害往往是严重的，如各种烧烫伤、骨折时疼痛剧烈，甚至出现休克，加重病情。因此在处理和搬运时，动作要轻柔，位置要适当，语言要温和，必要时予以镇痛、镇静药物。

(3)预防并发症。在抢救病儿时要尽量预防和减少并发症的出现和以后留下后遗症，如儿童摔伤或坠落伤时可发生脊柱骨折。当病儿脊背疼痛疑有脊柱骨折时，应严禁让病儿走动，转运时一定用木板作担架运送。如果让病儿走动，或用绳索等软担架运送，或抱背着转送，都可能因脊椎的活动而损伤脊髓神经，造成截瘫。

二、几种常见意外伤害和损伤的预防及临时处理

1. 触电

触电也称电击，是电流通过人体所引起的电损伤。灯头、开关、插座损坏，用手接触，用湿布去擦，会发生触电。火灾、地震和大风灾害等也易导致漏电。触电时间长，后果严重，甚至危及生命，所以对触电人要抢救。但参加抢救的人员，切记要冷静、沉着，在触电人没有离开电源时，切不可与其身体接触，防止发生连锁触电。

(1)要立即切断电源，关闭开关，拉断闸盒。

(2)用绝缘器材移开电源线。在室外因断落电线而触电，应用干的木棍、竹竿、皮带、橡胶制品等绝缘物品，把触电人接触的电线挑开。

(3)解开妨碍触电者呼吸的紧身衣服，检查触电者的口腔，清理口腔黏液。

(4)立即就地进行抢救，进行人工呼吸。对呼吸、脉搏不规则或已停止的伤员，应立即进行人工呼吸和人工胸外心脏按压法抢救，绝不能无故中断(图3-2-1)，同时应联系急救中心，请求急救。

(5)如有电烧伤的伤口，应包扎后到医院就诊。

口对口吹气法是常用人工呼吸法的一种。操作方法：伤员仰卧，头尽量后仰，救护人在一侧托起伤员下颌，深吸气，然后对着伤员的口将气吹入，造成其吸气、吹气时，可将伤员鼻孔捏住以免漏气，吹气后再松开，并用一手压伤员的胸部，帮助气体排出，每分钟吹气 4 次。每吹一口气，最好做 30 次心脏压挤。

心脏按压法为：抢救时，伤员头放平，背靠硬物(木板、平整地面)，救护人员双手重叠放在伤员胸部正中、胸骨的下半段，两臂伸直，用掌根部借助体重和肩部的力量，适度用力下压，使胸骨下段及相连的肋骨下陷 3～4 厘米，起到间接压迫心脏的作用，然后迅速放松，但手不必离开胸部。就这样有节奏的以每分钟 100～120 次进行，直到恢复呼吸或医生到来进行抢救为止。

自我保护提示：在使用电器设备前应仔细阅读说明书，掌握正确的操作方法，如在户外发现落地或浸入水中的电线，无论其带电与否，都应视为带电，应远离，不要用手去拾，并立即通知供电部门。

2. 溺水

人溺水，大量的水经口、鼻进入肺引起缺氧而窒息。进入肺内的水又立即被吸收到血液循环中，使血液电解质平衡被破坏，会导致严重的呼吸、心力衰竭而死亡。溺水者往往会出现脸部青紫、肿胀，眼睛充血，口吐白沫，四肢冰凉等现象，所以要分秒必争的进行抢救。

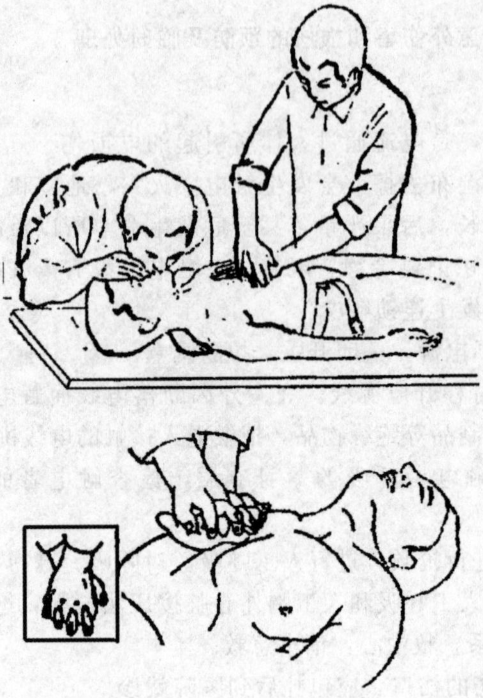

图 3-2-1　口对口吹气法和心脏按压法

(1)清除伤员口鼻内分泌物和泥、草等污物，解开衣扣、腰带，使其呼吸道保持通畅。

(2)控水：如图 3-2-2，头低脚高压腹部控水，以将呼吸道和胃内水压出或倒提溺水者双腿来回走动，以控出口、咽、气管内的水为度。如控出的水不多，不可耽误时间，要立即进行人工呼吸等抢救措施。

对于心跳停止的溺水者，要在人工呼吸的同时，进行胸外心脏按压法。一般人工呼吸吹气一次，挤压心脏 4～5 次(方法同上)。因呼吸、心跳在短期恢复后还有可能再次停止，所以千万不要放弃人工呼吸，应一直坚持到专业救护人员到来。

(3)注意为溺水者保暖。

自我保护提示：发现溺水者后应尽快将其救出水面，但如果不懂得水中施救和不了解现场水情，不可轻易下水，可充分利用现场器材，如绳、竿、救生圈等救人；未成年人不宜下水救人，可采取报警求助的方式。

3. 骨折的急救

骨折是骨受外力冲击而发生部分断裂、全部折断或粉碎性、撕拖性骨的创伤。

(1)急救原则

正确地进行骨折固定，避免加剧伤痛，引发休克，然后迅速护送医院，

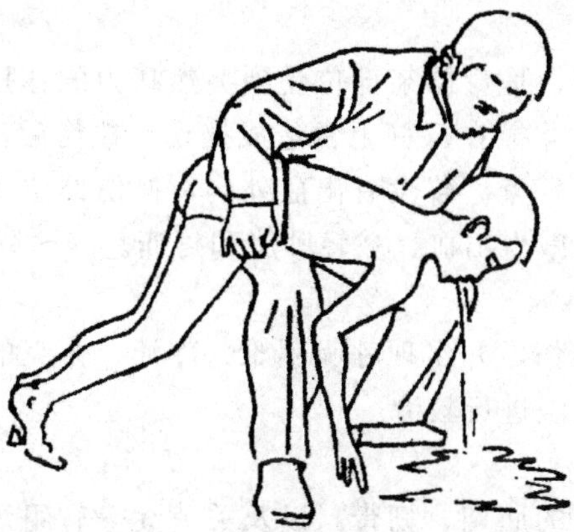

图 3-2-2　控水方法

这是重要的原则。如有出血，特别是大出血，则要进行止血包扎。对开放性骨折的伤口要消毒包扎。但如有碎骨或骨茬外露，不能送回伤口，以免引起严重感染。可用消毒敷料盖好伤口，再进行固定。

(2)骨折固定及伤员搬运

骨折固定

最理想是用夹板进行固定。但临时也可用木棒、雨伞代替。紧急情况下也可用伤员的健侧肢体或躯干进行临时固定。伤肢固定的范围一般应包括伤肢的上下两个关节。在伤肢和夹板等固定材料之间的空隙以及突起部位，要用纱布、衣物等垫好。捆绑的绷带、布条缠绑的松紧要适度。如去医院路程较远，手指或足趾最好露在外面。发现指(趾)尖苍白、青紫、发凉或麻木现象，要及时调整松紧度或重新固定。(图 3-2-3)

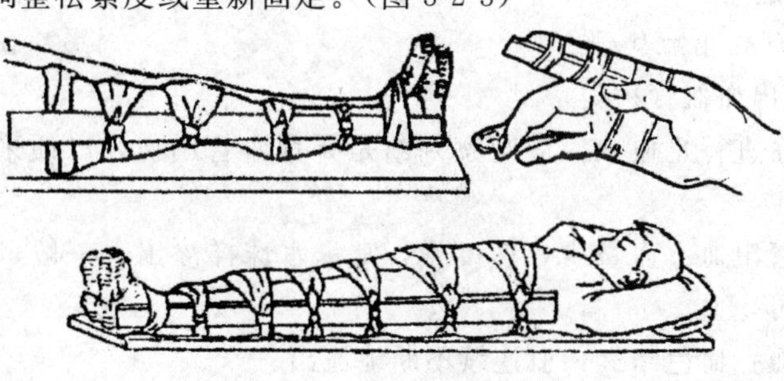

图 3-2-3　骨折夹板固定

伤员的搬运

能站立行走的轻伤员，可用搀扶、背负等方式护送去医院。伤情较重的伤员，可采用三人搬运法搬放到担架上。为防加重伤痛，伤肢应和担架固定(图 3-2-3)。若怀疑是椎骨损伤，如出现肢体瘫痪和感觉丧失等，不要随意搬动伤员和检查创伤。应尽快求助急救中心。边远地区，要多人将伤员平托放在硬床板上，护送医院。

4. 挫伤

挫伤也称挤压伤，是身体某部位受到突然猛力的作用而造成的损伤。如踢球时大腿被踢，肢体撞在双杠上常造成挫伤。挫伤后，挫伤部位疼痛、肿胀、皮下出血，皮肤青紫。若没有出血外伤，挫伤部位或肢体应立即进行冷敷，或加压包扎，以减少出血、减轻肿胀和疼痛。24～48 小时后可进行局部热敷和按摩。

若胸腹部受到挫伤，并出现呼吸困难、冷汗、休克的伤员，可能内脏受到损伤，应立即送医院进行救治。

5. 扭伤

扭伤是关节周围的肌肉、韧带，以及关节囊等软组织，因过度牵拉而引起的损伤。典型症状是：局部疼痛，压痛加剧，肿胀，皮下出血，皮肤青紫，受伤关节运动障碍。

扭伤后应立即停止活动进行冷敷，以减少出血和肿胀。24～48 小时后，可进行热敷按摩，消肿化淤。可遵医嘱服用药物。

6. 外伤性关节脱位(脱臼)

人体正常关节受外来暴力作用，使构成关节骨的关节面，脱离原来的位置，以致失去其正常的活动功能，称为关节脱位(脱臼)。

发生脱位时，脱位关节剧痛，伤员往往能听到关节内有碎裂声，同时伴有关节功能丧失和关节变形，如肩关节前脱位，肩呈方肩；或肢体变长或缩短，如肘关节后脱位，前臂变短等。发生脱位后，要把受伤的关节部位用绷带、围巾等固定，避免运动，然后护送医院。千万不要猛拉复位，以免造成关节严重伤损。

7. 几种创伤出血处理

(1)判断出血血管种类

创伤出血进行止血前，应观察判断是哪种血管出血，以便采取有效的止血方法。

毛细血管出血：血量少，速度慢，常呈水珠样渗出。一般可自行止血或稍加按压即可止血。

静脉出血：血色暗红，血连续不断地流出。

动脉出血：血色鲜红，呈喷射状或一股一股地从伤口冒出。

(2)止血方法

加压包扎止血法

一般静脉或毛细血管出血，用消毒敷料盖好伤口，用绷带紧紧缠好即可达到止血目的。

指压止血法

这是最方便、最简单、最及时的临时止血方法。用拇指或其他四指，将出血部位动脉的近心端使劲地压在该处的骨上，闭住血管达到止血的目的。

头前部出血：用拇指在出血同侧耳前一指，正对下颌关节处，用力将颞浅动脉压在颞骨上(图 3-2-4)。

肩部及腋窝出血：用拇指在出血同侧锁骨上窝内扪及搏动处，用力压住锁骨下动脉(图 3-2-5)。

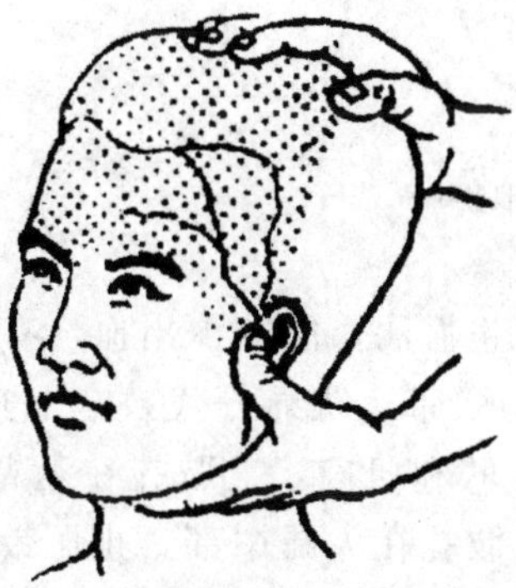

图 3-2-4　头前部出血

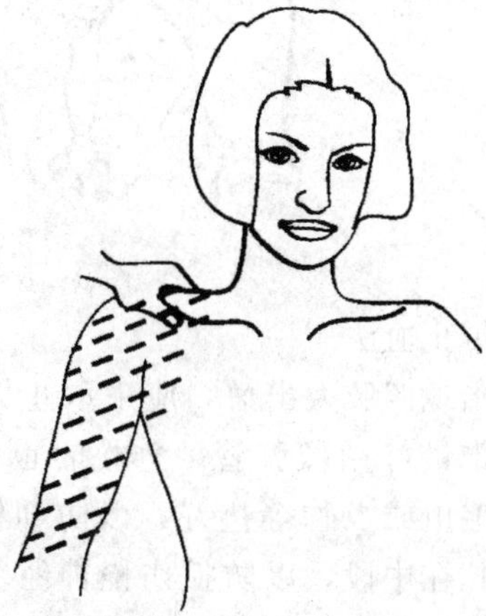

图 3-2-5　肩部及腋窝出血

前臂出血：用拇指在上臂中部肱二头肌内缘摸到搏动处，将肱动脉压在肱骨上(图 3-2-6)。

下肢出血：用两手拇指重叠起来，或用拳头在大腿根内侧中点稍下方，用力压迫股动脉(图 3-2-7)。

手部出血：手指出血，在指两侧压迫指动脉。手掌出血，压迫桡动脉及尺动脉(图 3-2-8)。

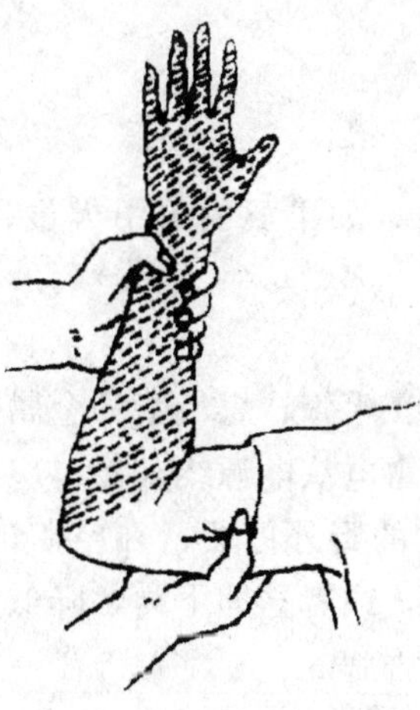

图 3-2-6　前臂出血

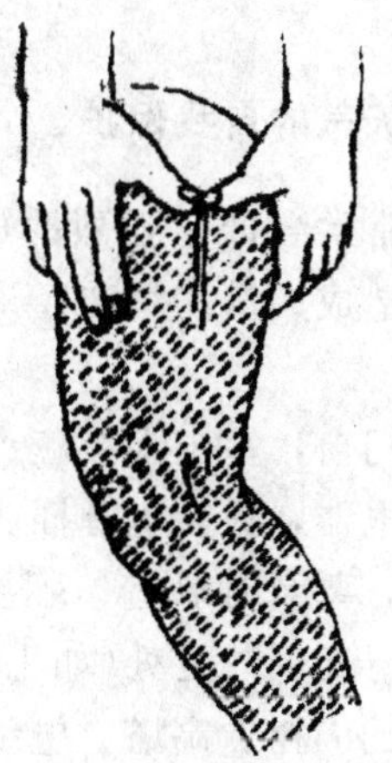

图 3-2-7　下肢出血

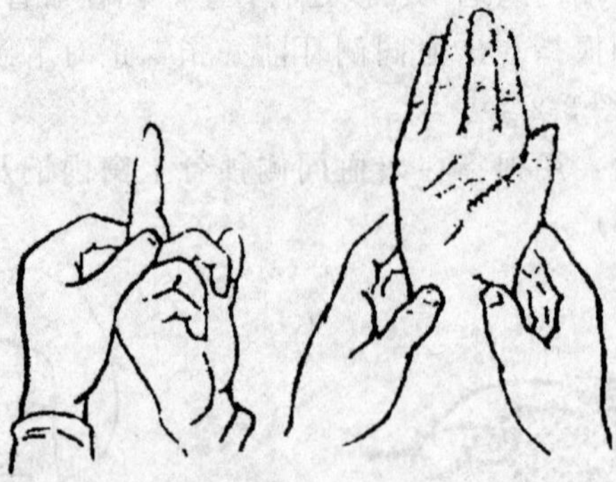

图 3-2-8　手部出血

止血带止血法

如果出现四肢大出血，应采取止血带止血法，能减少出血，有利医生救治。止血带最好用橡胶管。急救时也可用腰带、跳绳等代替。上止血带前，局部要用毛巾或衣物等垫好，以防勒伤皮肤和肌肉。上肢扎在上臂的上 1/3 处，严禁扎在中段，以防损伤桡神经。下肢扎在大腿中部。止血带松紧要适度，以出血停止为好。上止血带后肢端应呈蜡白色，若呈紫红色说明血流没有中断，要重新绑紧。

扎好止血带要立即做好标记，写明扎止血带时间。送医院途中，上肢每半小时，下肢每 1 小时要放松止血带一次。如仍出血，压迫伤口 3～5 分钟再扎紧，以防肢体因长时间缺血坏死。

第三节　儿童突发事件中的自我保护

一、雷暴天气的自我保护

雷暴天气常常会产生强烈的放电现象，如果放电击中人员、建筑物或各种设备，常会造成人员伤亡和经济损失。

1. 应急要点

注意关闭门窗，室内人员应远离门窗、水管、煤气管等金属物体。

关闭家用电器，拔掉电源插头，防止雷电从电源线入侵。

在室外时，要及时躲避，不要在空旷的野外停留。在空旷的野外无处躲避时，应尽量寻找低洼之处(如土坑)藏身，或者立即下蹲，降低身体的高度。

远离孤立的大树、高塔、电线杆、广告牌。

立即停止室外游泳、钓鱼、划船等水上活动。

如多人共处室外，相互之间不要挤靠，以防被雷击中后电流相互传导。

2. 自我保护提示

在户外不要使用手机；对雷击中的人员，应立即采用心肺复苏法抢救；雷暴天气尽量少洗澡，太阳能热水器用户切忌洗澡。

二、发生地震时的自我保护

地震灾害的伤亡主要由建筑物倒塌造成。因此，地震发生时应反应迅速，及时采取保护自己的措施。地震预报必须经国务院批准，由政府发布，其余的地震消息皆属谣言。

1. 应急要点

住在平房的居民遇到地震时，如室外空旷，应迅速头顶保护物跑到屋外；来不及跑时可躲在桌下、床下及坚固的家具旁，并用毛巾或衣物捂住口鼻防尘、防烟。

住在楼房的居民，应选择厨房、卫生间等开间小的空间避震；也可以躲在内墙根、墙角、坚固的家具旁等易于形成三角空间的地方；要远离外墙、门窗和阳台；不要使用电梯，更不能跳楼。

尽快关闭电源、火源。

正在教室上课、工作场所工作、公共场所活动时，应迅速抱头、闭眼，在讲台、课桌、工作台和办公家具下边等地方躲避。

正在市内活动时，应注意保护头部，迅速跑到空旷场地蹲下；尽量避开高大建筑物、立交桥，远离高压电线及化学、煤气等工厂或设施。

正在野外活动时，应尽量避开山脚、陡崖，以防滚石和滑坡；如遇山崩，要向远离滚石前进方向的两侧方向跑。

正在海边游玩时，应迅速远离海边，以防地震引起海啸。

身体遭到地震伤害时，应设法清除压在身上的物体，尽可能用湿毛巾等捂住口鼻防尘、防烟；用石块或铁器等敲击物体与外界联系，不要大声呼救，注意保存体力；设法用砖石等支撑上方不稳的重物，保护自己的生存空间。

参加震后搜救时，应注意搜寻被困人员的呼喊、呻吟和敲击器物的声音；不可使用利器刨挖，以免伤人；找到被埋压者时，要及时清除其口鼻内的尘土，使其呼吸畅通；已发现幸存者但解救困难时，首先应输送新鲜空气、水和食物，然后再想其他办法救援。

2. 自我保护提示

遇到地震要保持镇静，不能拥挤乱跑，震后应有序撤离；已经脱险的人员，震后不要急于回屋，以防余震；对于震动不明显的地震，不必外逃；遭遇震动较强烈的地震时，是逃是躲，要因地制宜。

三、发生台风时的自我保护

台风登陆时，风力较大，学校要根据政府的部署停止上课，防止学生在上学途中或上课时发生意外。

1. 应急要点

听预报。要关注新闻媒体信息，随时了解台风预报和政府有关防御台风的工作部署，做好防灾抗灾准备，特别是要做好自我保护。

不出门。台风登陆的时候风力很大，破坏性很强，建筑物、构筑物、高空悬挂物及树木等极易受到严重破坏，从而对人的生命安全造成严重的威胁，因此，此时不要随意出门，以免发生意外。

清理阳台关门窗。台风登陆前，对阳台上的杂物、花盆等都要进行清理，以防止台风登陆时，被风吹掉下来伤害到人。同时台风来临时要关好门窗，防止风吹坏门窗、家具和造成人员伤亡。

避险物。台风登陆时，如果在户外，应远离危房、危墙、广告牌、电杆、高压线、树木、海岸边等。

向高走。台风过程中常伴随较强的降雨，造成洪涝灾害和山洪暴发时，要尽快往就近高处转移，以保安全。

壹壹零。遇到紧急情况无法自救时，可拨打电话“110”请求救助。

2. 自我保护提示

在台风肆虐期间尽量避免外出，尤其不要到不牢固的建筑物以及高大树木附近活动，不要到楼顶等没有防护措施的地方活动；台风带来的暴雨一般伴有雷电，要注意防雷电；上街不要使用自行车和摩托车等不易平衡的交通工具；在路边行走尽量避开车流量较大的地方，以免被风吹得站立不稳时被来往车辆撞倒；河流涨洪水，不要随意过河或者到河里游泳；台风过后尽量避免到泥石流易发的山路搭车或者行走。

四、发生拥挤踩踏事件时的自我保护

1. 校园踩踏事故的防范

学校应当教育学生听从老师的指挥，防止踩踏、挤压。通过安全教育，提高学生的安全防范意识和自我保护能力。

(1)各班主任和任课教师要经常对学生进行文明礼仪教育，在楼梯、厕所、校门口等面积有限的公共场所的通行问题上，教育学生靠右行走、慢行、不停留、不拥挤、不打闹，互相礼让，防止踩踏积压等不安全事故的发生。

(2)上下课或放学、两操时，上课的教师要尽量错开与别班下楼梯的时间，负责本班学生(包括对别班学生的管理)上下楼梯和狭窄通道的秩序和安全。

(3)教师要对学生上下楼梯故意打闹、站楼梯口、在过道做游戏、搞恶作剧等不良现象给予教育制止，防止拥挤堵塞现象的发生。

(4)教学楼的楼梯和通道禁止堆放杂物，一旦发生拥挤踩踏或者火灾等问题，便于及时有效地疏散。

(5)发生踩踏等安全事故时，所在教师必须及时组织疏导，防止事态进一步扩大，并且尽快报告学校领导。

2. 公共场所踩踏事故的防范

在公共场所发生人群拥挤踩踏事件是十分危险的，当身处这样的环境中时，一定要提高安全防范意识。

(1)发觉拥挤的人群向着自己行走的方向拥来时，应该马上避到一旁，但是不要奔跑，以免摔倒，如果路边有商店、咖啡馆等可以暂时躲避的地方，可以暂避一时，切记不要逆着人流前进，那样非常容易被推倒在地。

(2)在拥挤的人群中，要时刻保持警惕，当发现有人情绪不对，或人群开始骚动时，就要做好准备保护自己和他人。当带着孩子遭遇拥挤的人群时，最好把孩子抱起来，避免其在混乱中被踩伤。

(3)当发现自己前面有人突然摔倒了，马上要停下脚步，同时大声呼救，告知后面的人不要向前靠近。

(4)若身不由己陷入人群之中，一定要先稳住双脚，此时脚下要敏感些，千万不能被绊倒，避免自己成为拥挤踩踏事件的诱发因素，一定不要采用体位前倾或者低重心的姿势，即便鞋子被踩掉，也不要贸然弯腰提鞋或系鞋带。

(5)切记远离店铺的玻璃窗，以免因玻璃破碎而被扎伤，如有可能，抓住一样坚固牢靠的东西，例如路灯柱之类，待人群过去后，迅速而镇静地离开现场。

(6)若被推倒，要设法靠近墙壁。面向墙壁，身体蜷成球状，双手在颈后紧扣，以保护身体最脆弱的部位。

(7)面对混乱的场面，良好的心理素质是顺利逃生的重要因素，争取做到遇事不慌，否则大家都争先恐后往外逃的话，可能会加剧危险，甚至出现谁都逃不出来的惨剧。

五、火灾发生时的自救方法

1. 家庭火灾

一般是由于人们疏忽大意造成的，常常事发突然，令人猝不及防，后果很严重。

(1)应急要点

炒菜油锅着火时，应迅速盖上锅盖灭火。如没有锅盖，可将切好的蔬菜倒入锅内灭火。切忌用水浇，以防燃着的油溅出来，引燃厨房中的其他可燃物。

电器起火时，先切断电源，再用湿棉被或湿衣物将火压灭。电视机起火，灭火时要特别注意从侧面靠近电视机，以防显像管爆炸伤人。

酒精火锅加添酒精时突然起火，千万不能用嘴吹，可用茶杯盖或小菜碟等盖在酒精罐上灭火。

液化气罐着火，除可用浸湿的被褥、衣物等捂压外，还可将干粉或苏打粉用力撒向火焰根部，在火熄灭的同时关闭阀门。

逃生时，应用湿毛巾捂住口鼻，背向烟火方向迅速离开。

逃生通道被切断、短时间内无人救援时，应关紧迎火门窗，用湿毛巾、湿布堵塞门缝，用水淋透房门，防止烟火侵入。

(2)自我保护提示

家中无人时，应切断电源、关闭燃气阀门；不要卧床吸烟，乱扔烟头；不要围观火场，以免妨碍救援工作，或因爆炸等原因受到伤害；家庭应备火灾逃生"四件宝"：家用灭火器、应急逃生绳、简易防烟面具、手电筒，将它们放在随手可取的位置，危急关头便能派上大用场。

2. 高楼火灾和人员密集场所火灾

高层建筑楼道狭窄、楼层高，发生火灾不容易逃生，救援困难，而且常因人员拥挤阻塞通道，造成互相践踏的惨剧。酒店、影剧院、超市、体育馆等人员密集场所一旦发生火灾，常因人员慌乱、拥挤而阻塞通道，发生互相践踏的惨剧，或由于逃生方法不当，造成人员伤亡。

(1)应急要点

及时扑救。可利用各楼层的消防器材扑灭初起火灾。

向下不向上。因火势向上蔓延，应用湿棉被或衣服等物遮掩口鼻，放低身体姿势，浅呼吸，快速向楼下或安全出口有序撤离。要保持头脑清醒，千万不要惊慌失措、盲目乱跑。尽量避免大声呼喊，防止有毒烟雾进入呼吸道。

关紧房门。离开房间以后，一定要随手关门，使火焰、浓烟控制在一定的空间内。

注意防烟。用湿毛巾等物掩住口鼻，保持低姿势前进，呼吸动作要小而浅。

理性逃生。利用建筑物阳台、避难层、室内设置的缓降器、救生袋、应急逃生绳等进行逃生，也可将被单、台布结成牢固的绳索，牢系在窗栏上，顺绳滑至安全楼层。

等待救援。当通道被火封住，欲逃无路时，可靠近窗户或阳台呼救，同时关紧迎火门窗，用湿毛巾、湿布堵塞门缝，用水淋透房门，防止烟火侵入。

靠墙躲避。因为消防人员进入室内救援时，大都是沿墙壁摸索行进的。

(2)自我保护提示

人员密集场所的安全门或非常出入口都有明显标志，平时应加留心；火场能见度非常低，保持镇静、不盲目行动是安全逃生的重要前提；因供电系统随时会断电，千万不要乘电梯逃生；逃生时千万不要拥挤；等待救援时应尽量在阳台、窗口等易被发现的地方等待；不要轻易跳楼，只有在消防队员准备好救生气垫或楼层不高的情况下，或者如不跳楼就会丧命的情况下，才能采取此方法；公共通道平时不要堆放杂物，否则既容易引起火灾，也会妨碍火灾时的逃生及救援。

3. 汽车失火

汽车失火不仅威胁司乘人员的生命安全，毁损车辆，而且还会严重影响交通秩序。公共汽车失火时，司售人员要果断采取自救、防护和逃生措施，保障乘客的生命和财产安全。乘客应在司售人员的指挥下有秩序地下车，若火焰封住了车门，乘客可用衣服蒙住头部，从车门冲下。或者打碎车窗玻璃，从车窗逃生。周围群众应远离现场，以免发生爆炸时受到伤害。

自我保护提示：

不准携带酒精、鞭炮等易燃、易爆的危险品乘坐公共交通工具；应随车配备灭火器，并学会正确使用。

六、电梯故障时的自我保护

电梯是高层建筑中重要的运载工具，一旦出现故障，如乘客被困、坠落，极易造成乘客恐慌及其他危险事故。

1. 应急要点

电梯速度不正常，应两腿微微弯曲，上身向前倾斜，以应对可能受到的冲击。

被困电梯内应保持镇静，立即用电梯内的警铃、对讲机或电话与管理人员联系，等待外部救援。如果报警无效，可以大声呼叫或间歇性地拍打电梯门。

电梯停运时，不要轻易扒门爬出，以防电梯突然开动。

运行中的电梯进水时，应将电梯开到顶层，并通知维修人员。

如果乘梯途中发生火灾，应将电梯在就近楼层停梯，并迅速利用楼梯逃生。

2. 自我保护提示

电梯困人是一种保护状态，而不是危险状态，因此不必惊慌；发生地震、火灾、电梯进水等紧急情况时，严禁使用电梯，应改用消防通道或楼梯。

本章小结

1. 意外伤害是指突然发生的各种事件对人体所造成的损伤。交通事故、溺水、火灾、触电、自杀、跌伤等都属意外伤害。在意外伤害中男性高于女性，由此造成的死亡率也是男性高于女性。

2. 急救处理的原则：抢救生命、减少痛苦、预防并发症。

3. 口对口吹气法是常用人工呼吸法的一种。具体操作方法为：伤员仰卧，头尽量后仰，救护人在一侧托起伤员下颌，深吸气，然后对着伤员的口将气吹入，造成其吸气。吹气时，可将伤员鼻孔捏住以免漏气，吹气后再松开，并用一手压伤员的胸部，帮助气体排出，每分钟吹气16～20次。每吹一口气，最好做4～5次心脏压挤。

4. 心脏按压法为：抢救时，伤员头放平，背靠硬物(木板、平整地面)，救护人员双手重叠放在伤员胸部正中、胸骨的下半段，两臂伸直，用掌根部借助体重和肩部的力量，适度用力下压，使胸骨下段及相连的肋骨下陷3～4厘米，起到间接压迫心脏的作用，然后迅速放松，但手不必离开胸部。就这样有节奏的以每分钟60～80次进行，直到恢复呼吸或医生到来进行抢救为止。

探究与实践

1. 设计一些游戏场景对学生进行安全知识教育。

2. 调查本地区小学生的安全教育状况，探讨学校安全教育的得失，并提出教育建议。

本篇参考文献

1. 叶广俊．儿童少年卫生．第 5 版. 北京：人民卫生出版社，2005.

2. 杨培禾．小学生生理卫生．北京：科学出版社，2001.

3. 柏友萍．学校卫生学．合肥：安徽教育出版社，2004.

4. 小郑日昌．学生健康教育．北京：高等教育出版社，2004.

5. 李澍晔，刘燕华．学生紧急保护一册通．北京 新世界出版社，2005.

6. 北京教育科学研究院．安全应急与人防知识．北京：首都师范大学出版社，2006.

7. 刘晓晨．北京市突发公共事件应急委员会办公室组织编写．首都市民防灾应急手册．北京：北京出版社.

8. 韩陆，方来英．北京市人民政府组织编写．急救手册．北京：北京出版社，2009.

9. 严志玲．对我国中小学生常见病疾病谱变化问题的思考．中国学校卫生，2008，29(10)：955～956.

10. 汪玲．我国中小学生常见病防治及其疾病谱的变化．中国学校卫生，2006，27(4)：277～278.

11. 戴东．我国疾病谱的变化及健康问题．丹东医药，2009，3：28～31.

12. 冯晓刚，杨青，陈依．2001～2004 年上海市中小学生伤害死亡流行病学分析．上海预防医学，2005，17 (5).

13. 齐小秋．第三次全国口腔健康流行病学调查报告．北京：人民卫生出版社，2008.

14. 张欣，庞淑兰．儿童少年卫生学．北京：科学出版社，2009.

第四篇　儿童性健康教育

第一章　儿童青春期的启动

本章提要

青春期发育的分期
青春期启动机制
各种激素对青春期发育的影响
儿童第二性征的发育

孩子的故事

小希在十岁的时候出现了月经初潮，在同龄同学中她明显比别人高，还有些发胖的迹象，最让小希苦恼的是她的胸部开始突出，为了掩饰自己身体的变化，小希在学校时总是含着胸走路，老师发现小希有些驼背，提醒小希注意挺胸走路，小希总是一笑说这样放松舒服。

编者点评

这位教师只看到了小希身体的表面变化，没有觉察小希的心理变化，老师对小希的善意提醒，不能解决小希的根本问题，所以无法改变小希的不良习惯。

随着物质生活的不断提高，现在儿童的身体发育普遍提前，心智也更成熟，孩子们对性的关注年龄越来越小。小学四、五年级的很多孩子已经出现了月经初潮，这意味着十岁左右的孩子已经进入青春期。男、女童发育带来的身体变化以及同性别孩子发育速度上的差异，会引起儿童各种复杂的心理反应。这时需要学校和家庭及时地指导孩子科学的认识性。如果他们得不到及时的帮助，极易走入误区，出现性困惑、性无知以及自卑、孤独、焦虑等不良心理状态。

第一节　青春期发育的分期

一、青春期

青春期是青春发育期的简称，是从儿童到成年的过渡时期。对这一时期的界定存在多种描述，有学者认为青春期是指人体生殖器官开始迅速发育、第二性征出现到性成熟的时期。有学者认为青春期从体格突增开始，到骨骼完全融合、躯体停止生长、性发育成熟而结束。这一时期人体在形态、功能、内分泌、性征、心理及行为等方面都发生着巨大的变化。

青春期的主要变化：

1. 体格生长加速，出现第二次生长突增；
2. 内脏体积增大，功能逐渐成熟；
3. 内分泌系统功能活跃，与生长有关的激素分泌明显增加；
4. 性器官开始迅速发育，后期具有了生育能力；
5. 肌肉、脂肪等身体成分在体内分布发生明显变化；
6. 第二性征迅速发育，男女两性在形态上的差异明显形成；
7. 伴随生理发育，心理发展加快，社会交往增多，智力和社会适应能力加强。

总之，青春期是人体生长发育的最后阶段，是个体体格、体质和智力水平发展的关键时期，是心理发展和社会适应能力增强的重要时期。

二、青春期发育分期

1. 年龄分期

每个个体青春期开始的年龄、结束的年龄及发育速度都有着很大的差异。青春期的一般年龄范畴世界卫生组织规定为 10～20 岁。女童比男童开始和结束年龄都早两年，即女童 10～18 岁，男童 12～20 岁。社会经济条件和儿童营养条件是影响儿童生长发育的重要环境因素，直接影响儿童群体生长发育的变化趋势。目前我国儿童普遍存在青春期发育年龄提前现象。

2. 发育分期

从研究出发，人们将青春期划分为若干期，但人体的生长发育是一个由量变到质变的过程，青春期分期不可能有绝对清晰的界限，关于青春期分期标准目前尚不统一，大多数学者倾向于将青春期分为早、中、后三个时期。

青春期早期：第二次生长突增开始并出现身高生长突增高峰，性器官和第二性征开始发育，身体机能发育男高女低，一般持续 2 年。这一时期男童以阴茎变粗大为初始标志，以遗精出现为结束；女童以乳头突起、乳晕变大为初始标志，以月经初潮为结束进入中期。

青春期中期：以性器官和第二性征发育为主要特征，出现月经初潮或首次遗精，身高生长速度逐渐下降，身体机能男女差异加大，这一时期持续约2～3年。青春期中期是生理发育的巨变期，生理的巨变也引起心理的巨大变化。

青春期后期：是个体性发育走向成熟的阶段。体格生长极其缓慢，但仍有增长，直至骨骺完全融合，性器官和第二性征缓慢发育基本达到成人水平，身体机能发育基本稳定，具有了生殖能力。

第二节　青春期启动机制

青春期发育虽男女各有差异，但都会有先期的血浆中下丘脑释放的促性腺激素释放激素（GnRH）和继而垂体释放的黄体生成素（LH）、卵泡刺激素（FSH）水平的升高，随后血浆中性腺释放的性激素水平逐渐攀升，这是青春期性器官发育和功能体现的基础，它们的较高水平一直将维持到更年期前夕。

一、青春期促性腺激素及性激素浓度

1. 促性腺激素

促性腺激素来自于腺垂体，包括黄体生成素（LH）、卵泡刺激素（FSH）。在青春期不同阶段，血清中浓度不同，随年龄增高，分泌呈上升趋势。（表4-1-1）

表4-1-1　青春期血清促性腺激素浓度

年龄（岁）	FSH(μgLER907/dl)		LH(μgLER907/dl)	
	男	女	男	女
8～10	6.0～21.3	4.1～13.1	1.1～3.0	1.2～5.0
10～12	6.1～22.6	5.6～21.8	1.0～3.0	1.0～6.3
12～14	8.9～23.5	7.2～22.3	1.4～4.9	1.1～12.3
14～16	11.5～25.6	6.5～51.3	2.1～4.9	2.4～45
16～18	11.5～27	8.7～53	2.4～5.8	5.3～45

（引自参考文献11）

2. 性激素

雄性激素是来源于睾丸间质细胞分泌的睾酮和肾上腺皮质分泌的雄性激

素。肾上腺皮质分泌的雄激素主要是脱氢表雄酮(DHEA)及其硫酸盐(DHEA-S)和雄烯二酮。它们可在体内代谢为睾酮和雌酮。(表 4-1-2)

表 4-1-2　青春期血清中性激素含量

年龄(岁)	睾酮(ng/dl)		雄烯二酮(ng/dl)		DHEA(ng/dl)	
	男	女	男	女	男	女
8－10	9	8	18	32	85	82
10～12	13	18	45	65	135	261
12～14	78	26	62	123	229	473
14～16	340	34	80	133	333	555
16～18	532	41	108	151	380	550

(引自参考文献 11)

女性体内雌激素主要来自于卵巢，男性主要来源于肾上腺皮质雄激素的转化，及睾丸支持细胞分泌的抑制素将少量睾酮转变为雌激素。女童青春前期雌激素开始增多，青春期中期达到较高水平。(表 4-1-3)

表 4-1-3　青春期血清雌激素含量

年龄(岁)	雌酮(ng/dl)		雌二醇(ng/dl)		孕酮(ng/dl)	
	男	女	男	女	男	女
8～10	3.3	4.6	<1	<0.5		6
10～12	3.2	4.4	<1	1.6		8
12～14	2.7	5.9	1	4.2	39	37
14～16	3.9	8.9	1.5	8.6	34	189
16～18	4.6	6.7	1.8	8.4	56	161

(引自参考文献 11)

二、青春期发育的启动学说

对于青春期发育的启动原因还不甚清楚，目前有两个学说较为流行，“下丘脑—垂体—性腺轴系统活动”学说和“松果体退化学说”。

1.“下丘脑—垂体—性腺轴系统活动”学说

在幼儿期下丘脑—垂体—性腺轴系统的调节已经建立，即下丘脑通过促垂体释放激素作用于垂体，垂体又通过释放促性腺激素作用于性腺，性腺释放的性激素可反馈抑制下丘脑和垂体，使两者的作用减弱。由于幼儿期和儿童期是人脑迅速发育的阶段，前期幼稚的下丘脑对性激素的反馈抑制非常敏感，因此促垂体激素释放量极低，整个轴系活动很弱，因此性发育速度极慢。当进入儿童后期，神经系统发育已达较高水平，下丘脑对性激素的敏感性大大降低，开始大量释放作用于垂体的促性腺激素释放激素，使腺垂体合成和释放促性腺激素，这时轴系活动活跃，体内性激素水平升高，性器官发育，第二性征开始出现，生长发育进入青春期。约在青春末期，性激素在血清内达到较高水平，在反馈作用下，下丘脑—垂体—性腺轴系统建立新的平衡，性发育成熟。

进入青春期后，男性下丘脑—垂体调节睾丸的功能，睾丸分泌的激素又能反馈调节下丘脑和垂体的分泌活动，此反馈为负反馈。

进入青春期后，女性下丘脑—垂体—性腺轴系统的反馈作用比男性下丘脑—垂体—性腺轴系统复杂，既有正反馈，又有负反馈。促性腺激素释放激素（GnRH)的脉冲式作用下，垂体也脉冲式分泌黄体生成素(LH)、卵泡刺激素(FSH)，分别作用于卵巢产生雌激素和孕激素，小剂量的雌激素抑制GnRH释放，继而抑制垂体LH、FSH分泌，大量的雌激素促进GnRH释放，进而引起LH、FSH分泌峰和排卵，孕激素则抑制上述雌激素的正反馈作用（图4-1-1)。

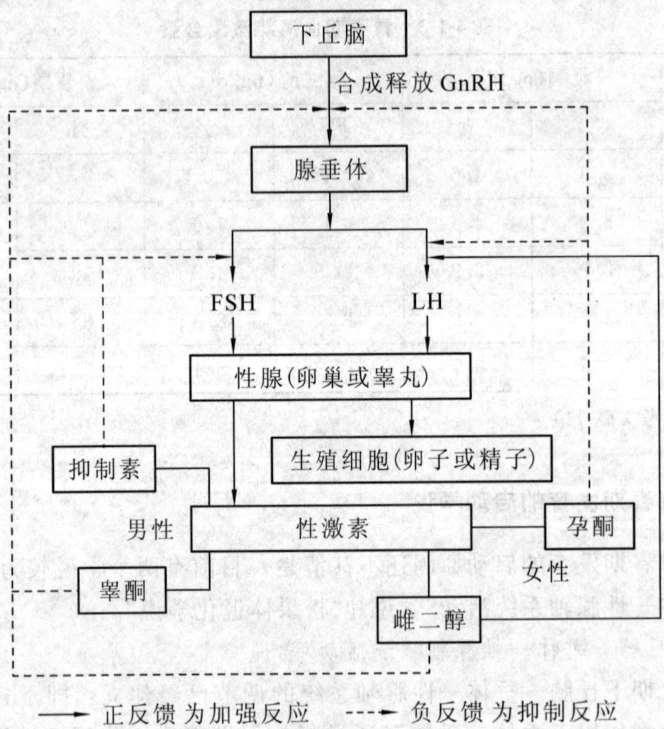

图4-1-1 下丘脑—垂体—性腺轴的调节

2. 松果体退化学说

松果体位于丘脑下部，约豌豆大小。其体积在人体出生至 7 岁前逐年增大，10～14 岁后腺体细胞减少，逐渐被结缔组织和神经胶质细胞替代。目前研究发现：松果体分泌的褪黑色素等物质对垂体有抑制作用，对下丘脑和生殖腺相关激素的合成和释放也有抑制作用。当儿童末期松果体退化后，上述抑制作用逐渐减退，性发育得以萌动。

第三节　各种激素对青春期发育的影响

进入青春期的儿童不仅体内性激素含量发生很大变化，影响着儿童的生长发育，儿童其他内分泌腺生理活动也非常活跃，多种激素分泌旺盛，这些激素直接或间接地影响着进入青春期儿童的生长和发育(详见第一篇第九章)。另外，内分泌系统的调节，受神经系统的影响，青春期的儿童少年，会遇到各种心理问题，这些心理问题如果得不到及时的解决，严重时会影响到内分泌，使激素分泌异常，从而影响生长发育。在神经系统的控制下，几种主要激素的分泌及对生长发育的作用(反馈略)可归纳如下(图 4-1-2)：

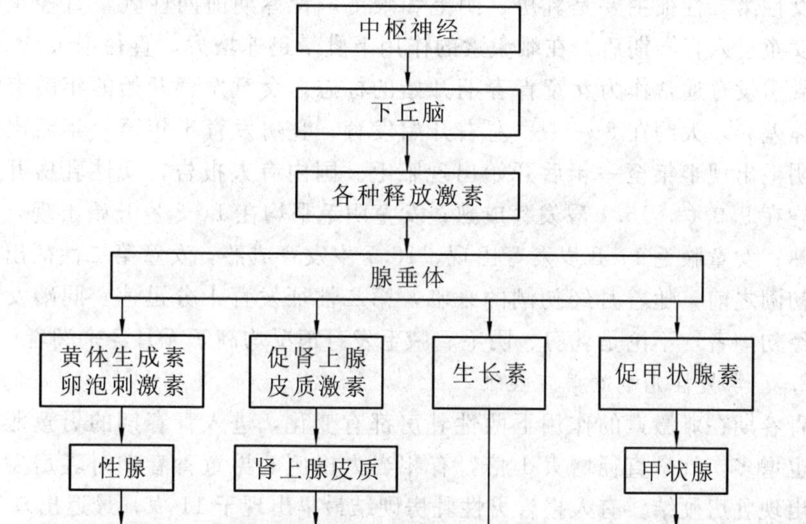

图 4-1-2　几种激素的分泌及对生长发育的作用

神经系统对内分泌系统的调节有很大的影响，青春期的儿童少年，无论是在生理方面、学业方面、人际交往方面都会遇到各种各样问题，有些问题如果得不到及时的解决，会形成心理问题，心理问题严重时会影响到内分泌，使激素分泌异常，从而影响生长发育。

第四节 儿童第二性征的发育

人类生殖系统结构的发育、成熟以及功能体现，是在出生后的 10 年左右开始启动的，历时 8 年左右完成。这一系统的生殖功能女性约维持 30～40 年、男性可维持到 60～70 岁。两性在出生后生殖系统器官结构方面的差异是两性生物性别最根本的标志，为第一性征；在性发育开始时才显露出的生理性别差异称为第二性征。青春期前期是第二性征初次出现的时期。在这一时期，第二性征的出现会对毫无心理准备的儿童，特别是女性儿童造成很大的心理冲击。在第一篇第十章对进入青春期儿童的生殖器官变化进行了介绍，现将儿童少年青春期各阶段发育特点归纳如下：

1. 小学女性儿童的第二性征

女性第二性征主要是乳房、阴毛和腋毛。青春期前两性乳晕直径是相等的，女童进入青春期后，在雌激素的作用下乳晕迅速增大，直径增大约 2 倍。女童乳房发育通常作为女童青春期开始的标志。女童发育开始的年龄有很大的个体差异，大约在 8～11 岁左右开始发育，乳房发育半年至一年后出现阴毛，阴毛出现半年至一年后开始出现腋毛。国内有人报告，女性乳房开始发育平均在 9.9 岁，15.1 岁发育成熟；女童阴毛平均在 11.8 岁开始出现，18.8 岁成熟；女童腋毛 11.8 岁发育出现，15.7 岁发育成熟。女童第二性征出现于月经初潮之前，随着月经初潮的来临，第二性征发育十分迅速。同龄女童中有月经初潮者，不论是乳房、阴毛、腋毛发育情况均高于无月经来潮者。

2. 小学男性儿童的第二性征

青春期在雌激素的作用下两性乳房都有变化，进入青春期的男童雌激素分泌也增多，乳晕直径增大 1 倍，有相当大比例的男童青春期时乳房发育显著，出现乳房硬结。有人报告男性乳房硬结最早出现于 11 岁，最迟出现于 16 岁，一般持续数月至一年自行消退。男童青春期雄性激素分泌显著增加，在雄激素作用下，男性第二性征除长出阴毛和腋毛以外，还包括喉结、变声、胡须等生理变化。男性第二性征发育最早是阴毛，国内资料报告，10～12 岁阴毛开始出现；约 1～2 年后出现腋毛；胡须几乎与腋毛同时萌出；喉结 12 岁开始出现，13 岁声音变粗，18 岁时喉结、变声发育完成。13 岁以后有 16.2%出现胡须，7.4%出现腋毛，16 岁以后都已形成。

雌激素和雄激素对腋毛和阴毛的生长都有刺激作用。雄激素可以刺激胡须的生长，而雌激素对此则有抑制作用。雌激素可以促进乳腺管增生，并使乳头、乳晕着色。总之，儿童进入青春期后，在性激素的作用下，出现了第二性征，男女童在体形体态上出现了明显的分化。

表 4-1-4　儿童少年青春期各阶段发育主要特征

阶段	男性		女性	
第Ⅰ期	生殖器官及外阴部青春期前	其他	生殖器官及外阴部青春期前	其他
第Ⅱ期（青春期前期）	阴毛：在阴茎基部有软长直的阴毛。	面部腋下无毛	阴毛：少量长而直的阴毛分布在大阴唇上	乳房乳头突出，乳晕增大。
	睾丸开始增大	声音为童音	大阴唇：变厚	腋下无毛
	阴茎开始变大		阴道上皮肥厚	
	阴囊开始变薄		pH 值下降	
第Ⅲ期（青春期中期）	阴毛：长、更硬、两侧扩展	上唇有胡须腋下偶有毛	阴毛粗，扩展到全阴部	乳房扩大与胸壁界限不清
	睾丸更大	声音变粗	子宫增大	
	阴茎更大		阴道 pH 值下降	腋下偶有毛
	阴囊更薄	首次遗精	大阴唇肥厚	初潮
第Ⅳ期（青春期后期）	阴毛硬在阴茎基部出现	上胡须变浓，颊部、肛门出现毛	成人样，范围小	乳头乳晕突出，乳房轮廓明显
	睾丸接近成年人	腋下毛增多	阴道：阴道褶	腋下毛增多
	阴茎接近成人型	声音变粗	子宫进一步增大	
第Ⅴ期	成人	成人	成人	成人

（引自参考文献 11）

3. 青春发育期的体格发育

儿童在青春期前(7～8 岁)，男女生多数形态指标基本相同，小学女童从中年级开始(9～10)进入青春发育期，身体各部分迅速生长发育，许多形态指标超过小学男童。

身高是反映人体长度的常用指标。身高生长突增是儿童进入青春期的信号，进入青春期的女童每年身高可增加 5～7cm，最多可达 9～10cm，突增高峰期年龄一般在 11～13 岁；进入青春期的男童身高每年可增长 7～9cm，最多可达 10～12cm，突增期年龄一般在 13～15 岁。一般女童在 17 岁左右，男童在 21 岁左右身高生长基本停止。

体重是反映组成人体各部分总重量的指标。体重的稳定性较差，易受营养、疾病等环境因素的影响。体重的变化主要反映在骨骼、肌肉、脂肪组织和内脏器官在量的变化上。因此，体重与身高不同，不仅在青春发育期有变化，在青春发育期后仍然发生变化。由于雌性激素的作用，女童在青春期出现脂肪积累高峰，成熟时女童的脂肪一般达到男童的两倍。男童在雄性激素的作用下，肌肉生长时间较长，到 30 岁达到高峰，成熟时是女童的 1.5 倍。青春期体重的增长除骨骼增长外，骨骼肌和脂肪的增长也很突出，特别是男童骨骼肌的增长尤为突出。

本章小结

1. 青春期是人体生长发育的最后阶段，是个体体格、体质和智力水平发展的关键时期，是心理发展和社会适应能力增强的重要时期。青春期发育虽男女各有差异，但都会有先期的血浆下丘脑释放的促性腺激素释放激素(GnRH)和继而垂体释放的黄体生成素(LH)、卵泡刺激素(FSH)水平的升高，随后血浆中性腺释放的性激素水平逐渐攀升，这是青春期性器官发育和功能体现的基础。

2. 进入青春期的儿童不仅体内性激素含量发生很大变化，儿童其他内分泌腺生理活动也非常活跃，多种激素分泌旺盛，这些激素直接或间接的影响着进入青春期儿童的生长和发育，如：促进性器官发育、刺激性性征出现、促进蛋白合成、促进骨骼肌生长、促进钙磷吸收、促进骨生长等。

3. 第一性征为两性在出生后生殖系统器官结构方面的差异，是两性生物性别最根本的标志。第二性征是在性发育开始时才显露出的生理性别差异。

探究与实践

1. 青春期发育主要受哪些激素的影响？
2. 儿童青春期体格发育有哪些特征？

第二章　儿童性心理发展

本章提要

性与性别相关概念
儿童性心理发展特点
男童与女童的心理差异
儿童常见的性困惑

孩子的故事

一次晨读时，六年级的语文老师正在巡视指导，突然发现两个女生在传阅一张纸条。老师警觉地走过去一看，是学生写给邻居姐姐的信。信中有这么几句："姐姐，我多么羡慕你啊！你和你的他比翼双飞，而我不能，我没有和他比翼双飞的自由……"天啊！老师想不到，小学生在要求"恋爱自由权"。于是放学后，老师单独留下她，老师问："你多大了？""十二岁。""而你姐姐呢？""十九岁。"老师非常重视这件事，与该生交流了很多，并答应为其保密：不把这些言行告诉家长，以保护其自尊心。后来老师问她："你怎么处理呢？""老师，我明白了，我不理这回事了……"

编者点评

比翼双飞？恋爱？当我们的孩子用这些与"性"有关的词汇时，我们不约而同地惊讶起来。不过，孩子们又有怎样的机会去理解这些词汇的真正涵义呢？面对信息化社会，我们该走在孩子们的身边，引领他们了解真实的世界。这位老师当发现孩子的思想动向后，及时辅导，并尊重孩子的隐私，非常值得尊敬。

第一节　性与性别相关概念

一、性的定义

"性"是什么？这个问题的答案也许会出乎我们很多人的意料，因为"性"

的定义与概念，是科学家们不断研究多元现象来论证的一个基本命题。

英国20世纪很有影响的科学家霭理士在其巨著《性心理学》中尝试着对“性”做出解释：“性是一个通体的现象，我们说一个人浑身是性，也不为过；一个人的性的素质是融贯他全部素质的一部分，分不开的。”

我国的著名泌尿外科专家吴阶平教授说：“性行为和性功能本质上并不仅仅是生物学性的，而且没有任何别的方面比性领域更能充分表现出精神和肉体之间的相互作用。性是诸因素，包括自我力量，社会知识，个性和社会准则等与生理功能密切结合的一个高度复杂的体系。”

二、性别、性别角色

人的性别本身又可分为：生物意义的性别(sex)和社会意义的性别(gender)。生物意义的性别也叫自然性别，是指两性第一性征和第二性征，即生理结构和解剖结构上的差异；生理结构主要指由染色体和激素造成的差异，解剖结构是指两性性器官的差异；男女两性在器官、解剖结构和形态上的差异被归结为不同的生物性别。社会意义的性别又称社会性别，是指心理文化上的概念，具体指第三性征。《牛津社会学词典》将社会性别定义为：“社会性别关注男女之间由于社会结构性原因所形成的差异。社会性别不仅指个体层次上的认同和个性，而且指结构层次上的在文化预期和模式化预期下的男子气和女子气。”社会性别来源于生理性别，但不决定于生理性别。在人类社会里，性别不仅属于个体，更属于社会。社会性别是每人每天的生活实践，是一种最基本、最持久的社会制度。性别的社会差异是能够加以改变的，这需要男女两性主体意识的觉醒和整个社会性别观念的根本转变。如今社会性别已经成为了一种社会关系、一种社会结构，是表示权利关系的一种途径，社会性别理论成为了分析社会现象的一种重要的工具和方法。

每一个历史阶段的性别标准都有其合理的一面，但随着历史的前进，有的性别观将无法适应新社会的要求，必然会产生很多负面效应，因此，人类的性别理想不能一成不变，它需要不断地去更新。

性别研究领域中，女性学者居多，女权主义思想的理论有很大影响，当前的性别研究尚有很多问题值得我们进一步探讨。关于性别角色的涵义，一直有着不同的观点。目前学术界比较接受的概念是：性别角色是指由于人们的性别不同而产生的符合一定社会期待的品质特征，包括男女两性所持的不同态度、人格特征和社会行为模式。即个体在自身解剖学、生理学特征的基础上，在一定的社会文化的两性规范影响下形成的性格、态度、价值取向和行为上的特征以及由这些特征构成的行为模式。

三、性别概念与性度

性别概念主要包含三个因素：性别认同、性别稳定性和性别恒常性。一般认为，性别认同出现的年龄最早，大概 2～3 岁；然后是性别稳定性，大概 3～4 岁；最后出现的是性别恒常性，大概 6～7 岁。一般来说，这些成分的依次获得标志着性别概念的发展水平。儿童性别概念的核心问题是性别恒常性的发展。科尔伯格最早提出性别的认知发展理论，并把性别恒常性定义为“对性别基于生物特性永久特征的认识，它不依赖于事物的表面特征，不会随着人的发式、衣着、活动变化而变化”。科尔伯格认为儿童性别认知的发展是普遍认知发展的一部分，性别恒常性的发展与物理守恒概念的发展是一致的，儿童达到具体运算阶段(6、7 岁)获得守恒概念以后，才能获得性别恒常性。近期的研究也认为，大部分儿童在 6、7 岁时就能够达到性别恒常性。

性别气质在一个人身上表现出来的程度或比重称为性度；性度分为男性度、女性度。从性度来讲，任何人都是男性特点和女性特点的结合体。心理学家贝姆在其双性化理论研究中，将人的性别气质划分为 4 种：男性化、女性化、未分化、双性化。并研究发现双性化的人更具有灵活性、适应性，在社会上更受欢迎。性别气质类型是个体性别角色的重要特征。

性度的区分无论从心理学还是生理学上都有依据。事实上著名的心理学家荣格在 20 世纪初建立的分析心理学中已经提出，男性身上都具有与生俱来的一部分女性气质，荣格称之为阿尼玛；女性身上也都具有与生俱来的一部分男性气质，被称为阿尼姆斯。从生理学角度来讲，男性体内有少量的雌激素，而女性体内也有少量的雄激素，这些激素也在影响着人们的行为方式。

第二节　儿童性心理发展特点

一、儿童性心理的发展特点

儿童自 3、4 岁开始明了自己的性别，这一时期即“性自认期”，性心理开始迅速发展。然而性心理本身在出生后就开始渐趋明朗。未出生前男性胚胎自身分泌的睾酮作用于下丘脑，使之雄激素化，奠定了孩子后来性心理的生物学基础。

性情感是人类特有的一种情感，也称作性依恋。早期的性情感指向与成人后的性心理障碍有非常重要的关系。在儿童时期，就开始发展出儿童的性情感。但这种早期的性情感是有着特殊指向的。就是弗洛伊德认为的“恋母情结”，“恋父情结”，儿童的这些心理活动都是无意识的。上幼儿园和小学后，男童子的性依恋随后指向漂亮的女教师，哥哥的女朋友。到青春期前后，逐步指向和自己同龄的异性。性依恋持续终生，如果儿童早期依恋的发展存在问题，会影响到以后的一生的性依恋。性依恋对男童子和女童子都很重要，父母必须要对孩子建立起很好的依恋，并建立起良好的早期"性依恋"。

婴儿在快速动眼睡眠期出现阴茎勃起和阴道润滑现象，这些反应具有不自主性。而人类自幼儿即已出现对性需求的本能活动，如婴儿在吸奶、被拥抱或洗澡时也会有生殖器反应和喜悦的表现。这种"体验"对后来少年和青年期与周围人建立情感交流和亲密的关系十分重要。当婴儿可以控制手部动作后，他们会摸索自己的身体，而且无意中发现抚弄生殖器，有好玩的感觉。3岁左右的儿童，男童子的性自慰，女童子的擦阴，都是性快感体验，但这些自发行为的含义决不能等同于成人的行为，不应赋予它们成人的观念。儿童性快感体验对儿童性心理发展可能存在一定的意义，一般在5、6岁会自然消失。弗洛伊德的心理性欲发展理论认为，儿童到小学年龄段，性处于潜伏状态，称为性潜伏期。如果儿童的性快感体验一直持续到青春期，会给孩子的心理带来很多问题。

二、儿童性心理健康的培养

儿童从出生开始即接受父母、家庭、学校、社会的抚养教育，所以性心理的形成除了受到自身生理因素、身体发育的影响之外，更重要的是受到家庭、学校、社会的各种因素的影响和塑造。

儿童的生理性别，除了少数生殖系统发育畸形或性染色体的情况之外，通常是很容易辨认的。人们基于对生理性别的辨认，以及自己对孩子的期望，开始了对儿童的性教育。无论承认与否，无论方法是否正确，毋庸置疑的是每个家庭中都存在对孩子潜移默化的性教育。因此，作为父母，首先要认识到对于孩子，应该持有怎样的科学的性教育观念。

生活中不难见到一些父母根据自己的愿望装扮孩子，把男童当女童养，或者把女童当男童养。在我们一直提倡男女平等，消除性别刻板印象的今天，这些例子成为性别刻板印象的另一个极端。如此被抚养的孩子长大后多数无法形成对自己性别的认同，而产生很多社会化方面的困难。

儿童游戏的伙伴以及与伙伴之间的互动，也是影响儿童性心理的重要因素。当一个男童在男童群体中由于各种原因无法得到与男童们交往的快乐时，反而会常常收到欺侮和奚落，久而久之，有些男童会产生对女性角色的向往，最终发展为在性别认同方面有严重缺陷的个体。女童之间的交往也会发生一些个体被疏忽的现象，同样会导致女童性别认同方面的问题。这些现象的存在提示我们除了关注孩子的学习成绩，一定要多关注孩子在社区、学校的人际关系，以及这些人际关系给孩子的心理发展带来的影响。老师、家长都应更多地与孩子交流，及时为孩子的人际交往提供支持性的帮助，帮助孩子学会人际交往技巧，更好地处理与小伙伴之间的关系。

著名心理学家贝姆认为：在不断发展的将来，双性化人格将得到充分重视，双性化将成为人心理健康的标准。这种人身上同时具有男性和女性的长处和优点：既独立又合作、既果断又沉稳、既豁达又敏感、既自信又谨慎、既热忱又成熟。研究发现，具有双性化人格的人事业成功率高达90%。所以无论男童还是女童，双性化人格的培养都将有助于孩子的成长。

第三节 男童与女童的心理差异

苏联著名心理学家B. 科尔班诺夫斯基1964年在《苏维埃教育学》中写道："人们曾一度指责苏联教育科学成就太少，后来，当儿童在教育学文献中占据了应有地位时，人们又发现教育学中所讲的儿童是不分性别的……这样的儿童在现实生活中是不存在的。从儿童出生的第一天起，他们的性别差异就被人们想到了。"他呼吁苏联教育界重视对性别问题的研究。前苏联的教育学家凯洛夫在《教育学》中也论述了男女学生的性别差异。

一、男童女童心理差异的传统观点

性别差异是指男女心理和行为上的实际差别。Huston把性别差异分为内容差异和结构差异。内容差异包括：生物差异、活动和兴趣的差异；社会性特征的差异，包括人格特征和社会行为类型；与性别有关的社会关系的差异，包括自己朋友的性别、自己选择亲近和认同的人；象征性性格的差异，包括姿态和非语言行为、语言类型等。每一内容差异又包括不同结构的差异：概念差异、自我知觉差异、偏好和态度差异、行为差异。

心理学家提出过三个理论模型来解释性别差异，分别是生物模型、社会文化模型和生物社会模型。极端生理决定论认为：一切都是生理决定的。极端社会建构论则认为：一切都是社会建构的，不存在先天的自然事实。最早持生物决定论观点的代表人物是弗洛伊德。其生物模型认为我们观察到的男女行为的性别差异反映的是生理上的差异。生物社会模型认为生物和社会文化因素都是性别差异的原因，社会因素会放大内在的性别差异。

已有的研究发现，男童血液中的多巴胺(一种神经递质)含量较多，流经小脑的血流量更大，这些因素可能导致男童在静坐或久坐学习时总体能力不及女童。女童在颞叶中拥有更强大的神经连接，促进了更多复杂感知记忆的存储以及对语调的敏感，导致了男女童语言学习方面的差异。男童与女童大脑中的海马工作方式不尽相同，这可能导致男童需要更多的时间才能记住用文字表示的学习内容。女童的额叶通常较男童的额叶活跃，且发育更早，这意味着自我调控能力在女童中发展较早。这些方面的差异已经逐步受到教育者的重视，并开始在课堂组织、教材建设中实施尊重性别差异的设置。

二、关于大脑性别

近期的研究不断地更新着人们对性别差异的生物社会模型观点，尤其是对大脑性别的关注。加拿大性别心理学家曾说过大脑根本就是性器官。传统的观点认为，男性言语能力弱于女性，数学及空间思维则更有优势。然而事实上性别差异其实有比这一点更复杂的内涵，因为大脑的性别并不像我们日常简历中填写的性别那样是截然二分的。大脑性别差异除了受染色体、基因的影响外，在一生中都一直受到性激素的影响。性激素包括雄激素和雌激素，目前研究认为主要是雄激素水平对大脑的影响显著，但实际上是有很多原因阻碍了目前对雌激素作用的研究。笔者认为雌激素对男童、女童的大脑也有不可忽视的影响，已有证据表明雌激素与男童的情绪稳定性等人格特点有显著的相关。性激素受体在中枢神经系统中有广泛分布，并且在出生前后和青春期对大脑有显著的影响，其中有一些影响是永久性的。

男童体内的性激素以雄激素为主，但有少量的雌激素，并且男童之间雌、雄激素的水平可有较大的差异；女童同理，体内的性激素以雌激素为主，但有少量的雄激素，并且女童之间雌、雄激素的水平也可有较大的差异。这一事实促使研究者们对男童、女童的截然差异进行不断的探究。结果发现，大脑的性别是一个连续的性别谱，并不能将男童和女童截然分开，男童中雄激素水平相对较低的个体，其大脑性别与雄激素水平相对较高的男童有很大的差别；女童中雄激素水平相对较高的个体，其大脑性别与雄激素水平相对较低的女童有很大的差别。

研究证明，性激素对于儿童的智力、人格方面都有统计学上显著的影响，尤其是对于青春期前的儿童。14 岁以后尤其是人格方面不再发现性激素的显著影响，其原因并不是性激素不再参与对性别差异的塑造，而是性激素与社会环境因素的作用相互交织、密不可分。也就是说，性激素本身除了受到基因的调控，还受到心理因素、社会因素的调节，因此可以将性激素看作将生物、心理、社会因素作用整合的重要纽带之一。

关于性激素在青春期的作用也是近年研究的热点。超常儿童和普通儿童中雄激素水平对于 8～12 岁男童智力的影响的研究中发现，8 岁男童的推理能力与性激素水平没有直接相关，10 岁男童的推理能力与性激素水平呈正相关关系，12 岁男童的推理能力与性激素水平呈负相关关系。这一发现并不能够直接解释个体差异，其重点在于每个个体在自己本身遗传素质的基础上，性激素对自身智力发展的影响。其原因可以用雄激素作用的最佳范围理论解释，也就是，对于每个个体而言，雄激素在最佳水平范围内，能够让自身的智力充分发展，雄激素过高和过低都对智力的发展有害，对智力障碍儿童的研究也证实了这一理论。关于性激素与大脑性别的关系，还有很多工作有待完成，这些领域的研究会使教育工作者从一个全新的角度看待性别差异和个体差异，为"因材施教"寻找更加科学的途径。

第四节　儿童常见的性困惑

在儿童对性的认识发展过程中，特别是进入青春期生长发育过程中，生理的巨大变化使他们对自己是男性或女性有强烈的感觉，出现性意识分离，在心理上对异性既有排斥又有吸引，同时对异性的好奇心开始增强，出现性神秘感，并希望探究其秘密。随着生理的成熟过程，性冲动悄然出现，生理的变化给儿童带来极大的心理冲击，在认知方面、心理方面以及行为方面会出现一些困惑和问题，这些问题如果没有很好的解决，可能对儿童少年整个性心理的发展过程产生影响。

一、遗精

根据对北京市小学高年级男生遗精情况调查发现，目前小学六年级已有部分男生发生遗精。遗精是男性特有的生理现象，精液由精子与精囊产生的精囊液、前列腺产生的前列腺液以及尿道球腺产生的液体等混合形成，进入青春中期的男性少年在没有性交或性自慰情况下精液会不定期的溢出即为遗精。遗精是男童在生理上成为成熟男人的初期标志，开始具备了生殖能力。

男童生理发育过程中产生最大困惑的问题即为遗精。遗精分为梦遗和滑精两种情况。梦遗是在睡眠状态下发生的遗精，这种遗精是青少年遗精的主要方式。由于青少年夜间睡眠很好，发生梦遗后并不知道，到早晨醒来才发现内裤湿了，这时男童会非常不好意思，甚至恐慌，不愿让家长知道。滑精是在清醒状态下发生的精液溢出现象，如男童在与异性拥抱时、看到非常暴露的女性照片等受到有关性的刺激，会发生射精。有时男童过度紧张和兴奋时并无性刺激，也会发生滑精。但很多男童对遗精并没有思想准备，有些男童对遗精感到恐慌。一些家长，发现孩子遗精后，由于孩子表现出回避的态度，不知如何与孩子就遗精问题进行沟通，导致男童在发生遗精初期的一段时间里，因发现自己不能控制遗精而焦虑和不安。

小学高年级男童产生对遗精的不良心理状态的主要原因一方面是不了解遗精的生理知识，认为遗精是有损健康的现象，另一方面对遗精有龌龊感，认为是自己的性梦或不健康意识引起的，于是对性极力回避压抑。

解决学生对于遗精的困惑并不难，当学生快进入遗精的年龄，教师要注意观察孩子的生理、心理变化，及时给孩子遗精的知识。

二、性自慰

性自慰现象在男童女童中都有发生，但男童居多。一些观察资料表明，幼儿园的孩子有性自慰习惯的占6%－8%。在儿童的发育过程中，由于某种原因使儿童感受到性体验，儿童往往自觉或不自觉地反复性自慰。儿童发生性自慰后，从父母表情和态度中，会知道这种行为是不允许的，因而时常偷偷进行。应该指出儿童、少年期性自慰是生长发育过程中的正常现象，大部分正常成年人在儿童期都有过性自慰行为，这无需惊讶，它对身体无害。然而，在性自慰有害论的影响下，家长和教师对待性自慰的态度和处理方式，在儿童少年心理上所产生的影响，远远大于性自慰本身所带来的影响。儿童的过分性自慰起强化性欲的作用，使得性欲亢进，而家长对此行为的唯一处理方法就是禁止，这种无意识的性本能自发要求与社会意识制约之间产生的矛盾，成为持久而强烈的心理冲突的根源，如果这种矛盾得不到正确疏导，会造成各种心理障碍，产生多疑、紧张、焦虑、恐惧、抑郁、自责等。另一方面，儿童少年缺乏正确的性知识，受传统的性意识的影响，性自慰可能使他们产生自身不洁感，使他们自我形象和自尊心严重受损，引起羞辱、自卑、沮丧、离群和孤僻。有些儿童少年在父母严厉的管教下，养成了“性抑制”，对成年后的性生活带来严重的影响。

性自慰无害，并不等于性自慰可以无度，学校教育要使儿童少年获得正确的性知识，对性自慰行为有所节制，使学生身心健康成长。

三、性身份和性角色的认同障碍

一个人在生物学上的“性”、心理学上的“性别”和社会学上的“性角色”并不总是一致的。一个人把自己看成是男人还是女人叫性别自认。儿童的认知水平已发展到一定程度，具有性别自认能力，使其性别自认与生物学上的性一致，其性角色行为能够符合性角色规范要求。但有些父母不管孩子的真实性别是什么，硬要按照自己的性别愿望打扮孩子，结果影响了儿童的性别自认，不能对自己性别进行正确的心理选择，引起性别认同障碍。我国四川有一“男子”，其生物学上的性是男性，在他小时候父母喜欢按女童打扮他，遇见不相识的人常会听到“这小女孩真漂亮!”的赞扬，久而久之，这一男童出现了性身份和性角色认同障碍，成年后他不能够接受自己的男儿身，在做变性手术后她感觉获得了新生。她回忆自己性心理发育的过程及成年后所承受的心理和肉体的巨大痛苦，呼吁父母一定要正确引导孩子认清性别。

在对同性恋的病因分析中发现，多数同性恋者均有过在儿童期扮演异性角色的体验，他们感受到的是异性心理状态，对同性感兴趣，对异性不感兴趣。由此可见，对儿童性角色的要求和教育一定要符合儿童自身的性身份，如果发生性身份和性角色的认同障碍，将会给个人、家庭乃至社会带来不幸和不良影响。

四、不适当的性接触

6～10 岁年龄的儿童可能偶尔玩儿性的游戏，这种游戏可能在异性间进行，较大的儿童也可能在同性间进行。儿童期具有幼稚好奇、喜爱模仿、丰富的想象力和强烈求知欲的天性。他们对性器官和性交往的认识既新奇又浮浅、朦胧，他学着大人的样子亲吻、爱抚及性接触但却不懂得其中的涵义。这种不适的性接触和性体验本身并不可怕，因为孩子非常天真，家长或老师发现后不要大惊小怪，坦率地和孩子谈一谈这件事，告诉他这种游戏是不合适的，给孩子讲清什么是性、与性有关的责任。对这样的事情如果不正确引导，惩罚或抱着视而不见的态度，就有可能导致他们成年后的性问题的发生，严重影响性心理的正常发展。

五、少女的同性依恋

少女的同性依恋并非同性恋，五、六年级的小学女生，正处于对异性的排斥到对异性的吸引过渡阶段，她们渴望友谊，努力地寻找能理解自己的人，由于学校和家长在教育中对异性交往的敏感与干预，男女童的异性交往受到一定限制。在寻找伙伴过程中，她们发现同性同龄的伙伴最适合说悄悄话，在两个小伙伴之间无所不谈，谈话的内容，包括对青春期身体变化的探讨，月经来潮的感受，在此阶段应该说是正常的。这时的女童性需求与性渴望无法从异性那里得到满足，有些少女之间发生一种依恋情感，在朦胧的性心理的促使下，通过盲目的手段体验性感觉，这种同性依恋情节，会给小学生的身心发展带来不良的影响。同性之间过分依恋，使小学生性心理发生偏差，失去广泛的人际交往，产生社会交往的不适应感。

本章小结

1. 人的性别可分为：生物意义的性别(sex)和社会意义的性别(gender)。生物意义的性别也叫自然性别，是指两性第一性征和第二性征，即生理结构和解剖结构上的差异；生理结构主要指由染色体和激素造成的差异，解剖结构是指两性性器官的差异；男女两性在器官、解剖结构和形态上的差异被归结为不同的生物性别。社会意义的性别又称社会性别，是指心理文化上的概念，具体指第三性征。

2. 性别差异是指男女心理和行为上的实际差别。Huston 把性别差异分为内容差异和结构差异。内容差异包括：生物差异、活动和兴趣的差异；社会性特征的差异，包括人格特征和社会行为类型；与性别有关的社会关系的差异，包括自己朋友的性别、自己选择亲近和认同的人；象征性性格的差异，包括姿态和非语言行为、语言类型等。

3. 遗精、性自慰、性身份和性角色的认同障碍、不适当的性接触、少女的同性依恋，是在儿童少年生长发育过程中遇到的性生理、性心理、乃至性行为方面的问题，学校教育要在学生出现问题之前对可能发生的事进行恰当的引导。

探究与实践

学校教育中如何帮助学生解决性困惑问题？

第三章　儿童的性健康教育

本章提要

儿童性健康教育目标及原则
儿童性健康教育内容
儿童性健康教育的途径、方法与评价

孩子的故事

九月初的上午天气还有些热，刚升入五年级的某班学生在体育课上跑步，有几个女生因月经期见习，这时几个男生不服气地问老师，那几个女生为什么可以不跑步，还有几个男生索性跑到女生面前质问她们为什么不跑步，在这尴尬的局面下，老师只好用其教师的威严令那几位学生乖乖地跑步。

编者点评

小学中高年级的女童已经开始进入青春期，学校的青春期健康教育一定要顺应孩子的生理发育，及时地让男女童学习男女童进入青春期的生理变化的知识，如果男童适时了解女童的生理变化，也就不会出现上述尴尬的局面。

在性方面，一切知识的获得、观念的形成、情感的培养、行为的约束、道德的养成等等，均需要系统全面的专门教育——性健康教育。性健康教育，是关于人的性生理、性心理和性潜力发展的教育，它不仅向受教育者传授性生理知识、性心理知识和性卫生知识，而且要进行适应于有中国特色的社会主义社会与文化的性价值观念和道德意识、法律规范的教育，使人们获得性科学知识，摆脱性无知，使身心健康发展的同时，按照社会的道德规范做人。目前小学生性生理发育普遍提前，他们所接触的社会环境开始充斥着大量有关性的信息，天真的儿童会遇到各种各样的性问题，产生性困惑，这对小学教育提出了严峻的挑战。当今我国很多城市小学已在小学高年级开展性健康教育，有些小学也在中低年级尝试着进行性健康教育，但总体看我国小学性健康教育没有教育行政部门颁布的教育大纲，没有一个规范明确的教育目标，教育内容零散，缺乏系统性，导致小学性健康教育严重滞后于学生性生理和性心理发展的需要。

小学性健康教育应按照科学发展观的思想，成为伴随学生成长进行的健康教育和素质教育，应坚持以育人为本，根据小学生生理、心理发展特点和规律，适时适度的向学生提供符合其认识水平的、科学的、完整与全面的性健康教育；使受教育者摆脱性无知，科学的认识性，避免不良性信息的影响，在促进学生身心全面和谐发展的同时，按照社会的道德规范做健康快乐的人。

第一节　儿童性健康教育目标及原则

一、小学性健康教育总目标

小学性健康教育总目标在宏观视野上应着眼于小学生终生发展，应把小学性健康教育确立为以建立科学的性价值观为核心的素质教育。小学性健康教育的总目标是学校有组织、有计划地对全体小学生从性德育、性智育、性体育和性美育几方面进行性生理知识、性心理知识、性态度、性价值观、人际交往能力、品格塑造以及责任教育；使小学生在掌握必要的性健康知识的同时，学会对情绪和行为的自我调控，学会与异性正常相处，增强学生抵抗不良的性信息的能力，培养学生性权利及法制意识，从性的角度提高学生对自然、社会和自我之间内在联系的整体认识，发展学生的社会责任感和良好的个性品质，促进学生身心全面和谐发展，使小学生按照社会的道德规范做自信、健康、快乐的人，走好健康人生的关键一步。

二、小学各学段性健康教育目标

小学阶段学生从儿童到少年，身体从幼稚型向成熟型变化，认知能力迅速发展，特别是小学中高年级阶段的学生开始进入青春期，伴随着性生理发育，性心理发生了巨大变化，行为的社会化加速，这一系列变化警示教育者，小学性健康教育要依据小学生身心的发展和人格发展需要来确定适合其年龄认知特点的、具体的性健康教育目标。

1. 学段一（1～2 年级）

性生理及卫生知识目标：认识人体基本部位并掌握各部位名称，了解生物繁衍的初步知识。

性心理健康知识与技能目标：了解适当的表达自己情绪的方法；认同性别角色，初步学习表达意愿及与家人和谐相处的方法，初步理解爱的基本含义。

社会性道德原则和行为规范目标：了解隐私，理解人对隐私的需求，建立尊重他人的意识；了解性侵害；树立同学之间互相帮助与合作的意识，培养合作能力。

自我保护能力目标：初步了解身体的隐私部位；初步掌握单独与人交往时性的自我保护技能。

2. 学段二(3～4年级)

性生理及卫生知识：了解人生命诞生的基本过程；了解相貌和身体特征的遗传现象；了解个人卫生常识，身体健康知识，自我保健与营养知识。

性心理健康知识与技能目标：阅纳自己的体貌；阅纳自己的性别角色，学习自身性角色的内容；初步掌握做决定的方法、过程；初步掌握交朋友方法；学习与父母的沟通方法及感情表达方法。

社会性道德原则和行为规范目标：了解每个家庭成员应该承担的责任；初步掌握性别角色的社会规范；初步理解人际关系中互相尊重、体谅、合作与付出的意义；初步理解对自己、对他人负责的含义；初步理解友谊和爱的含义。

树立正确的性价值观和性态度目标：认识性器官是个人隐私，需要保护和尊重；学习对喜爱的异性合理的表达方式以及面对异性喜爱的回馈方式；掌握对社会媒体性信息的初步鉴别标准，建立在老师及家长帮助下拒绝不良性信息的自控能力。

自我保护能力目标：了解性侵害的主体特点，初步掌握与陌生人交往的方法；提高防范性侵犯的意识和能力。

3. 学段三(5～6年级)

性生理及卫生知识目标：初步了解两性生殖器官的功能、发育特点和相关保健知识；增强小学生在性健康方面的自我保健意识和能力。

性心理健康知识与技能目标：了解其成长阶段性心理特点和自我调试方法；阅纳自己身体和心理的变化；了解男童女童两性的心理差异，加强男童女童之间的理解、沟通、合作与互助的意识；了解情绪对人体健康的影响，初步掌握调节和控制自己情绪的方法；初步掌握化解与朋友、老师、父母矛盾的方法。

社会性道德原则和行为规范：认识本年龄阶段正确的性角色内容和性角色的行为规范；理解好男童与好女童的内涵，学习适合本年龄段与异性交往的方法与礼仪；学习把握对成年异性偶像的关注尺度。

树立正确的性价值观和性态度目标：初步理解性器官在人生中的意义及如何保护等，进而知道本人和异性对此各自应承担的责任；学习进入青春期异性交往中，爱、尊重和责任等的新含义；初步掌握分辨性知识和不良性信息(非科学的性信息)的标准，并在老师家长帮助下建立拒绝不良性信息的意识。

树立符合年龄特点的性审美观目标：理解性别美的内涵；懂得欣赏和塑

造身体健康美、性别美；能够选择适合自己年龄特征、性别特征的服饰；保持心灵美、形体及服饰美的统一。

自我保护能力目标：了解性骚扰与性侵犯常识，提高预防意识，初步掌握防范性骚扰保护自己的方法，以及遇到性侵犯时的求助与救助的途径和方法。

艾滋病及预防目标：初步了解艾滋病的传播途径和预防方法；培养预防艾滋病的意识；懂得关爱和尊重艾滋病患者。

三、性健康教育的原则

正确的原则来源于对客观规律的正确认识。小学性健康教育原则是小学实施性健康教育的行为指南，小学性健康教育原则的制定要符合学生身心发育规律和适应社会发展需要。

1. 综合性原则

小学性健康教育是面向全体学生做人的教育，小学性健康教育在内容选择上应根据学生成长和适应社会变化的需要，从性健康教育的角度体现知识、能力、情感、态度、道德与价值观的综合素质教育。

2. 科学性原则

小学性健康教育要求教育者能够注重学生性生理发育、性心理发育的客观规律和特点，在调查、分析的基础上进行性教育，使性健康教育在面向全体学生的基础上关注个别差异，体现教育的科学性原则。

3. 发展性原则

小学生性生理发育时间普遍提前，伴随社会发展，性角色的行为规范也在变化，这些变化对儿童性心理的形成都有一定程度的影响，小学生会在生理和心理等方面产生新的性问题。教育者的教育内容和方式要随着上述变化而有所变化，要用发展的观点去看待小学生的性教育。

4. 系统性原则

小学性健康教育的内容要根据学生认知水平和认知能力的发展以及学生身心发展的需要进行科学安排。要注意对性生理、性心理、性卫生保健、识别不良性信息、自我保护及异性交往、社会主义的性价值观和社会规范等方面的知识和能力，由浅到深，形成系统的教育内容。

5. 尊重性原则

尊重性原则是要求教育者在对学生进行教育时，一定要尊重学生的人格，通过建立信任来对小学生进行性健康教育。在教育的过程中教育者要注意提高学生的自我效能，使学生做到自我要求、自我反思、自我调节。

6. 整合性原则

小学性健康教育的整合性体现在两个方面，其一是学校教育的整合性，其二是学校、家庭、社会教育的整合性。

学校性健康教育的整合性体现在教育过程的多个环节，学校性健康教育要与学校健康教育、安全教育、心理健康教育、德育教育以及一些学科教学有机结合，要将课堂内教学与课堂外教育活动相结合，发挥学校整合性教育。学校性健康教育还要注意与家庭教育结合，重视对社会教育资源的开发和利用。使儿童少年性健康教育以学校教育为主渠道，通过家庭教育、学校教育和社会教育三者的有机结合，形成一个教育整体。

第二节　儿童性健康教育内容

性健康教育学形成一门独立学科后，性健康教育的内容虽然随着社会的发展不断发展，但已形成了有内在逻辑的内容体系。小学性健康教育内容同样有其系统性，从众多学者的认同以及大量文献显示，小学性健康教育内容由以下五部分组成。

一、儿童性健康教育的内容

1. 性生理

男女两性生殖器官的结构与发育特征(第一性征)；受精与胎儿的发育；性机能的发育、表现及性器官卫生；青春期概念，第二性征的出现及青春期保健措施。

2. 性心理

两性性别角色差异；社会规范对两性性别角色的要求与期待；悦纳自己的性别；正确面对生理变化引起的心理反应；正确对待性意识；调节和控制情绪的方法。

3. 性道德、性价值观

性的自然属性与社会属性；性角色差异及其社会行为规范；社会的性道德原则和行为规范；友谊友爱的意义；与异性交往方法与礼仪；尊重异性、尊重他人、尊重自我；个人在家庭和社会中的责任。

4. 自我保护

对人和事的观察分辨能力；自我保护意识和避免受到性伤害、防止性骚扰的方法；正确辨别媒体有关性的信息的方法；能科学坦然地看待性；热爱生活、热爱生命。

4. 性审美

身体健康知识；自我保健与营养知识；性别美的欣赏和塑造；适合年龄特点的着装美，心灵美、形体与着装美的统一。

5．艾滋病教育

艾滋病的基本知识；传播途径及预防方法；对艾滋病人的关爱意识。

二、小学性健康教育内容解析

1．性知识教育

生物的性是一个广泛的内容，性知识不仅包括有关人体生殖器官结构功能及卫生知识，从植物、动物到人体其种族的延续都离不开性。性健康教育整合性原则提出儿童性健康教育可以有多种教育途径，小学科学课程是对儿童进行性教育的很好途径。小学科学课的很多内容，是对儿童进行性健康教育的很好的辅助内容。如：植物知识中认识花的结构，受精作用和种子形成的过程；动物知识中青蛙的生殖和发育过程、鸡蛋的受精和形成过程、小鸡的孵化过程、哺乳动物胚胎发育的简单过程等。在学生科学课程学习的同时，在不同学段给学生适度的有关人体的性知识教育如：人类受精、胚胎发育的简单过程、男女生殖器的名称和结构与发育的特征(第一性征)；两性生殖器官的功能，性机能的发育、表现及卫生(月经、遗精等)；青春期概念，青春期性生理发育过程和特点；第二性征的出现及保健措施；增强小学生在性健康方面的自我保健意识和能力，使学生深刻理解性的自然属性，使儿童接受性知识教育与接受其他知识教育一样，没有神秘感、羞涩感，以科学的态度对待性。这样“性”对于儿童来说就是一个很普通的概念，性的生理知识如同其他知识一样，没有什么特殊之处。

2．异性交往教育

随着生理逐渐成熟，小学高年级学生的独立能力和独立意识逐渐增强，他们越来越多地脱离对成年人的依赖，开始热衷于同伴交往，并在同伴交往中获得了越来越多的情感交流；他们在人际交往中开始重视友谊，此时在社会关系方面进入了新的人际交往模式；他们开始了解亲密的和相互依赖的伙伴关系的价值，与投缘的朋友共同分享思想和情感。随着第二性征开始出现，小学高年级学生性意识(第三性征)也逐渐觉醒，从与异性疏远阶段逐渐向与异性亲近阶段过渡，学生已经开始意识到异性之间交往和同性之间的交往是不一样的，他们会觉得不好意思、紧张、兴奋，他们在热衷于同伴交往的同时，萌生了与异性交往的欲望，但种种因素造成很多孩子不知道如何与异性交往，甚至不敢与异性交往。

对小学生异性交往的技能培养和方法指导要循序渐进，主要教育内容有了解隐私概念、理解人对隐私的需求，建立尊重他人的意识，树立同学之间互相帮助与合作的意识，培养合作能力；帮助学生初步理解人际关系中互相尊重、体谅、合作与付出的意义；理解在与异性交往中，自尊、自爱、对自己负责、对他人负责的含义，在与异性交往中有自我保护意识；初步理解友谊和爱的含义。学习对喜爱异性合理的表达方式以及面对异性喜爱的回馈方式；学习适合本年龄段与异性交往的方法与礼仪；学习把握对成年异性偶像的关注尺度。

通过对小学生异性交往的指导，为学生创造群体活动中异性交往的机会，有利于完善小学生的性别意识，形成符合社会要求的性别角色模式，可以满足进入青春期的儿童对接触异性了解异性的情感要求，形成健康的性心理，在智力上也能有一定的互补作用。另外，异性交往的学习与践行，有助于学生建立良好的异性伙伴关系，促进他们社会化的发展。

3. 性审美教育

中国的传统哲学将美看得高于善与真。审美需要是人的社会性的需要，任何审美需要都有一个产生和发展的过程。人不但能与客观世界建立起审美关系，而且也能与自身建立起审美关系。性美包括两性主体美和两性关系美，性美的领域包括心灵美、人体美、服饰美、行为美。小学高年级学生刚刚进入青春期，他们急于摆脱“孩子”这个身份，自我认同的方式也由学业上的成果转移到了自身的外表修饰上以及与异性的交往上。这个时期的儿童少年对美缺乏一定的理性认识，因此，性审美教育是这一时期性健康教育的重要内容之一。

(1)小学生审美心理与性心理的形成与发展

刚进入小学的儿童，审美意识尚未真正形成，只能用某种朦胧的形式表达出来，随着年龄的增长，思维能力的提高，青少年对于人物的理解逐渐深刻，通过道德规范的学习，学生能初步判断社会中的真伪、善恶、美丑，表现出对社会生活美的体验。进入青春期，青少年独立意识增强，他们的审美评价摆脱成人的评价，表现出评价的自主性，在服饰和发型上表现出强烈的自主性选择。青少年这时开始理解形式和内容的关系，开始从审美对象的外部评价，转入到美的内涵、意境、内在美的评价上。在性心理发展过程中，儿童少年交往行为方式在逐渐变化，促进儿童少年性别角色的社会化加快、性审美的价值观逐渐形成。

(2)性审美教育的内容

教育学生感知、理解、鉴赏、评价美，进行美的创造，树立正确的性审美价值观，培养健康的审美情趣，形成崇高的审美理想是儿童少年性审美教育的任务和内容。

性审美价值观：儿童青少年性审美教育可以视为审美教育内容的一部分，是对儿童少年进行的有关性的审美情趣、审美判断和审美理想的教育。而其教育的核心是有关性的审美价值观。性审美教育中与价值观和道德教育不能截然分离。有学者提出美育不等于德育，但在审美教育特别是性审美教育中绝不能忽视价值观和道德教育。“审美道德论”或“审美道德和谐论”学者认为，审美活动和道德活动作为人类生命活动中两种最本源的精神活动方式，必然有其内在的统一性，因为在本源的生命活动中，审美的活动必然要求符合道德的意愿，道德的意愿往往必须满足审美者的生命意志。

审美教育中的两性关系美：对于儿童少年两性关系主要表现为异性交往，两性关系美即异性交往的美。异性交往美主要体现在交往动机、态度、方式等方面。对小学高年级的性审美教育中异性交往内容除交往态度、方式、场合等，可以渗透两性主体美中的性别、气质、语言、行为等美的教育内容。提高学生在性方面对美的鉴别能力，树立正确的性审美价值观。

审美教育中的两性主体美：两性主体美概括地说包括心灵美、人体美、服饰美和行为美。审美主体在审美活动中受个性、气质、知识、教养、思想意识等因素的影响而表现出极强的个性特点。在性审美教育中要根据学生年龄的心理特征，按照性审美的教育目标实施教育内容，引导和帮助学生理解美、鉴别美、欣赏美、创造美。

塑造性别美：刚进入青春期的学生对性别之美认识还比较朦胧，这时要帮助他们理解男性的性别特点和女性的性别特点，避免儿童少年产生对性别特点的错误认识，从而在无知中丑化自己。如有的男童以为粗鲁无礼、咄咄逼人甚至暴力行为就是男子气，是男人之美；有的女童却认为消极退缩、逆来顺受、不求进取、做事“娇滴滴”就是女人气，是女人之美。在性别美教育中，要引导学生充分认识两性的性别美的异同，从中汲取优点，有意识的塑造自己的性别美。

体态美：由于性器官的发育，青春期学生的体格也开始变化，这时要引导学生明白自己身上将会或是已经产生的变化，积极地通过体育锻炼和保健，塑造和表现体态的美。

仪表美：作为青春期的学生，其服饰、发型与梳妆的审美标准很难用条例方式表述。青少年服饰美既要有时代主流审美感，体现时代青少年的风貌，又要体现其学生身份特征，与所处环境协调，有时还要体现民族文化，这应是性审美价值观中的一般审美标准。在这一标准下，引导学生在服饰、发型与梳妆上去想象美、感受美、理解美、创造美，即发展性审美的情趣，形成对性外在美的高尚追求，彰显青春活力。

性审美教育能引导青春期的学生树立正确的性审美价值观，真正理解好男童与好女童的内涵；学会欣赏形体的和文化的、生活的和艺术的、自然的和修饰的性美；具有识别性美和色情的能力，初步掌握升华情欲的能力，塑造青春期的人格魅力。

4. 自我保护教育

少年儿童在社会结构中是弱势群体，进入小学的儿童刚开始渐渐离开父母视线进入社会，但他们生活经验不足、胆小，缺乏性知识和性权利意识，性自我保护意识淡薄，不具备自我保护能力或自我保护能力弱，是容易受到性侵犯的群体。

性侵犯者往往是成年人，他们会以各种方式对儿童进行性侵犯，很多儿童不具备识别性侵犯的能力，受到了性侵犯而不知，还有很多儿童特别是农村女童受到性侵犯后不敢说，以至于多次遭受性侵犯者侵害。性侵犯的表现形式多样，有语言的、视觉的、身体的、环境的。性侵犯不仅会给受害者带来身体上的伤害，更严重的是会给儿童少年造成难以消除的心理伤害，影响青少年未来的正常生活、恋爱和婚姻。

教育部 2008 年 12 月 1 日颁发的《中小学健康教育指导纲要》中对小学生性自我保护教育从知识和技能两方面提出了具体的内容要求：初步了解儿童青少年身体主要器官的功能，学会保护自己；了解什么是性侵害，掌握预防方法和技能。

在性自我保护教育中，不仅要注重知识和技能的教育，还应将意识教育纳入其中，即加强小学生性自我保护意识和性权利意识教育。这样学生才能自觉地学习性自我保护的方法，提高自己性自我保护的技能。

确立小学生性自我保护教育的内容特别要注意依据学生年龄特点和认知水平，小学一、二年级的学生开始接触社会，这一学段的自我保护教育内容为：认识人体的隐私部位，自己的隐私部位不容他人侵犯，保护自己的隐私部位的方法，尊重他人隐私，敢于向不适的身体接触说不，学习基本的求助方法；学习与人交往的方法、交往中度的把握，如在父母不在情况下，与邻居家大孩子、与父母的同事和邻居家的大人单独相处时，要注意的礼貌、举止、方法和环境。

小学三、四年级学生社会活动圈子逐渐扩大，有一定单独活动的能力和空间，这一学段的自我保护教育内容为：性侵犯者的特点，防范性侵犯和保护自己的方法以及遇到性侵犯时的应对与求助的方法和途径；单独与陌生人交往的方法(陌生人包括问路人、学校周边推销食品的人、独自在家时找父母的人等)，与善意帮助自己的陌生人相处的方法和尺度，进一步提高预防性侵犯的意识和性权利意识。

小学五、六年级学生独立能力明显增强，社会活动圈子进一步扩大，孩子通过各种途径获取信息的能力也显著提高，这一学段的自我保护教育内容为：性侵犯的一些行为特点，预防性侵犯要注意的一些问题，性侵犯中的恰当反抗、求助与救助的方法和途径以及灵活的自卫方式；识别漫画、书刊、网络等媒体不良的性信息，拒绝不良的性信息影响的方法；艾滋病的基本知识、传播途径及预防方法，关爱和尊重艾滋病人。

学校通过对学生分层次地进行自我保护教育，帮助小学生建立正确的性态度，让小学生具有性权利和性自我保护意识，教给小学生性自我保护的方法，培养和提高小学生鉴别坏人及性自我保护的技能，对于小学生在成长过程中避免性侵犯具有重要的意义。

5. 性价值观与性道德

性价值观也称性观念，是对性重要性的认识和评价的观念系统，是以个人的需要为尺度的判断系统。《中华性学辞典》对性观念的表述为：性观念是经过社会锻造的性心理，因此带有浓重的性文化色调。性价值观体现出特定的社会文化对性问题的看法、态度。性价值观包括性生理、性心理、性文化、性活动、性伦理、性法律等与“性”有关的多层面的价值判断与取向，对人的性道德取向和性行为有一定的导向和调节作用。青少年时期是性价值观形成的重要时期，在青少年性价值观形成过程中，生理、心理的发展是性价值观形成的基础，社会环境因素起着决定作用。

性道德是男女正确认识性关系，并约束、调适自己性行为的准则和规范；是一种通过社会舆论、传统习俗和内心信念调节和控制的两性关系的方式。

在对小学生进行性教育过程中要重视性价值观和性道德的启蒙教育，培养学生符合中国文化和国情的有关性的知、情、意、行。所谓“知”是在儿童认知水平的基础上，从对性生理知识的认知、性别角色的认知，到对有关性的责任和道德规范等的认知；所谓“情”是有关性道德的情感，小学生在对性认知基础上对外界两性之间的行为、关系及媒体有关性的各种呈现形式的主观判断和态度，即性价值观；“意”即为在性价值观和性道德规范指导下的性意志品质，为达到其性道德目标的主观能动性；“行”即在性价值观和性道德规范作用下进行的活动和行为。

对不同年龄的小学生进行性生理知识教育、性别角色教育、感恩父母及责任教育、异性交往教育、有关性的安全和自我保护教育、有关性的社会准则和社会规范教育，能够消除儿童的性好奇和性神秘感，帮助儿童初步形成正确的性价值观和个人符合中国社会主流思想文化的道德准则，从而使儿童具有判断有关性的是与非、鉴别有关性的美与丑、判断有关性的善与恶、欣赏性的高尚与排斥性的低俗的能力；将来能够正确对待个人的生理冲动和心理欲望；在社会活动中能够采取符合社会道德期望和准则的行动。尽管社会各种媒体中充斥着黄色信息，如果学生对性有了正确的道德观和符合社会道德的度量，就会自觉抵制黄色文化，远离低级趣味和危险性行为。

三、受性虐待儿童的心理恢复

一些心理学者认为，有意让 6～10 岁儿童参与性活动，或者有意在性方面刺激儿童的任何行为，都被看做性虐待的行为。自我保护知识及必要的性知识能够帮助儿童在有发生性虐待危险的时候认识和预防它。在性虐待无法避免的时候，这些知识可以帮助孩子意识到发生了什么。成人对孩子可能受到性虐待的迹象要保持警惕，儿童可能受虐的迹象有如下几点：

(1)无法解释的淤伤或者抓伤，尤其是在生殖器部位；

(2)突然满脑子都是性或者他的身体；

(3)无故大哭或发火；

(4)噩梦和恐惧的情况急剧上升(尤其是害怕一个人独处)；

(5)突然变得不活泼和缺乏自尊；

(6)无法解释的自我惩罚的事件。

如果在儿童身上观察到了上面所提到的迹象中的任何一种迹象，应该怀疑孩子是否受到了性虐待，让孩子意识到亲人对他的关心和体贴，取得孩子的信任，给孩子提供表述发生的事件、发泄他的感受的场合和机会，尽量放松孩子的心情。

在受到性虐待的儿童面前，教师不要表现出紧张、吃惊和强烈的愤怒，要以平静表情，明确的态度，向受虐儿童保证他(她)个人的价值并没有受到任何影响，使受虐儿童认识到受虐并不是他(她)的错，要发现受虐儿童在受虐过程中和受虐之后的表现中的积极因素(如勇敢、诚实)，并给予赞扬，不要过多地询问受虐过程，保证受虐儿童今后的安全，注意倾听受虐儿童的想法，帮助受虐儿童逐渐从受虐的阴影中摆脱出来。

对受虐儿童心理伤害最大的是施虐者为儿童认识的人，甚至是曾经信任的亲人，在这种情况下，儿童有可能不止一次受虐。如果孩子因受虐造成了较大的心理问题，应请儿童心理专家对受虐儿童进行较长时间的帮助和治疗，使受虐儿童从恐惧、内疚、肮脏的感觉及背叛、不信任、消极的情感中彻底解脱出来，抚平受虐儿童心理创伤。

四、坦率地对待儿童的性问题

小学生的思维活跃，求知欲强，特别是低年级的小学生会童言无忌地提出各种各样涉及性的问题，有时让教师感到尴尬。面对这一现象，教师应该看到，回答学生的性问题，是对学生进行性教育的好机会。教师对学生提出的任何问题，不管多么“不成体统”，都应认为是孩子的合法权利。孩子是纯洁的，回答孩子提出的任何问题是教师的职责。另外，还应看到孩子对教师提出问题，是对教师的信任。在回答儿童的性问题时，要注意以下几点原则：

(1)要用坦率的态度正面回答性问题，不要回避任何问题，避免儿童产生性神秘感；

(2)要根据儿童的知识水平和接受能力来决定如何回答儿童的性问题；

(3)在客观、科学、浅显地回答儿童的性问题的同时，要注意对儿童进行性道德教育。

教师及时回答学生的性问题，会更好地树立教师在学生心目中的形象，学生在发育过程中会坦诚地将自己的困惑告诉教师。在学校教育的环境中顺其自然地与学生谈论性，并不失时机地对学生进行性道德教育，是对学生进行性健康教育的途径之一，这样可有效地避免一些不良现象的发生。

五、预防艾滋病教育

1. 艾滋病

艾滋病是一种死亡率很高的传染病。艾滋病的医学名称为获得性免疫缺陷综合征(AIDS)，病原体为人类免疫缺陷病毒即艾滋病病毒(HIV)。艾滋病的全称传递给人们三个信息，一是获得性：即艾滋病是后天获得的疾病，而非遗传病，是由艾滋病病毒引起的传染病；二是免疫缺陷：主要是病毒造成人体免疫系统的损伤而导致免疫系统的防护功能减低、丧失；三是综合征：表示在临床症状方面，由于免疫缺陷导致的多种系统的机会性感染、肿瘤而出现的复杂症候群。

艾滋病病毒感染者没有明显的临床症状，外表看起来跟健康人一样。从艾滋病病毒感染者发展到艾滋病病人可能需要数年到10年甚至更长时间。艾滋病病人指的是已经感染了艾滋病病毒，并且已经出现了明显的临床症状，被确诊为艾滋病的人。二者之间的相同之处在于都携带艾滋病病毒，都具有传染性。

大部分HIV感染者在感染初期没有任何症状，然后，逐渐发展为艾滋病。一般来讲，HIV感染后的自然发病过程可表现为以下几个阶段：

急性感染期：大部分患者在此期，没有任何症状。但有一部分患者有发热、寒战、关节和肌肉痛等流行性感冒样或传染性单核细胞增多症状。

无症状期(潜伏期)：在急性感染期后，绝大多数HIV感染者没有任何症状，如同健康人一样。

艾滋病期：患者的免疫系统遭到严重破坏，极易发生各种致命性机会感染、肿瘤等。病变可发生在呼吸系统、消化系统、神经系统等全身各个系统。表现为全身症状，如持续不规则低热；持续性全身性淋巴结肿大；持续慢性腹泻；体重下降明显；盗汗，初为夜间出现，继而发展到白天也存在；极度乏力、记忆力减退、反复头疼、反应迟钝乃至痴呆；出现肺炎、结核、肠炎等，甚至肿瘤。

艾滋病能通过血液、精液和宫颈分泌物传播，其他体液如唾液、脑脊液、泪液、尿液、乳汁中曾分离到HIV，但不是主要的传播途径。艾滋病主要通过性接触、血液和母婴三种途径传播。卫生部通报显示：截止2006年10月31日，全国历年累计报告艾滋病183733例，其中艾滋病病人40667例，死亡12464例。2006年1—10月报告的且已开展个案流行病调查的感染者中，吸毒和性传播是主要途径，分别占37.0%和28.0%，经既往采供血途径传播的占5.1%(均是上世纪90年代感染)，母婴传播占1.4%，艾滋病经性途径感染呈上升趋势。

2. 艾滋病的预防教育

我国自1985年报告第一例艾滋病病人的20年间，艾滋病人数激增。社会日益开放的性观念对青少年的性价值观形成有着极大的冲击，青少年正处于性活跃期，不安全的性行为日益增多，青少年已成为性传播疾病感染的高危人群。据国际卫生组织报告，每年全球新发生的3.33亿性疾病患者中，有三分之一是25岁以下的年轻人。学校是对儿童和青少年进行预防艾滋病宣传教育的主渠道，2003年教育部颁发了《中小学生预防艾滋病专题教育大纲》，其中教育目标要求："通过专题教育形式，使学生了解预防艾滋病相关知识，培养其健康的生活方式，增强自我保护意识和抵御艾滋病侵袭的能力"。对青少年进行艾滋病预防教育主要从两方面进行，一方面是将预防艾滋病教育与性道德教育相结合，另一方面是进行预防艾滋病的知识与能力的教育。

对儿童和青少年进行预防艾滋病的教育要与道德教育相结合，主要是给学生树立正确的性价值观，学习与异性交往中的自尊、自爱，懂得珍惜自己的身体和情感，培养儿童和青少年责任意识，懂得个人的行为要对自己、他人和社会负责，具有自我保护意识，对不良的行为敢于说"不"，具有识别和拒绝色情信息的能力。

对儿童和青少年进行预防艾滋病的知识与能力教育主要有如下几方面：

(1)艾滋病基本知识：什么是艾滋病病毒、什么是艾滋病、HIV/AIDS的传播途径、艾滋病对人类社会(重点在个人及家庭)的危害。

(2)预防艾滋病的方法与措施：珍爱生命，远离毒品；增强抵御不良行为和侵犯的能力，提高生活技能；不去无行医执照或无消毒措施的街头诊所、美容等场所打针、输液、穿耳、文身等；不与他人共用牙刷、牙签、剃须刀及有可能刺破皮肤、黏膜的日常生活用品；寻求帮助的途径和方法。

通过对儿童和青少年进行预防艾滋病的道德、知识与能力教育，提高儿童和青少年进行预防艾滋病的知、情、意、行，从而达到教育部提出的预防艾滋病教育总目标。

第三节 儿童性健康教育的方法、途径与评价

小学性健康教育应视为基础教育中素质教育的组成部分，他与学科教学有着本质的不同，休现在小学教育的多个环节中，其教育形式、方法要根据儿童的认知特点和兴趣灵活多样，但这并不影响教育内容的系统性。

一、途径

学校要通过学科教学(科学、品德与生活、品德与社会、体育与健康、综合实践活动等)和学校其他教育形式(班会、队会、校会、专题讲座、墙报、板报、午间广播等)开展青春期性健康教育，在艺术、语文等课程中要注意挖掘和渗透与性健康教育有关的内容。性健康教育还要注意与学校的安全教育、心理健康教育有机结合。

二、方法

在学校性健康教育过程中要注意丰富学生的学习方式，发挥学生的主观能动性开展讨论、情景模拟表演、游戏、实践体验、小课题研究、拓展、访谈等活动，使学生在各种活动过程中学习知识，在情感和价值观等方面得到发展，在能力和方法上得到提高。

学校要加强教育资源建设，建立教育档案、咨询热线、少男少女信箱、咨询室，积极开发和建设性健康教育的教学课件、教学图文资料、音像制品等教学资源，同时，要注意挖掘和利用社会教育资源(青少年科技场馆、少年宫、青少年活动中心及校外人力资源)，增强小学性健康教育实施效果。

三、保障机制

学校要把性健康教育纳入到学校整体的教育和教学计划中，教师全员参与，小学性健康教育就会有效的实施。学校要注意将性健康教育教学、性健康教育环境创设、性健康服务提供有机结合，以实现促进学生身心全面和谐发展的同时，达到“按照社会的道德规范做健康快乐的人”的目标。

四、小学性健康教育的评价

教育评价是对教育活动满足社会与个体需要的程度作出判断的活动，是对教育活动实现的(已经取得的)或潜在的(还未取得，但有可能取得)价值作出判断，以达到教育价值增值的过程。现代教育评价已将评价的“衡量”作用拓展为“衡量”、“促进”、“改进”等多重作用。小学性健康教育的评价就应秉持现代教育评价的思想方法进行。

1. 学生评价

评价理念：小学性健康教育是素质教育的组成部分，因此，性健康教育的学生评价应是发展性评价，在评价的过程中关注学生在有关性知识、能力、情感、态度、价值观等方面发展提高程度以及学生在学习过程中的态度。评价主体和指标应该是多元的，评价方法应该是多样的。

评价内容：小学性健康教育评价内容应落实到评价学生在与性有关的、

符合其年龄认知特点范围内的知识、习惯、能力与方法、态度与价值观的发展情况等方面。即：评价学生对必要的性知识了解和掌握程度、与性有关的卫生习惯及健康行为养成情况、科学的性态度形成情况、符合中国社会主义意识形态的性价值观树立情况、作为社会成员和家庭成员责任意识养成情况、符合性角色的行为规范养成情况、在社会中处理与性有关的人际交往能力水平、自我保护意识和能力水平、与父母沟通的能力和控制自己情绪的能力水平、学生在学习过程中的态度等等。

评价主体与形式：性健康教育的学生评价要注意评价主体的多元化，学生自评互评、教师及家长评价相结合。性健康教育的学生评价形式要多样化，如学生自己的成长记录、学生互评、学生学习成果宣传展板、家长评语、教师评语等。

2. 教师评价

教师评价对提高小学性健康教育的质量有着重要的作用。

小学性健康教育的教师评价主要落实在教师对小学生性健康教育的整体认识；教师在性健康教育活动中的组织、规划、管理、指导等的能力和实效；教师在小学生性健康教育实施过程中运用的教育方法和学生评价方法三大方面上。

3. 学校评价

学校评价是落实小学性健康教育的保证。小学性健康教育的学校评价应侧重于学校落实小学生性健康教育状况及学校性健康教育的管理两方面。

学校落实小学生性健康教育状况，即：整体教育计划、教育内容安排、教学安排、师资安排、教育资源开发与利用。

学校性健康教育的管理，即：教师教育教学的落实情况及效果检查、教师培训、家长培训等。

本章小结

1. 小学性健康教育的总目标

对全体小学生从性德育、性智育、性体育和性美育几方面进行性生理知识、性心理知识、性态度、性价值观、人际交往能力、品格塑造以及责任等方面的教育；使小学生在掌握必要的性健康知识的同时，学会对情绪和行为的自我调控，学会与异性正常相处，增强学生抵抗不良的性信息的能力，培养学生性权利及法制意识，从性的角度提高学生对自然、社会和自我之内在联系的整体认识，发展学生的社会责任感以及良好的个性品质，促进学生身心全面和谐发展。

2. 性健康教育的内容

性生理教育、性心理教育、性价值观及道德教育、性审美教育、性自我保护教育、预防艾滋病教育等。

探究与实践

1. 调查小学生异性交往中存在的问题。
2. 生理发育与性心理发展的关系是什么？
3. 设计一个性自我保护教育的儿童活动。

本篇参考文献

1. 张文新．儿童社会性发展．北京：北京师范大学出版社，1999.

2. 白玫．社会性别理论初探．内蒙古：内蒙古大学硕士论文，2006.

3. 王娅．论人类性别观的现代转向．吉林：东北师范大学硕士论文，2002.

4. 俞国民，辛自强. 社会性发展心理学．合肥：安徽教育出版社，2004.

5. 杨朝凯．性的定义．台北性学学刊，2006，12(2)，65—74 页．

6. 林建辉，钟嫈嫈，林锦龙．两性教育对学龄期儿童在两性生理及两性平等观念认知之研究调查——以台北市某国小为例．中华职业医学杂志，2007，14(4)：247—259 页．

7. 叶一舵．男女生的学习心理差异．福建：福建教育出版社，1984.

8. 蔡丹丰．性别差异研究的发展及其思考．湖北教育学院学报，2007(4).

9. Shangguan FF，Shi JN. Puberty timing and fluid intelligence：A study of correlations between testosterone and intelligence in 8－to 12－year－old Chinese boys. Psychoneuroendocrinology，2009，34(7)，983—988.

10. 马斯洛．动机与人格，北京：华夏出版社，1987.

11. 高德伟．性健康教育学．内蒙古：内蒙古人民教育出版社，1995.

12. 李红，刘兆吉．儿童审美心理的发展．西南师范大学学报：社会科学版，2000.3

13. 张进辅．青少年价值观的特点构想与分析．北京：新华出版社，2006.

14. 吴国群．性与审美：青春期教育的一个重要课题．绍兴师专学报，第15 卷第 2 期.

15. 胡莹，李东明．青春期教育．北京：北京理工大学出版社．

16. 吴阶平．中国性科学百科全书．北京：中国大百科全书出版社．

17. 李咏吟．审美与道德的本源．上海：上海教育出版社，2006.

18. 李鹰．青少年性教育．山东：山东教育出版社，2006.

19. 林慧莲．青春期性心理与性教育．北京：中国社会科学出版社，2006.

20. 杨培禾．小学生生理卫生．北京：科学出版社，2001.

21. 田书义等．性教育学．北京：首都师范大学出版社，1998.

附　录

I　调查、测量和实习方法简介

一、身高、体重调查方法

身高、体重是最能反映儿童、少年生长发育水平的基本指标。而且测量方法简单，结果也较准确。

身高测量：用卫生室身高测量器进行测量。也可用卷尺(塑胶、钢尺)。将卷尺钉在平直的墙上，让被测儿童双脚跟紧贴墙根，挺胸直立，然后用教学用的直角三角板或直尺放在头上，记下与卷尺垂直相交的卷尺数。

体重测量：用体重计，也可用台秤进行测量。注意使用前应调好零点。测量时，儿童应脱鞋，穿裤衩、背心。

测量结束后，教师可参考附表，比较所测小学生的身高、体重发育水平。最后画出各年龄段小学生的身高、体重平均值表，以便下次测量时比较和分析儿童生长发育状况。

二、调查儿童少年的脊柱发育情况

脊柱分正常脊柱和变形脊柱两种。从侧面看，儿童的正常脊柱呈轻度的“S”型弯曲(即生理弯曲)，从后方看各棘突连成一直线，两肩胛骨的高度相对称。

(一)脊柱侧弯检查方法

1. 目测　受检者在接受检查之前不要做任何体育活动，蜕去内衣，暴露出整个脊柱，保持立正姿势，两足分开与肩同宽，两手下垂，肌肉放松，目视正前方。检查者观察受检者肩胛和腰凹是否对称。然后受检者做一全身活动后，立正站好，再被目测一遍。目测观察结果如左右肩线不对称，斜肩，可能有脊柱侧弯；如两肩胛下角不对称、与脊柱距离不等、两下角不在同一水平面，可初步判断为脊柱胸段侧弯；如腰凹左右不对称，则脊柱腰段侧弯。

2. 触诊　受检者弯背，两手自然下垂，检查者与其面对，用食指、中指和无名指从受检者的颈椎一直触摸至骶骨，检查脊柱是否有弯曲。

脊柱侧弯的性质有固定性与习惯性的两种。如目测有侧弯而触摸无侧弯者，可视为习惯性脊柱侧弯；如目测和触诊均有弯曲者，为固定性脊柱侧弯。

3. 垂线检查　检查者在受检者的背后用食指和中指沿脊柱的棘突自上而下扪，并在每个棘突上画好标记，然后用系有小重锤的线绳，将一端贴于第七颈椎棘突正中向下垂，一端贴骶骨部位，观察脊柱有无侧凸；如有侧凸，用尺测量棘突各点与垂直线之间的距离，确定侧凸的程度。

检查时要做好记录。首先记录有否侧凸，如有侧凸，则还要记录侧凸的方向(左凸、右凸、S型)图 ；侧凸的部位(胸段、腰段、胸腰毁)；侧凸程度(棘突偏离垂线的距离)。(图附录-1 脊柱侧突)

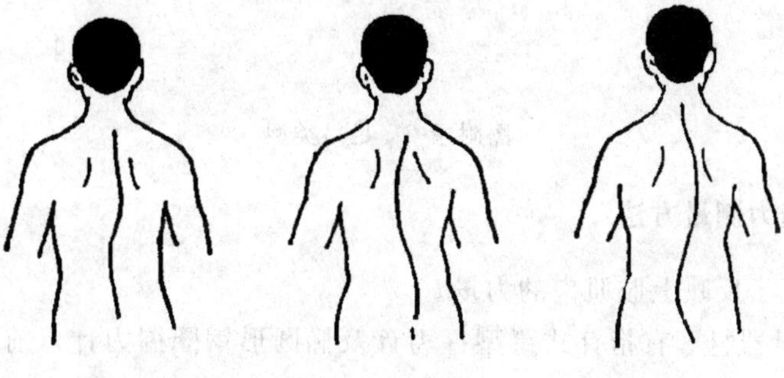

图附录-1　脊柱侧突

(二) 脊柱前后弯曲检查方法

受检者立正站好，正常者外耳道、肩峰及股骨大转子点在同一垂直面上。如胸曲过大，则外耳道在肩峰及股骨大转子点之前，即驼背。另外，还可用脊柱测量器，来测量脊柱弯曲是否正常。脊柱正常的生理弯曲是：颈曲前凸为 3～3.5cm，如果大于此标准，则为胸椎后凸，小于此标准则为胸椎前凸；正常的腰曲前凸为 3.5～4cm，如果大于此标准，则为腰椎前凸，小于此标准则为腰椎后凸。

三、调查儿童少年的足弓发育情况

按照足弓是否正常可以把足分为正常足和扁平足。正常足的足弓较深。扁平足的足弓较浅，甚至足掌面平坦。检查扁平足的方法，可用足印法，来检查足底着地程度。

1. 检查方法　将一块小黑板平放在地上，赤脚，将双脚底部涂上一薄层滑石粉。受检者坐好后将双足踩在黑板上，站立并使双足用力相当，接着坐回原处，并同时提起双足移到地上，黑板上留下一对白色足迹。观察足迹，评定其是否正常。

2. 评定标准　按照足印内侧空心区与足腰实心区的比例可评定正常足与

扁平足。足印内侧空心区与足腰实心区的比例 2∶1 者为正常足；足印内侧空心区与足腰实心区的比例 1∶1 者为轻度扁平足；足印内侧空心区与足腰实心区的比例 1∶2 者为中度扁平足；重度扁平足无空心区(图附录-2)。

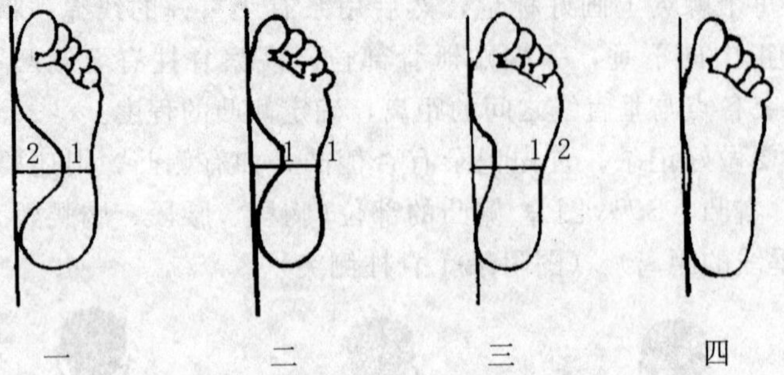

图附录-2　足弓类型

四、握力测量方法

握力用于反映上肢肌肉的力量。

1. 测量器材　有指针式蹬型握力计及椭圆形钢圈握力计。前者使用较普遍，可调节内外蹬距离，以适应受检者的大小。

2. 测量方法　测前先调整握力计握距，将握力计指针拨至零点。测量时请受试者取直立位，手持握力计，双足分开半步，手臂自然下垂，握力计离身侧 10cm 左右，勿与身体和衣物相触，也不可臂靠腰部或其他物件；握紧把柄至不能再用力为止，记录读数(kg 或牛顿 N)。左右手都测，各重复 3 次，记录最大值。

五、呼吸机能测定

(一)肺活量的测定

肺活量是用肺活量计测量的，圆筒式肺活量计测量准确，应用普遍。测定肺活量之前，先将医用肺量计的标尺调在零位。被测者先尽量深吸气，然后迅速用嘴通过吹嘴向肺量计内用力吹气，直到不能再吹为止，然后关闭进气管开关待浮筒稳定后再读数。如此重复三次，取最大值，即为受试者的肺活量。这时标尺所指的容量数即为肺活量。这样重复三次，并记下每次肺活量的数值，最后可取其中最大值为被测者的肺活量。这里必须注意，每测试一人后，应该将吹嘴用药棉蘸酒精擦拭消毒。

(二)呼吸差的测定

呼吸差是指最大吸气与最大呼气的下胸围差，它表示胸围扩大和缩小的能力。儿童少年的呼吸差随年龄的增长而增加。定期测量呼吸差，可了解呼吸机能的状况。呼吸差测量之前，被测者脱去上衣，上半身裸体，取自然的站立姿势，双手自然下垂，均匀呼吸，勿挺胸，不屏气。测量者用软尺围绕被测者的胸廓，软尺在背侧的位置是两肩胛骨的下角下；在胸前的位置是软尺下缘与乳晕下缘齐，对乳腺已经发育的女生，则沿乳腺上第四肋骨处测量。测量时，软尺松紧要适宜。被测者尽力深吸气，记录这时的胸围长度，再尽力深呼气，记录其胸围长度。两者长度之差，就是胸围差，也是呼吸差，用厘米表示。

测量呼吸差时，被测者呼气不能弯腰，吸气不能耸肩；测量过程中，软尺不能下滑。

六、实习　检查视力

检查视力是检查视觉功能的重要方法，目前常用的视力表有两种：E字形国际标准远视力表，以小数记录；对数视力表，用五分记录。两种视力表皆可制成人工照明灯箱，灯箱照明用20W日光灯一支。每次视力监测都使用同一视力表或灯箱，可比性好。

检查方法如下：

1. 将国际视力表(灯箱)挂在光线均匀没有直射光处，视力表的悬挂高度应使视力表的最后一行字与多数被检查者的双眼约在同一水平。

2. 被检查者坐或站在视力表前5米处，身体要端正，两眼均需睁开。

3. 两眼分别检查，用遮光板先遮住左眼(勿施加压力)，检查右眼，然后轮换。

4. 检查者站在视力表旁，用指示棒从上而下指示视标，指示棒应点在视标的正下方0.5cm处。叫被检查者辨认，找出被检查者能够辨认的最小视标一行，辨认速度应为每视标3～5秒。4.0～4.5各行视标中每行不能错认1个，4.6～5.0各行视标中每行不能错认2个，5.1～5.3各行视标中每行不能错认3个。超过该规定不再继续往下查，以本行的上一行为受检者的视力。

5. 可先从5.0视标认起，若看不清再逐行上查；若辨认无误则逐行下查。

6. 正常视力为5以上。全国学生体质健康调研检查细则(2000年)规定：凡视力小于5.0者即为视力低下；其中4.9为轻度视力不良；4.6～4.8为中度视力不良；4.5及4.5以下为重度视力不良。

7. 如在5m远处不能辨认是第一行视标，则让被检者向前移动1m或更多些距离。其视力计算公式为：

$$视力=\frac{看清0.1视标的实际距离(m)}{5(m)}\times 0.1$$

移动后的视力也可查附表1-1获得。

附表 1-1　对数远视力表走近距离检查的实际视力

走近距离(m)	4.0	3.0	2.5	2.0	1.5	1.0	0.5
视力	3.90	3.80	3.70	3.60	3.50	3.30	3.00

引自参考文献 1

使用小数视力表方法同上。凡视力＜1.0 为视力低下；其中 0.7～0.9 为轻度；0.4～0.6 为中度，0.3 以下为重度。附表 1-2 为小数与五分记录视力对照表。

附表 1-2　两种视力记录对照表

五分	4.0	4.1	4.2	4.3	4.4	4.5	4.6	4.7	4.8	4.9	5.0	5.1	5.2	5.3
小数	0.1	0.12	0.15	0.2	0.25	0.3	0.4	0.5	0.6	0.8	1.0	1.2	1.5	2.0

引自参考文献 1

将测定全班同学的视力记录保存好，以便今后用来对视力减退的人，分析其原因，并提出恢复视力的方法。

七、体育课运动量的测定

体育课运动量的测定，常用脉搏、呼吸曲线。脉搏数测量 10 秒钟，呼吸数测量 30 秒钟，再算出一分钟的次数。由于呼吸测量费时，一般仅用脉搏来衡量。分别测量安静时，准备活动后，练习的基本部分结束时，整理活动结束时以及课后 10 分钟的脉搏频率，绘制成曲线图。根据曲线的变化来分析体育课的运动量是否适宜。一般说，曲线高峰应在基本部分，脉搏频率约为 160～180 次/分，并在课后 10 分钟恢复。如果曲线太高，脉搏频率达 200 次/分以上，恢复时间又太长，则可能运动量太大或机能状况不好；如果曲线不高，在结束部分即恢复，则可能是运动量太小。

由于课中测量的次数太少，也可能反映不出课中脉搏真实的变化，故应尽可能多测几次，但又不要妨碍体育活动的正常进行。

八、体育课密度的测定

体育课密度是指学生实际练习活动的时间占整个体育课时间的比例，通常以％表示。

学生进行各项练习时间有两种计算方法，一种是一个学生出列做练习到入列这段时间都算作练习活动；一种只计算纯粹练习的时间。两种计算方法差别很大，应加注明。

可观察一名学生，从上课开始一直观察到下课为止，记录该学生每项活动的时间，最后统计出该学生实际练习活动的时间占总时间的百分数。也可两人一组，一人记时间，一人作记录。

我国有人提出体育课密度以达 30%～40%为宜，因为学生只有多做练习才能巩固活动

技能，提高身体发育水平和训练程度。

$$体育课密度(\%)=\frac{学生实际练习活动时间(分钟)}{一节课总时间(分钟)}\times 100\%$$

Ⅱ 眼保健操

眼保健操是一种医疗保健体育活动。它是从祖国医学中总结出来的预防近视的方法。通过按摩一些穴位(图附录-3)，可以避免睫状肌紧张，并且使与眼睛有关的神经、血管更好地发挥其生理作用，从而保护视力，预防近视的发生和发展。

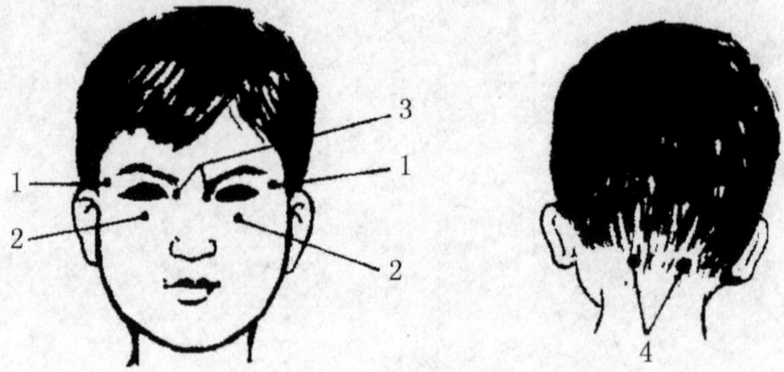

图附录-3 眼保健操穴位示意图

1. 太阳 2. 四白 3. 睛明 4. 风池

眼保健操共分五节，现介绍如下：

第一节：见睛明穴(图附录-4 一)。闭合双眼，用两手拇指尖按在睛明穴上，向鼻根外挤按。四八呼。

第二节：按揉太阳穴和轮刮眼眶(图附录-4 二)。用两手拇指按住太阳穴。两手食指第二节的内侧面轮刮眼眶上下，先上后下，四八呼。然后用拇指揉太阳穴，四八呼。共四八呼。

第三节：揉按四白穴(图附录-4 三)。两个食指贴下眼眶正中下缘，按揉四白穴。四八呼。

第四节：按揉风池穴(图附录-4 四)。用双手的食指和中指按揉风池穴。四八呼。

第五节：干洗脸(图附录-4 五)。两手四指并拢，沿鼻梁两侧向上推到前额，绕向两侧太阳穴，再往下拉。四八呼。

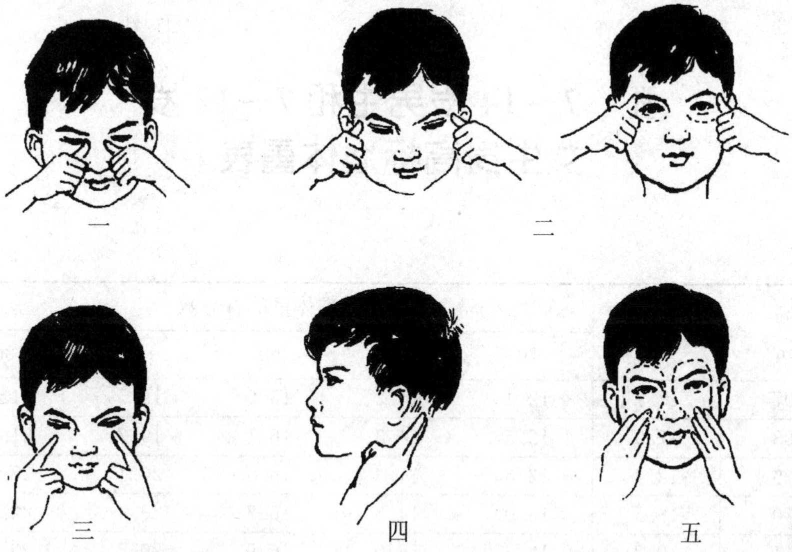

图附录-4 眼保健操动作示意图

1. 挤按睛明穴 2. 按揉太阳穴和轮刮眼眶

3. 按揉四白穴 4. 按揉风池穴 5. 干洗脸

注意事项：

1. 做操时，必须闭上眼睛，注意力要集中。

3. 按穴位要正确，手法要缓慢柔和，先轻后重，以有发酸的感觉为合适。

3. 手要保持清洁，指甲要剪短。

4. 手和脸上如有疮、疖，眼有炎症或外伤时，应暂时停止操练。

5. 做操时间，以在看书、写字后为适宜。可以在学校课间集体操练，也可以在家中自己操练。一般每日操练一到二次，一定要坚持天天做，才能收到效果。

Ⅲ 7～14 岁男生和 7～12 岁女生身高标准体重表

身高/cm	标准体重/kg	标准体重的百分数				
		70	80	90	110	120
107	17.7	12.4	14.2	15.9	19.5	21.2
108	17.9	12.5	14.3	16.1	19.7	21.5
109	18.3	12.8	14.6	16.5	20.1	22.0
110	18.5	13.0	14.8	16.7	20.4	22.2
111	18.8	13.2	15.0	16.9	20.7	22.6
112	19.4	13.6	15.5	17.5	21.3	23.3
113	19.6	13.7	15.7	17.6	21.6	23.5
114	19.9	13.9	15.9	17.9	21.9	23.9
115	20.4	14.3	16.3	18.4	22.4	24.5
116	20.6	14.4	16.5	18.5	22.7	24.7
117	21.1	14.8	16.9	19.0	23.2	25.3
118	21.4	15.0	17.1	19.3	23.5	25.7
119	21.9	15.3	17.5	19.7	24.1	26.3
120	22.4	15.7	17.9	20.2	24.6	26.9
121	22.7	15.9	18.2	20.4	25.0	27.2
122	23.2	16.2	18.6	20.9	25.5	27.8
123	23.6	16.5	18.9	21.2	26.0	28.3
124	24.2	16.9	19.4	21.8	26.7	29.0
125	24.6	17.2	19.7	22.1	27.1	29.5
126	25.0	17.5	20.0	22.5	27.5	30.0
127	25.4	17.8	20.0	22.9	27.9	30.5
128	26.0	18.2	20.8	23.4	28.6	31.2
129	26.5	18.6	21.2	23.9	29.2	31.8
130	27.0	18.9	21.6	24.3	29.7	32.4
131	27.7	19.4	22.2	24.9	30.5	33.2
132	28.1	19.7	22.5	25.3	30.9	33.7

续表

身高/cm	标准体重/kg	标准体重的百分数				
		70	80	90	110	120
133	28.5	20.0	22.8	25.7	31.4	34.2
134	29.6	20.4	23.4	26.3	32.1	35.0
135	29.9	20.9	23.6	26.9	32.9	35.9
136	30.3	21.2	24.2	27.3	33.3	36.4
137	31.1	21.8	24.9	28.0	34.2	37.3
138	31.9	22.3	25.5	28.7	35.1	38.3
139	32.5	22.8	26.0	29.3	35.8	39.0
140	33.0	23.1	26.4	29.7	36.3	39.6
141	33.6	23.5	26.9	30.2	37.0	40.3
142	34.4	24.1	27.5	31.0	37.8	41.3
143	35.1	24.6	28.1	31.6	38.6	42.1
144	35.6	24.9	28.5	32.0	39.2	42.7
145	36.4	25.5	29.1	32.8	40.0	43.7
146	36.9	25.8	29.5	33.2	40.6	44.3
147	38.0	26.6	30.4	34.2	41.8	45.6
148	38.8	27.2	31.0	34.9	42.7	46.6
149	39.6	27.7	31.7	35.6	43.6	47.5
150	40.4	28.3	32.3	36.4	44.4	48.5
151	41.4	29.0	33.1	37.3	45.5	49.7
152	42.3	29.6	33.8	38.1	46.5	50.8
153	43.0	30.1	34.4	38.7	47.3	51.6
154	43.8	30.7	35.0	39.4	48.2	52.6
155	44.8	31.4	35.8	40.3	49.3	53.8
156	45.6	31.9	36.5	41.0	50.2	54.7
157	46.0	32.2	36.8	41.4	50.6	55.2
158	46.7	32.7	37.4	42.0	51.4	56.0
159	47.7	33.4	38.2	42.9	52.5	57.2
160	48.7	34.1	39.0	43.8	53.6	58.4
161	49.5	34.7	39.6	44.6	54.5	59.4
162	50.4	35.3	40.3	45.4	55.4	60.5
163	51.0	35.7	40.8	45.9	56.1	61.2
164	52.3	36.6	41.8	47.1	57.5	62.8
165	53.0	37.1	42.4	47.7	58.3	63.6
166	53.5	3.75	42.8	48.2	58.9	64.2
167	54.8	38.4	43.8	49.3	60.3	65.8
168	55.4	38.8	44.3	49.9	60.9	66.5

据 1985 年中国学生体质与健康研究，1987

Ⅳ　学校结核病防控工作规范(试行)

卫办疾控发〔2010〕133 号　二〇一〇年七月

为加强学校结核病防控工作，有效防范学校结核病疫情的传播流行，确保广大师生身体健康与生命安全，特制定本规范。

本规范所指的学校包括各级各类学校和托幼机构。

一、职责分工

依据《传染病防治法》、《突发公共卫生事件应急条例》等法律法规，按照属地管理、联防联控的工作原则，在地方政府的领导下，卫生、教育等部门密切配合，共同监督和指导辖区内医疗卫生机构和学校做好结核病防控工作，形成各司其职、各负其责的学校结核病防控工作格局。

(一) 卫生行政部门

将学校结核病防治工作纳入当地疾病预防控制工作计划，实行目标考核；会同教育行政部门，制订符合本地区实际情况的学校结核病防控对策、措施；组织医疗卫生机构为辖区内学校结核病防控工作提供技术指导；制订本地区学校结核病疫情处置方案，组织开展学校结核病公共卫生事件的现场调查和处置工作；向教育行政部门通报辖区内学校结核病疫情信息；配合教育行政部门，对辖区内学校防控措施的落实情况进行督导检查。

(二) 教育行政部门

配合卫生等部门，制订符合本地区实际的学校结核病防控对策、措施；督促落实学校结核病疫情报告制度；检查督促辖区内学校落实各项结核病防控的措施；配合卫生部门监测辖区内学校结核病发病情况，适时发布健康提示；协助卫生部门做好学校结核病暴发疫情的处置等工作。

(三) 医疗卫生机构

建立与辖区内学校结核病防控联动机制，指导学校落实各项具体防控措施。

1. 疾病预防控制机构(结核病防治机构)负责为学校提供结核病防控工作培训等业务技术指导；监测分析学校结核病疫情，及时向学校通报辖区内结核病疫情信息；负责学校结核病疫情的现场调查处置；负责患者的诊断、治疗管理；协助教育部门开展学校结核病防控的健康教育。

2. 医疗机构负责结核病患者的诊断、报告和转诊；及时向当地疾病预防控制机构(结核病防治机构)通报结核病患者信息；在学生结核病患者就诊和治疗过程中，开展对患者的健康教育；负责学生结核病患者住院期间的规范化治疗。

(四) 学校

督导级各类学校、托幼机构落实各项结核病根据教育行政部门的部署，在卫生部门指导下，将结核病防控纳入学校工作计划；建立一把手负总责、分管校长具体抓的防控工作责任制，并将责任分解到部门、落实到人；明确结核病疫情报告人；配合卫生部门对校医等有关人员进行结核病防控知识培训；开展结核病防控健康教育；配合卫生部门做好结核病暴发疫情处置等工作。

二、学校结核病常规预防措施

(一)疾病预防控制机构措施

1. 对学校进行业务技术培训，协助开展健康教育。与教育行政部门共同开展对学校校医、卫生保健教师的业务培训，协助学校开展结核病防治知识的健康教育和卫生宣传工作，定期对辖区学校结核病防控工作进行督导检查和技术指导。

2. 为学校师生健康体检提供技术支持和指导。幼儿园、小学、初中新生入学体检需查看卡介苗(BCG)卡痕，并询问是否有结核病密切接触史和肺结核可疑症状，对有结核病密切接触史者开展结核菌素(PPD)皮肤试验；高中和大学新生入学体检和教师常规体检需询问是否有结核病密切接触史和肺结核可疑症状。对体检发现的PPD试验强阳性者(硬结平均直径≥15mm或有水疱)、可疑症状者或胸部X线检查异常者进行3次痰涂片检查，对痰涂片检查阳性者进行痰培养和抗结核药物敏感性试验。

3. 加强学校结核病疫情的主动监测。县(区)级疾病预防控制机构(结核病防治机构)要利用传染病网络直报系统和结核病专报系统开展学校结核病疫情的主动监测，分析学校结核病发生、流行趋势，并将分析结果及时向同级卫生和教育行政部门反馈。对学校报告的疑似肺结核病例，应当立即组织人员进行核实。

(二)学校措施

1. 开展结核病健康教育。通过健康教育课、主题班会、宣传展板、黑板报、宣传窗，或开展讲座、播放影像制品等形式，对在校学生和教职员工广泛宣传结核病防治的核心知识，提高结核病的认知水平，增强自我防护意识，减少对结核病患者的歧视。

核心知识包括：(1)肺结核是一种慢性呼吸道传染病；(2)咳嗽、咳痰2周以上，或痰中带血丝，应当怀疑得了结核病；(3)得了结核病，应当到县(区)级结防机构接受检查和治疗；(4)在县(区)级结防机构检查和治疗肺结核，可享受国家免费政策；(5)只要坚持正规治疗，绝大多数肺结核患者是可以治愈的；(6)咳嗽、打喷嚏掩口鼻；(7)不随地吐痰；(8)出现肺结核可疑症状或被诊断为肺结核后，应当主动向学校报告，不隐瞒病情、不带病上课；(9)养成开窗通风习惯；(10)保证充足的睡眠，合理膳食，加强体育锻炼，提高抵御疾病的能力。

2. 创建良好的学校卫生环境。做好校园环境的清扫保洁，消除卫生死角。特别要做好教室、宿舍、图书馆(阅览室)、食堂等人群聚集场所的保洁和通风，保持室内空气流通。

3. 落实学校健康体检、晨检及因病缺课登记和追踪制度。

(1)按有关规定将结核病的检查项目作为学校新生入学体检和教职员工每年常规体检的必查项目，并纳入学生和教职员工的健康体检档案。对于通过学校健康体检发现的疑似结核病病例，学校应当及时告知学生或家长到当地医疗机构检查确诊。

(2)落实由班主任或班级卫生员负责的晨检工作，重点了解每名学生是否具有咳嗽、咳痰、发热、盗汗等肺结核可疑症状。发现肺结核可疑症状者后，应当及时报告学校医务室(卫生室)，告知学生或家长及时到当地医疗机构检查确诊。

(3)落实因病缺课登记和追踪制度。班主任(辅导员)应当及时了解学生的缺课原因。如怀疑为肺结核，应当及时报告学校医务室(卫生室)，并由学校医务室(卫生室)追踪了解学生的诊断和治疗情况。

(4)加强疫情报告。对学校通过健康体检、晨检等途径发现的结核病疑似病例，疫情报告人应当及时向当地疾病预防控制机构报告。

(5)建立健全校内有关部门之间、学校与家长之间、学校与当地医疗卫生机构及教育行政部门之间的联系机制，明确具体联系人和联系方式。

三、学校结核病散发病例管理措施

学校结核病散发病例是指在学校内发现结核病确诊病例，但未达到结核病突发公共卫生事件级别。应当在强化各项常规预防措施的同时，采取以病例管理为主的防控措施，严防结核病在校园内传播。

(一)医疗卫生机构

1. 做好疑似结核病病例的确诊。对学校师生中因症就诊或转诊的肺结核可疑症状者要详细询问病史、既往诊疗史等，按照《中国结核病防治规划实施工作指南》的诊断程序进行拍摄胸片和痰涂片检查，必要时进行痰培养。根据患者的病史、临床表现、胸片和痰菌检查结果，按照肺结核诊断标准(WS288—2008)作出明确诊断。

2. 筛查密切接触者。发现结核病病例后，疾病预防控制机构应当及时开展病例所在学校师生密切接触者的筛查工作。结核病病例的密切接触者是指与结核病病例直接接触的人员，主要包括同班师生、同宿舍同学。如果在同班、同宿舍师生筛查中新发现了 1 例及以上结核病病例，需将密切接触者筛查范围扩大至与病例同一教学楼和宿舍楼楼层的师生；同时，要对与病例密切接触的家庭成员进行筛查。对筛查发现的单纯 PPD 强阳性，胸部 X 光片正常的密切接触者，在其知情、自愿的基础上可对其进行预防性服药。

3. 根据确诊病例的病情，开具休学诊断证明。符合下述病情条件之一者，可开具休学诊断证明：

(1)菌阳肺结核患者(包括涂片阳性和/或培养阳性患者)；

(2)X 线胸片显示肺部病灶范围广泛和/或伴有空洞的菌阴肺结核患者；

(3)具有明显的肺结核症状。

4. 负责确诊病例的治疗管理。对确诊结核病病例，负责登记其信息并提供免费抗结核病药物治疗。休学的病例应当纳入居住地的结核病防治机构进行治疗管理；在校治疗的病例，实行属地结核病防治机构与学校相结合的方式进行全程督导治疗管理。

5. 适时开具复学证明。符合下列条件之一者，可开具复学证明：

(1)菌阳肺结核患者至少经过 2 个月的规则治疗，症状减轻或消失，胸部 X 线病灶明显吸收，连续 3 次痰涂片检查均阴性(每次痰涂片检查的间隔时间至少满 1 个月)。

(2)菌阴肺结核患者经过 2 个月的规则治疗，症状减轻或消失，胸部 X 线病灶明显吸收，空洞缩小或闭合，连续 3 次痰涂片检查均阴性(每次痰涂片检查的间隔时间至少满 1 个月)。

(二)学校措施

1. 做好确诊病例的登记和管理工作。加强晨检及因病缺课登记和追踪工作，密切关注与确诊病例同班级、同宿舍学生的健康状况。

2. 休学和复学管理。

(1)休学管理。根据县级及以上结核病防治机构或定点医疗机构的休学诊断证明，学校对患结核病的学生采取休学管理。休学学生可住院或居家隔离治疗，并接受所在地的结核病防治机构的管理。

(2)复学管理。患病学生经治疗康复并取得治疗地县级及以上结核病防治机构或定点医疗机构出具的痊愈证明后，方可复学。

3. 协助医疗卫生机构做好不需休学的结核病病例的管理。对经医疗卫生机构诊断不具传染性、不需休学的学生结核病病例，校医或班主任应当协助当地结核病防治机构督促患者按时服药，并定期到结核病防治机构或定点医疗机构进行随访复查。

4. 积极协助医疗卫生机构对结核病病例的密切接触者进行筛查。密切接触者筛查无异常的学生和教职员工可正常上课、上班，学校应当要求其对自身健康状况进行密切自我观察。一旦出现咳嗽、咳痰等肺结核可疑症状，应当及时到当地医疗卫生机构就诊。

四、学校结核病突发公共卫生事件的应急处置

一所学校在同一学期内发生 10 例及以上有流行病学关联的结核病病例，或出现结核病死亡病例时，分管该校的县级卫生行政部门应当考虑是否构成突发公共卫生事件，并按《国家突发公共卫生事件应急预案》等规定，核定事件，并确定事件级别。县级以上卫生行政部门也可根据防控工作实际，按照规定工作程序直接确定学校结核病突发公共卫生事件。

学校结核病突发公共卫生事件应当严格按照《突发公共卫生事件应急条例》及相关预案进行处置。学校和医疗卫生机构在落实上述各项防控措施的基础上，进一步强化疫情监测、密切接触者筛查、病例治疗管理、环境消毒、健康教育等防控措施，最大限度地减轻疫情危害和影响。

(一)疾病预防控制机构强化措施

1. 在学校的支持配合下，及时开展现场流行病学调查和密切接触者筛查工作。

2. 指导发生疫情的学校强化晨检、因病缺课登记及追踪工作，及时发现和报告疑似病例。

3. 配合学校做好结核病防治知识的健康教育，稳定师生及家长情绪。

(二)学校强化措施

1. 在卫生部门的指导下，强化开展全校师生及学生家长防治结核病知识的健康教育工作，及时消除其恐慌心理。

2. 加强中小学校及托幼机构每日晨检、因病缺课登记和追踪工作。高等院校要建立健全宿舍、班、院(系)、学生处和校医院等学生健康状况信息收集报送渠道。

3. 配合卫生部门做好现场调查、密切接触者筛查以及确诊病例的治疗管理等工作。

4. 加强学校环境卫生、公共场所通风等措施，并在卫生部门的指导下做好相关场所的消毒工作。

5. 落实医疗卫生部门要求的其他防控措施。

V 中小学学生近视眼防控工作方案

教育部 二〇〇八年九月

一、工作原则

1. 坚持预防为主原则。把近视眼防控(以下简称"防近")的重点放在预防工作上，面向全体学生实施预防措施，有效预防近视眼的发生，降低学生近视眼新发病率。

2. 坚持综合防控原则。针对导致近视眼发生的多种因素，采取综合防控措施。切实减轻学生课业负担，控制学生近距离用眼时间；改善教学卫生条件，创建良好的视觉环境；普及视力保护知识，培养学生科学用眼习惯；落实学生体育活动时间，促进学生积极参加体育锻炼。

3. 坚持常抓不懈原则。把"防近"工作作为学校日常工作，按照不同年龄、学段要求，将其贯穿教育教学各个环节中，坚持常抓不懈，促进"防近"工作经常化、制度化。

4. 坚持全员参与原则。充分发挥全体教师和家长、社区的作用，建立教师全员参与，学校、家长、社区联动的机制，形成共同做好学生"防近"工作的合力。

二、工作措施

(一)加强规章制度建设，规范管理"防近"工作

1. 将学生视力保护工作纳入学校管理、教师管理和班级管理内容，按照《中小学学生近视眼防控工作岗位职责》(见附 1)，落实各有关部门和人员的职责，并作为年终考核、班级评优评先的依据，以此形成学校领导、教师、学生人人重视，齐抓共管的"防近"工作机制。

2. 制定科学规范的学生在校作息制度。严格按照规定的课程计划，安排每周课程和作息时间。依据学生学习和生活规律，按照静动结合、视近与视远交替的原则安排每天课程与活动。保证小学生每天睡眠 10 小时，初中学生 9 小时，高中学生 8 小时。

3. 切实减轻学生课业负担。改进教学方法，提高课堂教学的质量和效率，

切实做到不拖堂。严格控制考试的科目与次数，限制课外作业量。不随意增加学科教学学时，不占用节假日、双休日和寒暑假组织学生上课。学校要统筹学生的家庭作业时间，小学一、二年级不留书面家庭作业，小学其他年级书面家庭作业控制在60分钟以内；初中各年级不超过90分钟。

4. 建立健全眼保健操制度。将每天两次眼保健操时间纳入课表，组织学生认真做好眼保健操。

5. 根据教室采光照明情况和学生视力变化情况，每月可调整一次学生座位。根据学生身高变化，及时调整其课桌椅高度。

6. 建立视力定期监测制度。每学期对学生视力状况进行两次监测，做好学生视力不良检出率、新发病率等各类指标的统计分析，对有视力下降趋势和轻度近视的学生进行分档管理，并有针对性地实施相关"防近"措施。

7. 坚持学生每天一小时体育锻炼制度。保质保量上好体育课，认真开展大课间体育活动和丰富多彩的户外体育活动，切实保证学生每天参加一小时体育活动。

(二)开展视力保护宣传教育，培养学生良好的用眼卫生习惯

1. 按照《中小学学生预防近视眼基本知识与要求》(见附2)，在学校师生及家长中，广泛、深入开展视力保护宣传教育。

2. 每月利用广播、宣传栏等多种形式，经常性宣传科学用眼、预防近视等眼保健知识，培养学生爱眼、护眼意识，养成正确的读写姿势和用眼卫生习惯。

3. 每学期开学初和学期结束放假前，通过品德与生活课或体育与健康课、主题班队会等，集中对学生进行一次保护视力教育，使之与经常性"防近"宣传教育有机结合，促使"防近"宣传教育经常化、制度化。

4. 教师应将培养学生良好用眼卫生习惯贯穿于整个课堂教学中，随时纠正学生不良读书写字姿势，帮助学生建立良好的用眼卫生习惯和行为。课间督促学生到室外活动或远眺。

5. 通过家长会、家长信等多种形式向家长宣传保护视力、预防近视的知识和方法，指导和督促家长为学生提供有利于视力保护的学习环境、控制学生近距离用眼时间(看书、写字、看电视、用计算机时间达45分钟，应休息10—15分钟时间)、及时纠正不良的用眼卫生习惯、视力下降时要及时到正规医院就医。

6. 每年6月6日的"全国爱眼日"，开展形式多样、内容丰富的"防近"宣传活动，积极争取和动员专业机构、新闻媒体的参与，扩大宣传的效果。

(三)积极改善教学条件，为学生创建良好的视觉环境

1. 保证教室内所有学生合理的用眼距离，教室前排课桌前缘与黑板应有2米以上距离，后排课桌后缘与黑板的水平距离：小学不超过8米，中学不超过 8.5 米。

2. 按国家规定的标准要求，提供与学生身高相符合的课桌椅，每间教室内应预置 1～3 种不同型号的课桌椅(有条件的学校应配置 2 种以上型号的课桌椅)，或配备可调试课桌椅。

3. 教室黑板应完整无破损、无眩光，挂笔性能好，便于擦拭；黑板下缘与讲台地面的垂直距离：小学为 0.8～0.9 米，中学为 1～1.1 米；讲台桌面距教室地面的高度一般为 1.2 米。

4. 教室采光应符合国家相关卫生标准。单侧采光的教室光线应从学生座位左侧射入，双侧采光的教室主采光窗应设在左侧；教室墙壁和顶棚为白色或浅色，窗户应采用无色透明玻璃；教室采光玻地比(窗的透光面积与室内地面面积之比)不得低于 1∶6(新建教室采光玻地比应达到 1∶4)。

5. 教室照明应配备 40 瓦荧光灯 9 盏以上，且灯管应垂直于黑板；教室照明应采用配有灯罩的灯具，不宜用裸灯，灯具距桌面的悬挂高度为 1.7～1.9 米；黑板照明应另设 2 盏横向 40 瓦荧光灯，并配有灯罩；课桌面和黑板照度分布均匀，照度应符合国家标准(建筑照明设计标准 GB50034－2004)要求。自然采光不足时应及时辅以人工照明。

Ⅵ　中小学学生近视眼防控工作岗位职责

教育部　二〇〇八年九月

一、学校领导

1. 确定一名校级领导主管学生近视眼防控(以下简称“防近”)工作，并明确相关部门工作职责。

2. 按照《中小学学生近视眼防控工作方案》的要求，结合学校实际情况，制订相应的“防近”工作计划和措施。

3. 将学生“防近”工作纳入学校年度工作计划，并在年终对学生“防近”措施落实情况进行检查和总结。

4. 督促学校有关部门和人员履行“防近”工作职责，落实具体的“防近”措施。

5. 定期研究学生视力保护工作，协调解决“防近”工作中存在的问题，及时总结推广班级“防近”经验。

二、体育卫生或思想教育管理部门

1. 负责制订学校“防近”宣传教育计划，组织班级开展形式多样的“防近”宣传活动。

2. 管理学生“防近”工作，将学生“防近”工作纳入学生管理和班级评比监督内容。

3. 组织每学期对学生视力状况进行两次监测。

4. 组织开展师生眼保健操培训与评比工作。

三、教学管理部门

1. 按照规定的课程计划，合理安排每周课程和作息时间。按照静动结合、视近与视远交替的原则安排每天课程与活动。

2. 严格控制各学科的测验和考试次数，督促任课教师按时下课，做到不拖堂、布置课外作业适量。

3. 督促教师做到板书、多媒体课件字迹清晰端正、大小适当，容易辨认。

4. 按照国家有关要求，将学生每天一个小时体育锻炼时间列入教学计划，将上下午眼保健操时间排入课表。

四、总务后勤部门

1. 及时检查、修理及更换老化的灯管，确保教室采光照明符合国家标准，照度分布均匀。

2. 定期安排教室墙壁粉刷，维护教室墙壁清洁，并监督采用低彩度、高亮度的材料进行粉刷。

3. 选用耐磨无光泽材料的黑板，并定期维护，确保黑板表面完整无破损、无眩光，挂笔性能好，便于擦拭。

4. 根据学生身高，合理配置课桌椅。保证每间教室内至少有 2 种以上不同高低型号的课桌椅。配备可调试课桌椅的，要配合班主任及时根据学生身高，调节课桌椅高度。

5. 为卫生(保健)室或学生活动室配备视力表灯箱，并标出 5 米线。有条件的学校还可为每间教室配备标准对数视力表，标出 5 米线。

五、班主任

1. 掌握班级学生的视力变化情况，配合校医(保健教师)做好对有视力下降趋势和轻度近视学生的分档管理工作。

2. 教育并督促学生养成良好的用眼卫生习惯，及时纠正不正确的读、写姿势。做到读、写姿势和握笔方法正确，眼睛距书本三十厘米左右，写字一小时要休息片刻，不躺在床上看书，不在行进的车中看书，不在暗弱或强光下看书、写字。

3. 督促学生课间休息时到室外活动或远眺，积极参加体育活动，保证每天有一小时的体育锻炼。

4. 根据教室采光照明情况和学生视力变化情况，每月至少调整一次学生座位。及时根据学生身高，调节课桌椅高度。

5. 督促任课教师按时下课，做到不拖堂或利用各种方式变相占用学生课间休息时间，不随意多留课外作业。

6. 定期与家长联系，督促家长配合做好子女的视力保护工作。每学期至少利用一次家长会或其他形式向家长宣传有关近视眼的防治知识，告诫家长注意控制学生在家用电脑、看电视时间，保证必要的睡眠时间。学生视力有变化时要及时与家长取得联系。

7. 督促并指导学生每天上下午认真做好眼保健操。

8. 组织班级干部、红十字青少年、卫生员共同做好班级的视力保护工作。

六、任课教师

1. 按照国家课程标准和相关教学要求组织教学，按时下课。

2. 教学过程中，合理控制学生近距离用眼时间，及时纠正不正确的阅读、写字姿势，促进学生养成良好的用眼卫生习惯。

3. 教学过程中，做到板书字体清晰、字迹规范；使用多媒体课件教学时，要调整好字体大小、颜色和光线强度，做到字体、背景简明清晰，对比度明显。

4. 严格控制测验和考试次数，按照规定要求布置课外作业，控制学生作业量。

5. 配合班主任督促学生课间休息时间到室外活动或远眺。

6. 配合班主任督促并指导学生按照要求认真做好眼保健操。

七、校医(保健教师)

1. 负责拟订学校“防近”工作的计划，并报学校领导批准实施。

2. 每学期利用广播、黑板报、墙报等各种形式向师生进行经常性保护视力的宣传教育。

3. 每学期组织学生进行 2 次视力检查，详细记录，及时统计，分析视力减退的主要原因，对视力不良的学生进行分类管理。

4. 学生视力发生变化时，要及时通知班主任，并提出具体指导意见。

5. 经常到教室检查学生用眼卫生、教室的采光照明、课桌椅配置调整以及眼保健操实施等情况，发现问题及时向有关部门提出改进意见。

6. 定期对生活委员或卫生员、红十字青少年进行保护视力、预防近视知识培训，指导他们在班级中开展“防近”工作。

7. 培训、指导师生眼保健操工作，使之学会并掌握眼保健操的正确做法。

参考文献

1. 季成叶．儿童少年卫生学．北京：人民卫生出版社，2008
2. 杨培禾．儿童生理卫生．北京：科学出版社，2001
3. 中华人民共和国教育部门户网站